U0216928

福建省卫生厅中医药科研项目（项目编号：WZRK201306）资助成果

闽台中医药文化丛书

# 闽台中医药文化丛论

主　编　黄有霖

副主编　蔡鸿新

　　　　陈盛桦

　　　　王尊旺

厦门大学出版社
XIAMEN UNIVERSITY PRESS
国家一级出版社
全国百佳图书出版单位

图书在版编目(CIP)数据

闽台中医药文化丛论/黄有霖主编. —厦门:厦门大学出版社,2016.4
(闽台中医药文化丛书)
ISBN 978-7-5615-5947-5

Ⅰ.①闽… Ⅱ.①黄… Ⅲ.①中国医药学-文化-福建省②中国医药学-文化-台湾
省 Ⅳ.①R2-05

中国版本图书馆 CIP 数据核字(2016)第 041622 号

出 版 人　蒋东明
责任编辑　薛鹏志
装帧设计　蒋卓群　张雨秋
责任印制　朱　楷

出版发行　厦门大学出版社
社　　址　厦门市软件园二期望海路 39 号
邮政编码　361008
总 编 办　0592-2182177　0592-2181253(传真)
营销中心　0592-2184458　0592-2181365
网　　址　http://www.xmupress.com
邮　　箱　xmupress@126.com
印　　刷　厦门市明亮彩印有限公司

开本　720mm×1000mm　1/16
印张　20.75
插页　2
字数　350 千字
印数　1~1 200 册
版次　2016 年 4 月第 1 版
印次　2016 年 4 月第 1 次印刷
定价　65.00 元

本书如有印装质量问题请直接寄承印厂调换

厦门大学出版社
微信二维码

厦门大学出版社
微博二维码

# 总　序

　　海峡两岸地缘近、血缘亲、法缘久、文缘深、商缘广、医缘通,具有同根同脉、互补互通、特色鲜明的地域文化特色。无论在历史还是现实中,闽台中医药都是维系海峡两岸人民健康的主要医疗体系之一,都是连接闽台人民深层的健康文化心理的纽带,这种联系既是生理的、血缘的,又是心理的、文化的。充分发挥中国传统医药的优势,开展闽台中医药文化的相关研究,对于增强海峡两岸的凝聚力、建设海峡西岸经济区、实现祖国和平统一具有重要的政治意义和学术意义。

　　1987 年,考虑到对台工作的需要和实际情况,福建中医药大学率先在全国中医药界成立首家涉台研究机构——台湾中医药研究室。当初我们的设想是:以台湾中医药研究室为依托,开展台湾中医药情报收集、整理、加工、研究等工作。让我感到惊喜的是,研究室的同志们筚路蓝缕,勇于开拓,在做好台湾中医药情报收集的同时,还大大扩展了研究领域,取得了丰硕的科研成果。2006 年,学校在研究室的基础上,统筹各方面科研力量,成立福建省教育厅人文社科研究基地"福建中医药大学闽台中医药文化文献研究中心",以闽台中医药历史文化与学术流派为研究对象,分别从历史、人文、社会等场景中多维度地探讨闽台区域医学以及医学与社会的关系,力图打造具有鲜明特色的研究方向和研究模式。

　　为了更好地发展中医、弘扬中医,不断挖掘闽台传统医学和医学文化的

1

深刻内涵,福建中医药大学闽台中医药文化文献研究中心联络校内外中医学、文化学、社会学、历史学、文献学、人类学等多学科的专家学者,拟编纂出版《闽台中医药文化丛书》,我由衷地为他们高兴,为学校高兴,为社会高兴。

《诗经》有云:靡不有初,鲜克有终。我们已经有了一个非常好的开始,我相信在学校的关心和支持下,闽台中医药文化研究定能成为我校的一面旗帜。

是为序。

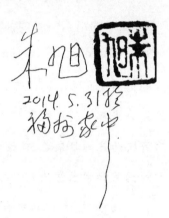

# 目　　录

导　　言 ………………………………………… 1

第一章　闽台民间谚语方言与中医药文化 ………… 5

　第一节　闽台俗语方言与中医药文化 …………… 5

　　一、民间俗语的中医文化内涵 ………………… 5

　　二、闽南方言与中医精华传承 ………………… 8

　第二节　福建民间谚语的中医药文化内涵 ……… 14

　　一、福建民间疾病谚语 ………………………… 14

　　二、福建民间药物谚语的医药文化内涵 ……… 19

　　三、福建民间养生保健谚语 …………………… 24

　第三节　台湾医药养生谚语的内容及价值 ……… 28

　　一、台湾养生谚语的内容 ……………………… 28

　　二、台湾医药谚语的内容 ……………………… 30

　　三、台湾医药养生谚语的价值 ………………… 31

第二章　闽台民俗与中医药文化 …………………… 33

　第一节　福建岁时民俗与中医药文化 …………… 33

　　一、福建岁时除害灭病民俗的中医内涵 ……… 33

　　二、福建岁时饮食民俗的中医内涵 …………… 37

　　三、闽台传统节日中的中医药文化 …………… 42

　　四、从竹枝词看福建中医养生民俗文化 ……… 46

　　五、从竹枝词看台湾物质民俗中的中医药文化 … 51

　第二节　闽台寺庙药签与中医药文化 …………… 57

一、福建寺庙药签产生的原因 ………………………………… 57

　　二、闽台寺庙药签研究的概况 ………………………………… 61

　　三、从台湾寺庙药签看民俗疗法与中医学的关系 …………… 66

　第三节　闽台保生大帝信仰与中医药文化 ……………………… 69

　　一、保生大帝信仰的中医药因素 ……………………………… 69

　　二、保生大帝信仰的传播与闽台中医药文化 ………………… 83

第三章　闽台中医药文化交流 …………………………………… 90

　第一节　明清闽台中医药文化交流 ……………………………… 90

　　一、明末清初闽台中医药文化交流 …………………………… 90

　　二、晚清闽台中医药文化的传承与被传承 …………………… 92

　　三、日据时期闽台中医药交流 ………………………………… 94

　第二节　民国时期闽台中医药文化交流 ………………………… 97

　　一、民国时期的闽台中医药文化交流 ………………………… 97

　　二、台湾义勇队在福建的医疗活动 ………………………… 104

　第三节　改革开放后闽台中医药文化交流 …………………… 117

　　一、闽台中医药文化交流工作的开展 ……………………… 117

　　二、海峡两岸中医药文化交流的初步发展 ………………… 121

　　三、世纪之交海峡两岸中医药文化交流的新进展 ………… 125

第四章　闽台中医药教育 ………………………………………… 131

　第一节　近代福建的中医药教育事业 ………………………… 131

　　一、三山医学传习所与近代福州中医教育 ………………… 131

　　二、厦门国医专门学校与近代厦门中医教育 ……………… 137

　　三、福建中医药界人士对中医药教育事业的贡献 ………… 144

　第二节　光复之后台湾的中医药教育 ………………………… 152

　　一、光复之后台湾中医药教育概况 ………………………… 152

　　二、台湾中医高等教育人才培养 …………………………… 155

　　三、台湾中医教育的特色 …………………………………… 159

　　四、台湾中医的在职教育 …………………………………… 161

　第三节　闽台中医药教育的合作 ……………………………… 166

　　一、闽台中医药研究生教育交流与合作模式 ……………… 166

二、增强台湾大学生祖国认同感的对策 …………………… 170

**第五章　一带一路视野下的闽台中医药海外交流** ………… 177
　第一节　福建海洋文明与中医文化 ……………………… 177
　　一、医家与海洋文明 ……………………………………… 178
　　二、医籍与海洋文明 ……………………………………… 185
　　三、药物与海洋文明 ……………………………………… 190
　第二节　闽台中医药文化的海外传播 …………………… 195
　　一、中医中药在东南亚的传播和影响 …………………… 196
　　二、古代中国与西亚的医药文化交流 …………………… 203
　　三、马来西亚华人文化与中医药文化传承 ……………… 209
　第三节　福建医药界与中医药文化的海外传播 ………… 215
　　一、福建医僧对东南亚佛教医药事业的贡献 …………… 215
　　二、吴瑞甫对新加坡中医事业的贡献 …………………… 222
　　三、闽籍华侨与东南亚中药业 …………………………… 228

**第六章　近代台湾医家的多重面向：以黄玉阶为例** ……… 232
　第一节　黄玉阶的医疗生涯 ……………………………… 232
　　一、黄玉阶的早期医疗生涯 ……………………………… 232
　　二、日据时期黄玉阶的医疗实践 ………………………… 233
　　三、黄玉阶的医疗社会贡献 ……………………………… 238
　第二节　黄玉阶的宗教活动 ……………………………… 241
　　一、整顿先天道 …………………………………………… 241
　　二、宣讲与教化 …………………………………………… 244
　　三、宗教社交 ……………………………………………… 246
　第三节　黄玉阶的习俗改良运动 ………………………… 251
　　一、黄玉阶与天然足运动 ………………………………… 252
　　二、黄玉阶与台湾断发不改装运动 ……………………… 258
　第四节　黄玉阶的社会活动 ……………………………… 264
　　一、黄玉阶的社会活动概况 ……………………………… 264
　　二、黄玉阶的监狱教诲师工作 …………………………… 267
　　三、黄玉阶参与殖民当局的社会活动 …………………… 269

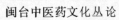

四、黄玉阶的交游圈 ·················································· 272

第七章　明清以来闽台医家及其学术思想 ·················· 276
　第一节　明清以来福建医家及其学术思想 ·············· 276
　　一、熊宗立的医学贡献 ······································ 276
　　二、黄卓尔与《医鼎阶》 ···································· 281
　　三、刘亚农的生平与医学著述 ···························· 285
　　四、俞慎初与中国医学史研究 ···························· 289
　第二节　明清以来台湾医家及其学术思想 ·············· 293
　　一、《走街会心录》与清初闽台走街医学 ·············· 293
　　二、台湾名医杜聪明 ········································ 297
　　三、陈太羲与大同医学研究 ································ 302
　第三节　闽台医林人物志补遗 ······························ 306
　　一、福建医林人物志补遗 ·································· 306
　　二、台湾医林人物志补遗 ·································· 316

结　　论 ································································· 320

后　　记 ································································· 322

# 导　言

　　福建与台湾一水之隔,由于受到地缘、气候条件、生产生活资料等组成的生态环境的影响,闽台两省中医药文化由此呈现出传统性、地域性、宗教性、民俗性的特征,形成了诸多具有鲜明民族和地方特点的传统医药文化活动和中医药体系。而大陆中医药的大力发展,在闽台中医药文化中有着无可比拟的资源优势,极具感召力、吸引力、凝聚力和亲和力。

　　闽台人民所推崇的中医药文化,是中华民族健康文化的一种地方形态。它以中医药文化为主,同时涵盖了闽南文化、客家文化中对健康认识的理念,其特征首先表现在传统医药文化的核心要素上,即以人的健康价值观念为主要指标,并且形成了以民间风俗、宗教信仰、饮食习惯和语言等形态出现的行为模式。这些健康理念和行为模式的形成,都是在长期的历史演变中不断完善与发展的。从历史进程来看,闽台的主要居民都是在中国历史的不同时期通过不同的途径迁移的汉人,并以之为主体而建构起来的社会。在其开发进程中,首先表现为唐宋之际大量的中原移民涌入福建,植入较先进的中原文化,实现当时福建社会跳跃式发展。宋代以后福建在经济、文化、医药、海外经贸交流等方面,都得到长足的进步。明末清初,随着航海技术的发展,南徙入闽的中原移民后裔又大规模地迁入台湾,开发台湾,形成了当前台湾民众80%的祖籍都在福建的血缘关系。在此迁移过程中,中医药文化也就随同移民一起,从中原经由福建的本土化发展,再传入台湾,受到了闽台人民的认可,并作为维系一个民族健康理念的精神纽带,以及行为模式的认识,由此形成了密切的医缘与药缘关系。

　　根据现存文献的记载,随着大陆移民经闽入台,中医药至迟不晚于明末永历年间(1647—1661 年)传入台湾。清·范咸等修的《重修台湾府志》中记述了明末永历年间,浙江鄞县人沈光文来台避难,寄寓于目加溜湾社时,曾从

1

事教读兼以医药活人的事迹。经闽入台的医家中,不乏医术高明者,如沈佺期、范元成、陈直卿、林元荣、陈自新、陈思敬、邱孟琼等人。他们或以流寓而寄迹于医,或以儒家而兼施医药以济世,为当地民众的健康及防病治病,发挥了很大的作用。同时,迁移入台的医家还将中医药知识传授、普及给当地居民,"土著族向无医药……与汉人接触,始知药效"。通过医学教育,使得当地土著少数民族接受了中医药文化的教育,逐渐改变了土著民族过去"疾病无医药,或宰牛、猪以祈祷,或请响婆(巫医)禳之,或辄浴于河"的医药落后局面。而且,中医药知识在闽台传播过程中,不断地吸纳了闽台两地对当地中草药研究的成果,逐渐向本土化方向发展,形成了具备共性基础上又保有各自若干特征的健康理念,其中有许多中草药是以往本草学书籍所未记载的。如黄叔璥《台海使槎录》中记载了许多新发现的台湾中草药,"志载药品有内地所不经见者,如斑节草、柏菰、蒜茶菰、穿山龙草、土木瓜、风藤、水烛。亦有志所不载者,如金锁匙治疳"等。在民间风俗、宗教信仰方面,在求神问佛、求取神明保平安等行为和崇拜神像的认知等方面,闽台两地相似,且源头在福建。早时先民面对台湾海峡的惊涛骇浪,常有樯倾楫摧葬身鱼腹之虞。而且,岛上荒山野林,瘴疠时疫,无不对先民的生命造成很大的威胁。因此,大部分福建移民或佩带香火,或恭奉金身,把家乡的神祇迎请到落籍地奉祀,作为他们保境安民的守护神。其中与健康关系密切、最为知名的神明,就是福建宋代神医吴夲(保生大帝)。因此,福建泉州一带、台湾省北部以及东南亚地区泉州人士集中居住的地方,多建有奉祀保生大帝的庙宇或殿堂,以祈求身体健康,无病消灾。

总之,闽台中医药文化在其发展进程中,既具备了中华传统医药文化的属性,又具有闽台的区域性特征,体现了闽台中医药发展同出一源的历史渊源。

1949年国民党当局迁台后,对中医药采取否定的态度,所以在此后的20多年间,台湾地区中医药几乎得不到发展。随着全球对传统医药认识的逐渐深化,加上岛内中医药同仁的抗争,从20世纪70年代开始,台湾当局逐步从取消传统医药向诸多管理限制过渡。20世纪90年代后,台湾地区主管部门确立了将包括中草药生物科技相关产业在内的若干产业作为21世纪台湾地区的主导产业,并制定了相应的发展策略,以期将台湾地区构建成中草药科技岛,并带动岛内经济的发展。例如有关主管部门通过了"加强生物技术产业推动方案"与"中草药产业技术发展五年计划"等,以加速产、官、学、研的结合。台湾中医药委员会持续实施"中医药现代化与国际化整合型计划"等大型研究项目。在科研方面,确立了若干研究重点,开展了以下工作:(1)以中医药疗效评估为中心,对用中医药治疗有显著疗效的疾病及常用方剂进行基础与临床的研究。如心血管疾病、肿瘤、急慢性肝炎、退行性病变、妇科疾病等台湾地区常见病、多发病的中医药治疗效果的评估,并逐步建立中医诊断基准和治疗指引。(2)建构中药用药安全环境,提升药品品质。编写《中药对照用指标成分物理化学资料汇编》,以作为中药材品质管制基准,并且将继续深入研究中药材的定量分析与安全性测试。(3)不断融入现代科技成果,探讨中医药研究与基因体研究的结合,并规划出"中医药基因体相关研究",发展中医药实证研究,将台湾地区中医药带入 21 世纪。由上可见,台湾有关主管部门对中医药的认可,经历了一个从取消、诸多限制到逐步重视的过程。至今,加强中医药的科研,已成为闽台管理部门的共识。

　　台湾有关部门虽然对中医药临床活动限制诸多,但是这并不能阻碍台湾民众对中医药临床的需求。据 2003 年台湾《公共卫生年报》记载,至 2001 年年底台湾地区中医医疗机构有 2647 家,其中中医医院 44 家,中医联合诊所 105 家,中医诊所 2439 家,西医医院附设中医门诊 59 家。由于台湾实行全民健康保险制度,从 2000 年才将中医纳入健康保险给付,规定中医门诊、药费、药品调剂费、针灸治疗费、伤科治疗费、脱臼整复治疗费等 6 项给付。尽管如此,中医药在今日台湾仍是民众注目的健康保障体系之一。当前台湾民众对于中医药利用的现况,我们可从有关研究结果窥见一斑。如郝宏恕等人对 1997 年的有效研究样本 210216 份进行研究,探讨保险对象对中医门诊的利用。结果显示,1997 年曾利用中医门诊者占全体研究样本的比率为 25.7,平均每人中医门诊利用次数为 1.29 次,平均每人中医门诊医疗费用为 585 元(台币)。在疾病类别中,以治疗骨骼肌肉系统和呼吸系统疾病的频率为较高,以"其他症状、证候及诊断欠明病态"居中医利用次数的第 1 位。在对中医利用方面,女性利用次数较男性多;年龄在 15 岁以上的研究样本其利用次数均高于 14 岁以下者,其中以 65 岁以上者的利用次数为最高。该研究还表明,具有重大伤病、慢性病者对中医医疗具有高度的需求性。①

　　综上所述,闽台中医药不论在历史上,还是在 21 世纪的今天,都是维系

① 郝宏恕,翁瑞宏:《全民健康保险中医门诊利用暨影响因素之研究》,(台)《医院》,2004 年第 1 期。

3

海峡两岸人民健康的主要医疗体系之一,而闽台中医药文化更是构成闽台人民深层的健康文化心理结构,这种联系既是生理的、血缘的,又是心理的、文化的。因此,充分发挥中医药的优势,对于增强大陆的吸引力、聚集力具有重要的意义。

# 第一章

# 闽台民间谚语方言与中医药文化

中医药文化,是指中医学发展到较高阶段所表现出来的、以文字记载为主的、反映中医药发展历史方方面面的物质和精神财富的综合,它包括与中医药有关的一切文字、书籍、文献、艺术、文物考古、饮食、卫生、民俗、体育、气功、军事等。中医药文化对于几千年来人的健康、文化及生活有着深刻的影响。俗语谚语是历代群众创造的口头词语,它题材广泛、思想活泼、风格幽默、形式凝练,是亿万人民群众世世代代集体经验和智慧的结晶,是中华民族先进文化的组成部分,值得我们学习继承。我国人民在长期生活实践中,积累了丰富的保健知识,并用简练、生动、朴实的语言表达出来,以民间俗语谚语形式流传于世。它们涉及人生的各个方面,比较完整地反映着劳动人民的生活习惯、生产经验、宗教信仰、喜好厌恶、文化遗迹等。有关养生方面的民间俗语,融合了生活之道和养生之道,富有民族色彩和生活气息。

## 第一节　闽台俗语方言与中医药文化

### 一、民间俗语的中医文化内涵

（一）季节性俗语的中医之理

**1. 春捂秋冻,不生杂病**

这是在民间流传广泛的养生保健俗语。"春捂"是指春天气候乍暖还寒,早晚及室内外温差大,尤其是常有春寒侵袭,因此春天尤其注意防风保暖,衣服宜渐减,不宜顿减,使人受寒。"秋冻"是指秋天室外温度虽渐冷,但室内温度尚热,此时则不宜过早地穿上过厚的衣服。传统中医以前就有"薄衣御寒"

养生法,明确指出"薄衣之法,当从秋习之"。因此一般情况下,初秋季节气温变化还不十分剧烈,即使不添衣服或适当少穿衣,也不至于外感风寒而患病,反倒有利于人体机能逐渐适应寒冷的气候环境。"二八乱穿衣"说的也是这个时候,春秋季节气温变化频繁而且无序,人们的寒衣和夏服往往要随气温变化几度替换。

**2. 冬令进补,三春打虎**

冬季的气候特点是寒冷。传统中医认为,寒为阴邪,人体受外界影响,阴气也相应增加,伤及人体的阳气。此时人体为抵御寒气,需要储存更多的能量和营养物质。因此冬季到来之时,营养物质在体内最为吸收和储存。我国民间历来有冬令进补的习俗。冬令进补对体虚者的疗效可以用传统的中医理论证实,补药、补品一般属温性的较多,适用于温度较低的冬季。腻滞厚味的营养食品在冬季更易为人体所消化吸收。营养食品在冬季更易被保存,连续食用不会变质。客观上,人体为适应冬季寒冷的气候环境,也需要增加营养和热量。同时,进补也是人们抗衰老和延年益寿的需要。

**(二)果实性俗语的中医之理**

**1. 桃养生,杏伤人,李子树下埋死人**

桃、杏、李三种水果中,桃子是最有营养而且对人的身体最有益处。桃作药用,有生津、润肠、活血、消积之功,以补心气、养肝气、活血脉、通月经、消烦渴、利大肠。《大明本草》还称桃为"肺之果,肺病宜食之"。桃虽养人,但其味甘而性温,亦不可过量食之,过食之则生热。中医认为,杏属于热性食物,有小毒,吃多了会伤及筋骨,引起老病复发。现代营养学则强调,鲜杏里含较强的酸性物质,会使胃液激增,引起胃病。《食经》说:"味酸,大热","不可多食,生痈疖,伤筋骨"。《日华子本草》说:"热,有毒。"《本草衍义》说:"小儿尤不可食,多食致疮痈及上膈热。"生活中的实践证明,杏的酸味使人"牙倒",对牙齿不利,强酸味对钙质有破坏作用,对小儿骨骼发育有可能造成影响。食杏过多,还能引起邪火上炎,使人流鼻血、生眼眵、烂口舌,还可能引起生疮长疖、拉肚子。而李子属于寒性食物,多食会让人生痰,甚至发虚热,让胃肠剧烈蠕动,脾胃虚弱和胃肠消化不良者应少吃。孙思邈说:"不可多食,令人虚。"《滇南本草》载:"不可多食,损伤脾胃。"《随息居饮食谱》也有"多食生痰,助湿发疟疾,脾虚者尤忌之"的话。生活中证实,多食李子能使人表现出虚热、脑涨等不适之感。发苦涩味和入水不沉的李子有毒,也是不能吃的。李子多食生痰,损坏牙齿,体质虚弱的患者宜少食。

纵观民谚,桃、李、杏这三种水果的利与害是相对而言的。就这几种水果的益处相互比较来说,民谚说的道理是对的;就其每一种来说,应该看到它们各有利弊。水果毕竟是生活中的辅助品,当则其利而食之,适量而可。

**2. 饭后一苹果,老头赛小伙**

苹果素有"温带水果之冠"的美称,营养价值高,具有很强的保健功能和药用价值。唐代孙思邈称苹果能"益心气",元旦忽思慧认为苹果能"生津止渴",清代名医王世雄称苹果有"润肺悦心,生津开胃,醒酒"的功效。中医认为,苹果性平味甘酸,具有补心益气、增强记忆、生津止渴、止泻润肺、健胃和脾、除烦、解暑、醒酒等功效。欧洲民谚有"日食一苹果,医生远离我",说明经常吃苹果具有良好的保健作用。

**(三)餐饮性俗语的中医之理**

**1. 若要不失眠,煮粥加白莲**

莲子具有很高的食疗和药用价值,为滋补元气之珍品。早在汉朝我国第一部药书《神农本草经》中就有记载莲子能"补中养神益气力,除百疾,久服轻身耐老,不饥延年",并将其列入上品篇,名之为"水芝丹"。莲子含有生物碱及丰富的钙、磷、铁等矿物质和维生素,为补养元气之珍品。现代药理研究证实,莲子具有镇静安神、补中益气、养心益肾、健脾养胃、润脏清腑、聪耳明目、涩肠止泻,以及抗衰老等多种作用。可用于体质虚弱或病后产后之脾胃虚弱、大便溏泄、心悸怔忡、心烦易怒、失眠多梦、气短乏力、食欲不振,以及妇女血虚腰酸、白带增多,男子肾气虚之遗精、早泄、性功能减退诸症。晚餐饮一碗莲子粥,可宁心安神,促进睡眠。莲子芯味苦、性寒,有清新、去热、止血、涩精功效,可以治疗心火亢盛所致失眠烦躁、吐血遗精等症。

**2. 鱼生火,肉生痰,青菜萝卜保平安**

鱼、虾大部分属于高蛋白质食品,所含的热量较高。所以摄入较多的此类食物,容易在体内积聚热量,热多而无以发散则积之成火。绝大多数的肉类为高脂食物,较油腻,不易消化。这类食物通常在消化道内滞留的时间较长,以至于瘀而成痰,因此对这类食物的摄入要适量。果蔬有通利肠胃、除胸中烦、解毒醒酒、消食下气、和中利便等功效。新鲜的萝卜中含有丰富的维生素 A、维生素 B、维生素 C 和大量的碳水化合物以及钙、磷、铁等矿物质,还含有一些蔬菜中没有的芥子油、碳化酶等特殊成分,因此萝卜具有健胃消食、顺气解郁、止咳化痰的功效。据日本九州大学的科研资料证明,萝卜还具有明显的防癌抗癌作用,因此就有了"青菜萝卜保平安"之说。

(四)生活习惯性俗语的中医之理

**1. 冬不坐石,夏不坐木**

"冬不坐石"是因为石头具有聚温性及传导性,在冬季十分寒冷,属阴邪,对人体有侵害。中医认为,冬季养生应以敛阴护阳为根本,如果久坐石凳,寒凉侵入人体,会导致新陈代谢失调,尤其容易伤及肾脏。"夏不坐木"是因为夏天气温高、湿度大,久置露天的木质椅凳,由于露打雨淋,含水分较多,虽然表面看上去是干燥的,但经太阳一晒,便会向外散发潮气,如果坐久了,会诱发皮肤病、痔疮、风湿和关节炎等。中医认为,湿为淫邪,易阻遏气机,损伤阳气,阴邪重浊向下,容易伤害脾胃功能,导致消化不良。

**2. 没事常走路,不用进药铺**

中国自古就有"饭后百步走,活到九十九"的民谚。闲散、从容地行走也叫散步。散步是我国的传统健身方法之一,历代养生家们多认为"百练不如一走"。早在《黄帝内经》中就指出"夜卧早起,广步于庭",这里的"广步"就是散步的意思,提倡人们早晨起床后应到庭院里走一走。唐代大医家孙思邈更提倡"行三里二里,及三百二百步为佳",认为是"令人能饮食无百病"的良方。采用这种简单、轻快、柔和、有效的方式进行锻炼,促进血液循环,对血液迅速回心有利,能促进和改善胃肠的消化和吸收,能够促进大脑皮层抑制过程,使工作累的神经细胞得到充分休息,能防治老年人心功能减弱,使肺的换气量大大提高等。美国心脏病专家柏杜西曾说:"相信我的话吧,轻快的散步比慢跑更有益处,而且不论属于哪一阶层的人都能做得到。"研究表明,"每天一万步"是近年来日本人平均寿命得以延长的因素之一。欧美一些国家,步行锻炼也大有方兴未艾之势。

在中医药历史发展的长河中,我国劳动人民通过采药治病的生活实践,形成了这些脍炙人口、流畅易懂的民间俗语,通过一代代传承,让后人更了解中医保健的知识,预防疾病的发生。民间俗语虽然简单通俗,但反映的道理却非常深刻,时时吟读,常常照做,就会少生疾病,健康长寿,获益匪浅。

**二、闽南方言与中医精华传承**

汉人入闽由汉武帝攻打闽越开始,特别是"西晋永嘉之乱,中原板荡,衣冠始入闽者八族",此后至唐宋,大量汉人迁入福建而成为现今闽南人的源头。随移民而来的中原语言在偏安海隅逐渐演变成以"泉州腔"、"漳州腔"为主的闽南语体系。明清以降,是闽南民系向广东、台湾以及南洋移民的时期,而"衣冠南渡"带来的中医术,在针对闽南水土、物候产生的不同于北方疾病的诊疗过程中,探索总结出许多新药方和新的治病方法,创造出独具特色的闽南中医药和闽南民间医药。值得注意的是,自古以来,闽南传统中医在诊疗过程中,都是以闽南方言与患者沟通,其著述也多为闽南方言表述,而闽南话与普通话格格不入,闽南方言文字又难以用现代汉语文字表现。因此,我们提出用闽南方言传承闽南中医精华,以更好地服务于海内外的闽南籍乡亲。

（一）闽南历史背景下中医药

**1. 闽南名医**

闽南这片热土,悠远而地灵,几千年来孕育了无数熟知闽南文化、地域特色、疾病谱与中药植物特点的地方名医,清代见于方志史书的有430多位,撰著医学著作有120多部,[1]2000年版《泉州市卫生志》辟有"中医中药"专篇,介绍唐宋以降有26位列"人物传",12位列"人物录"。[2]

吴夲,北宋名医,福建闽南人,在泉厦漳一带悬壶行医,医德高尚,医术精湛,以医名天下,堪称当时的"名医"。景祐三年(1036年),登文圃山岩悬崖顶采药,因藤蔓松断裂,不幸坠谷底羽化。当地老百姓为纪念他,特在青礁和白礁两处修建"真人庙"。南宋乾道二年(1166年),宋孝宗赐庙额曰"慈济",自宋起,吴真人先后被历代皇帝封为大道真人、大道公、保生大帝。近千年来,吴真人一直是闽台两地世代子孙共同膜拜的医神。至今在闽南、台湾和东南亚地区已有1200多座宫庙供奉,至今香火旺盛。

陈修园,名念祖,字慎修,福建长乐人。其先祖通医,陈修园曾从泉州名医蔡茗庄(宗玉)学医。陈修园博览医书,临证经验丰富,著述亦多,由后人辑成《南雅堂医书全集》,内容十分广泛,涉及医经、本草、医论等基础理论方面内容,也包括内、外、妇、儿、五官、传染病等临床各科内容,实堪为全书。在注

---

①　周易:《清代福建医家编撰的部分医籍述评》,《福建中医学院学报》2008年第1期。

②　泉州市卫生志编纂委员会:《泉州市卫生志》,福建人民出版社2000年版,第191～221页。

疏古典医著上,由博返约,阐发医理,融汇诸家精华,确有独到之处,在普及医学知识方面做出较大贡献。

苏颂,泉州府同安县城关人,医药学家。校订整理了《神农本草经》《灵枢》《针灸甲乙经》《素问》《广济》《千金要方》《外台秘要》等书,参与编写《嘉祐补注神农本草》《唐新修本草》。嘉祐六年(1061年)编成《本草图经》,至和二年(1055年)首创世界第一座天文授时仪器"水运仪象台",后又撰写《新仪象注要》。

弘一法师,俗名李叔同,在文学、音乐、医药和书法等方面成就斐然。从1928年开始基本在福建闽南一带驻锡,往来于泉州、厦门、漳州三地,其中大部分时间在泉州各禅寺居住,直至在泉州温陵养老院圆寂。在闽南的14年,是其一生中弘法的重要时期,主要弘法手段是著述、写书和演说。弘一法师的传世著作《四分律比丘戒相表记》亦不难发现有闽南方言贯穿其中。追溯至当时的时代背景,弘一法师用博大精深的佛学及高超的医术来拯救世人普渡众生,闽南语是其与芸芸众生沟通的桥梁。

**2. 闽南方言的病名和药名**

闽南中医病名,绝大部分是传统称谓,但也有一些民间方言病名,按证候特点命名,更为传神。如中医内科有"嘿龟痰堵",即指哮喘、慢性支气管炎、肺气肿等;"垂肠"即小肠下垂的疝气;中医儿科方面,"疳,音 be"是闽南小儿诸种疾病的总称,民间流传"三十六疳"、"七十二疳"之谓,并有多种手抄本,详述病症的证候及方药。小儿中毒性肠麻痹,即称"蜘蛛疳";"猴损",比喻小儿Ⅲ度营养不良,身体不长,皮肤皱缩,状如猴。妇产科有"月内风",指产后不久关节红肿酸痛。此外,中医外科、五官科方面的方言病名特别多,很有特点。如"蛇":(1)手指如蛇头,甲沟炎即称"蛇头疮",指节、指端炎称"指蛇"。(2)指带状疱疹,发于腰腹部成腰带状者"缠腰蛇",发于身体某一部位的称"飞蛇"。(3)脓肿发于四肢,其形状如树根蛇状之态,俗称"树根蛇"、"鸡藤风",即多发性脓肿。"虎":一般指在特殊部位、病势凶恶的痈疽。(1)后脑际痈疽或蜂窝组织炎,生于头后毛际内者为入林虎、入毛虎,生在头后毛际外者为出林虎、出毛虎。(2)乳虎,生在乳晕内,内有一粒红肿热痛是也。还有"蜞"、"飞丝"、"口舌生菇"、"翻花"、"胀甲边"、"生冻籽"等。

闽南许多中草药,根据其形态、功能,另有方言称谓。如《泉州民间偏方选编》:一条根(豆科蔓性千斤拔)、九月豆(豇豆)、入骨丹(夜关门的根茎)、土香头(香附)、千里光(截叶铁扫帚)、万军聚营(树上的蚂蚁巢)、万寿竹(徐长卿）、竹仔草（鸭距草）、百条根（威灵仙）、羊屎粘（苍耳子）、鸡舌头（王不留行头）、清风藤（鸡矢藤）、猪母菜（马齿苋）、犁头草（紫花地丁）、散血草（夏枯草）等。另外，清代道光年间《晋江县志》也记载一些中草药等地方称谓，如：天南星，俗呼蛇杖；射干，其苗别名鸢尾；木通，土人名脱壳藤；龙眼姜，寄生龙眼树，亦名猴姜、骨碎补；无患子，俗名鬼见愁；旋覆花，又名金沸草、滴滴金、蛇毒花；旱莲草，俗名田鸟草，又名一瓣莲；柏，侧柏也，泉人呼为扁柏；灯心草，亦名虎须草等。①

**3. 闽南地产药物**

永春参桂养脾散是永春县达埔镇岩峰村院前"和元堂"药铺祖传秘制药散，原名"李和元大养脾"、"李和元养脾散"，又因常与猪肚熬制为药膳猪肚汤，民间俗称"猪肚散"，现为永春制药厂生产。参桂养脾散药性平和，功能养脾健胃、开郁消积止呕、去湿利尿、增进纳食，用于治疗水土不服及脾胃虚弱之消化不良、饮食积滞、脘腹胀满、腹泻下利、四肢水肿、黄疸、面黄肌瘦等，疗效独到，对小儿积滞内停而面黄肌瘦者有独特疗效。新编《泉州市志》载："永春县李曾闪在达埔乡开设和元堂药铺，监制养脾散和胃苓散，相传已 150 余年，至今产品畅销国内外。"②

金汁系人粪加工制作而成，每年冬至到大寒，取健儿粪便，加清水稀释，搅匀成汁，以棉纸纱布清滤，加入黄土少许，入瓮，粗碗覆盖密封，埋入地下至少一年，年久弥佳。其汁呈微黄（如浅茶色），无毒无味，治疗暑热湿毒极效。吴真人庙花桥亭每年均制作近百缸，并详细记载年份、分布地点，依次逐年取用。晋代就有以人屎入药的记载，《本草纲目》和《医事别录》分别称为黄龙汤、人中黄、还元水或粪清，《本草纲目》还记载了几种制法。花桥亭根据传统民间方法炮制而成，为具有地方特色的施赠药物。此药自光绪四年（1878年）创办泉郡施药局时便开始制作，故有"有花桥亭便有金汁"之说。

保和堂白塔疗膏。"保和堂"老铺在泉州市区西街台魁巷头，是明代著名理学家蔡清后裔开设的，专售祖传秘制疗膏。因以白塔为标记，其疗膏又称"白塔膏"。白塔疗膏对疔疮或痈疽，无论初起、已成、溃后，均可应用。初起贴之能消，已成贴之能溃，溃后贴之能祛腐生肌，被视为"外科圣药"。蔡氏后辈得异人张壬淑传授疗膏秘方，反复应用验证，调整药物比例，找出专治一切

---

① 晋江县地方志编纂委员会：《晋江县志》，福建人民出版社 1990 年版。

② 泉州市地方志编纂委员会：《泉州市志》，中国社会科学出版社 2000 年版。

疗毒兼治外科诸证的最佳配方,使之"应手奏效,识者珍之"。疗膏经世代传授秘制,传至蔡喜才的父亲已是清代嘉庆年间,蔡喜才继承父业,"白塔膏"在闽南一带几乎家喻户晓,远销至港澳台和东南亚各国。

## (二)闽南语境下的中医推广

### 1.用闽南语讲释中医药经典

闽南地处东南,山多水急,燠热多湿,这种特殊的地理环境决定了人们的生活方式、体质、疾病谱及中药种类,也使语言和文化习俗的形成与演变都打上了深刻的烙印。如闽南语系人群大部分居热带、亚热带地区,中医诊病治疗十分讲究因时、因地、因人制宜,闽南与台港澳及东南亚地区致病因大都偏重于"火"、"热"、"毒"、"湿"之邪,因而"激热"、"中湿"、"着痧"常见。利用闽南语这个更易被以闽南语为母语的人们所理解和接受的语言,讲养生保健的中医药经典名著内容,不仅能更切合民情地推广科学的中医养生医疗保健知识,而且有利于闽南语系地区的中医药文化交流。例如笔者与泉州电视台闽南语频道合作 4 年多的《养生之道》节目,通过电视媒介将深奥的中医药理论通俗化,用闽南语传递给海内外的闽南语系观众。

### 2.闽南语促进医患沟通

由于历史的原因,闽南语方言能够在一种相对不受外界影响的环境下独立发展和传承。一方面,闽南语至今仍保留着许多古汉语的读音、语法、根词、单音词等用法;另一方面,闽南语在历史衍变中又形成了许多现代汉语所没有的熟语、俗语、歇后语。以中医症状为例,闽南语"心拍白掉"①即现代汉语的"心悸",又如"反酸"是"赤心","顶腹乱马马"即"恶心欲呕"等,能很形象地表达患者的不适症状。就病因病机而言,闽南语中的"癀"即"红、肿、热、痛",寓病机于病名,仅一字就能准确地概况了该病的特点。这也就是去癀好药"片仔癀"、"新癀片"的"癀",懂闽南语才知癀的妙用。闽南医家常嘱咐患者的药物煎服注意事项中特有的"药头"(第一次煎好的汤药)、"渣再"(药渣再煎)等,简洁明了地告知了患者如何煎煮中药饮片。

就笔者而言,门诊 80% 的患者使用闽南语与医生沟通,其中的老年患者甚至只会用闽南方言描述其症状。此外也有不少闽南华侨,他们不会说普通

---

① 周长楫:《闽南方言大辞典》,福建人民出版社 2006 年版,第 99～100 页。

话,却能讲一口流利的闽南语。中医科门诊相当一部分患者的病是由"心病"而起,解决了"心病"往往对治疗事半功倍。闽南人对讲闽南语的医生较之讲一口流利普通话的医生更具亲切感,闽南语能更好地与患者进行沟通,走进患者心里,拉近医患之间的距离,获得患者的信任。闽南方言有独特的文读音和白读音的区别,医者在诊病过程中用闽南方言的白读音、歇后语与患者谈心,不失为心理治疗的方法之一。同时也可运用简单易懂的闽南方言中的医学谚语,指导患者对所患疾病的了解及养生调摄的注意事项。

**3. 闽南民间涉医谚语**

谚语是群众口头流传的一种现成而固定的句子,闽南涉医谚语秉承中原的医药理论,涵盖了中医药文化的多个方面,折射了地域性中医药文化特征,传递和承载了丰富的医药文化的信息。在各地闽南语中有许多源于中医药理论的谚语,如涉及养生保健的有:[1]"三顿赴会着,较好食补药",指出良好的饮食习惯对脾胃营养吸收、养生保健的重要。"正(正月)葱二(二月)韭较好食肉脯"、"冬食菜头夏食姜,免请医生免开方",则提示食物功效,指导人们适时食用以养生防病。起居调摄方面有:"清明谷雨,寒死虎母"。清明、谷雨时节,天气还非常寒冷,提醒人们添衣防止受凉,冬衣还不能收起。"囝仔(孩子)尻川(屁股)三斗火"、"六十不留夜,七十不留昼"、"吃老三项歹:哈噎流目屎,放尿带尿迣,放屁兼渗屎"、"补胎较好(胜过)做月内"则形象描绘小儿、老人及孕妇等特殊人群的生理特点及其生活调摄。与疾病相关的有:"千金难买六月漏",中医认为六月暑天湿气当令,有时偶尔泄泻一下不但无害,反可去湿。"男惊嗽,女惊漏(崩漏)",说明咳嗽、崩漏难愈,且男人咳嗽便无劳动力,而女人崩漏则恐影响生育能力。"臭头厚药"(头顶疮治疗药物多)喻指老毛病难治疗。"川芎治头,杜仲治腰"、"洋参定气,甘草顾脾"、"蜈蚣咬,鸡母哈(母鸡唾液)"、"服药不禁嘴,功夫白花费",则总结了许多中药的功效主治、使用经验及服用注意事项。

闽南方言谚语对中医养生保健的诠释及疾病、医药的规律性总结和经验性认识,对民众及医家具有启示与借鉴作用。就学术而言,目前许多闽南医谚尚无文字记载而只在民间流传,若能将之汇集整理并加以研究注释,编辑成书,各地闽南语系如闽台两地医者进行学术交流研讨,对于传承和补充传

---

① 罗宝珍、林端宜:《台湾医药养生谚语的内容及价值》,《福建中医学院学报》2008 年第 2 期。

统中医药精髓、交流与总结中医养生保健经验,具有重要意义。同时,闽南医谚短小精悍,通俗易懂,朗朗上口,寥寥数语浓缩了丰富的信息,便于人们口头流传,且生动活泼,比喻、夸张、对偶等多种修辞手法的运用,使之更易为民众所接受并传承,具有很强的表现力和广泛的群众基础。医者可在行医、教学过程中,或借助电视、广播、书籍等媒介,以闽南医学谚语的形式,将深奥难懂的"阴阳五行"、"五脏喜恶"等中医药理论知识、养生保健观念与经验,用更为生动易懂的方式讲释传授给喜爱中医的学子及大众,使之得到更好地推广和普及。

闽台人民所推崇的中医药文化,是中华民族健康文化的一种地方形态。闽南中医药以中医药文化为主,经由闽南地区的医家与人民在社会发展过程中,不断实践总结形成的符合闽南地域气候、生态、人文环境的中医药体系,其与民间风俗、宗教信仰、饮食习惯、地方语言等形态相互融合。历代闽南医家用闽南特有的语言、文字撰写了大量医学著作、临证医案,给后世留下了无数宝贵的学术经验。各地民间名医家的偏验方中,许多病名、药名、症状、服法等都是应用闽南语的发音、方言特有病名或词语记载,与现代汉语有很大差别,用目前教科书中"医古文"无法准确注释。若无对闽南语的熟识甚至精通,理解注释常多有偏颇或遗漏,便无法触及古代闽南著名医家医学成就的精髓。对于闽南古代著名中医大家的中医药理论及其著作的现代学术释义和传承,充分发掘涉及闽台方言、文化、民俗等的中医精华,补充和丰富世界中医药的研究,闽南语有重要的帮助。

## 第二节　福建民间谚语的中医药文化内涵

### 一、福建民间疾病谚语

谚语是群众口头流传的一种现成而固定的句子。其短小精悍,通俗易懂,具有很强的表现力和广泛的群众基础。作为语言形式之一,谚语又是文化的镜像。语言学家罗常培曾言:"语言的内容是以反映某一时代社会生活的各个侧影,社会的现象,由经济生活到全部社会意识,都沉浸在语言里。"[1]

---

① 罗常培:《语言与文化》,语文出版社1989年版,第88页。

谚语被誉为"人类文化的语言化石",其中有不少涉及医药的内容。一些谚语直接概括中医药知识,一些谚语呈现医药民俗,一些源于中医药文化的语汇因语义带有规律性和普遍性的成分常被引申、比喻成新的含义,但当中仍旁涉夹带、折射中医药文化信息。福建地处东南,开发扩展过程中有数次大规模的人口迁入,因而方言庞杂,流传全国七类方言中的五类。福建文化多元,既有闽越遗风,又受中原文化影响,加之河流高山隔阻,各方言区间交流甚少,形成极具特色的方言文化。其中之一就是福建民众生活中流传着数量可观、内容丰富、反映地域性医药文化特征的谚语。这些谚语部分为外来流入的普通话,一些由福建民众在此基础上改造延伸而成本地谚语,其他则是福建民众长期生活中养生保健经验凝练而得。

（一）福建民间疾病谚语的内容

**1. 疾病的原因**

疾病与季节。一些流行性疾病与季节的变化关系以密切,气候寒暑变异,往往会导致一些疾病的暴发与流行。如"夏日炎炎天,中暑把病添"(尤溪),夏日天热致使人免疫力下降,人感疲乏且易中暑。"大暑小暑,乙脑开始"(罗源),大小暑气温高,湿度大,蚊虫多,经蚊虫传染的乙脑病毒易于发生与传播。"八月谷子黄,寒鬼(疟疾,打摆子)起猖狂"(宁德)、"一到九月九,病魔满街走"(宁德),农历八月、九月天气转凉,疟疾等各种疾病开始频繁。"十冬腊月天气寒,咳嗽喘病容易患"(尤溪),冬季寒冷,易导致咳嗽与气喘。天气的"不及或太过"均会导致疾病,如"大寒不寒,人马不安"(南平),大寒本应是最寒冷季节,若出现大寒不冷的异常天气则预示着人畜多疾。"春风有雨病人稀"(南平),春风时节本应是雨季,这种正常天气下人少疾病。"六月菊花黄,药店半关门"(平潭),福建六月是梅雨季节,疾病较多,若此时像菊花开放的九月那样凉爽干燥,疾病就少得多了。因为病症与天气变化紧密相关,相关的病症甚至可以预示天气的状况,如"老人腰疼天就阴"(尤溪)、"腰酸腿痛伤疤痒,无起风也有雨"(南安),在忽风忽雨、天气多变的时节,老人易产生腰酸背疼、关节疼痛的症状,病人伤疤神经受到天气变化的刺激容易发痒变痛,故可据此判断天气变化。

疾病与饮食。"病从口入,祸从口出"(武夷山),日常饮食失当也是导致各种疾病的根源。"食得干净,不生疾病"(宁德)、"预防肠道病,饮食要干净"(宁德)、"臭鱼烂虾,致病冤家"(宁德)、"嗯吃(不吃)生水多吃茶(开水),乜涝

(拉肚子)乜着痧(中暑)",均说明不新鲜、洁净的食物及没有沸腾的水易导致肠道疾病。"暴饮乃百病之母"(龙岩)、"狂饮伤身,暴食伤胃"(宁德),暴饮暴食容易伤及身体导致胃病。"撑痢疾,饿伤寒"(厦门),吃得过饱或过食不洁之物易拉痢疾,不吃或少吃东西则身体抵抗力下降易患感冒。"贪多嚼不烂,胃病容易患"(尤溪)、"少食多餐,病好自安"(永定),贪吃过食往往会伤及脾胃。"少吃荤腥多吃素,没有医生开药铺"(永泰)、"鱼生火,肉生痰,萝卜青菜保平安"(宁德),荤素搭配不当易导致疾病。"大食咸,臭脚臁"(莆仙),吃得太咸易导致小腿面糜烂,伤口难以愈合。"吃茶伤胃养眼,吃椒养胃损眼"(永春),嗜食茶、辣椒会损害脾胃与眼睛的功能。

其他原因导致的疾病。除上述致病因素外,还有一些概括疾因的谚语。如"多愁多病,越愁越病"(永定)、"怒伤肝,喜伤脾,喜怒过度无药医"(泉州),情志的过度会导致疾病。"体壮人欺病,体弱病欺人"(武夷山)、"练练筋舒,缩缩(不运动)痛人"(永定),缺乏运动,身体太弱亦能致病。"老鼠灭尽,能防瘟疫"(武夷山)、"空气流通,病菌无踪"(漳浦),鼠害及脏乱的环境亦会滋生疾病。"百般病,清寒起"(泉州)、"吃眠无分寸,疼痛有你份"(同安),保暖不当,睡眠无规律也会产生疾病。"色欲过多,一定病痨"(罗源),男子沉迷女色过度往往导致不思饮食、骨干肉瘦的"色痨"发生。

**2. 疾病的诊治**

病症的判定。疾病的产生总会在人体表现出相应症状,福建有不少以判断疾病症状为内容的谚语。如"目睭(眼睛)青青,病鬼到兜"(宁德)、"天黄有雪,人黄有病"(泰宁),人眼睛发青、面色发黄多预示疾病。一些疾病往往具有相应症状,如"目黄掌黄,肝炎要防"(罗源),肝炎易黄疸,眼睛与手掌发黄,闽东、闽中一带称之为"黄病",出现上述症状时要警惕肝炎。"午后面红赤,肺病算一个"(建阳),午后脸色变红目赤,很可能有肺病。疳积是小孩常见的疾病,福建各地有不少判断及反映疳积症状的谚语,如"病疳爱吃糖"(平潭)、"小孩疳积爱吃香"(尤溪),小孩爱吃糖、吃香多是疳积偏食的表现。"小指螺尖尖,疳虫成千万"(罗源)、"腹肚大大,疳虫开会"(罗源),小孩的手指有尖螺纹或腹部鼓胀,多有疳虫。人的胖瘦亦常表现相应的病症,如"瘦人多火气,肥人多风湿"(同安),瘦人常"上火",胖的人多风湿类疾病。

疾病的治疗。关于疾病治疗的福建民谚包括治疗的原则及饮食禁忌。如"慢病在养,急病在治"(尤溪、闽清)、"急病先治标,慢症要治本"(诏安),慢性病病程长,长期调养方能根除,急性病病急、变化快、危险大,需要及时遏制。"三分治，七分养"(宁德)、"大病要养，小病要抗"(武夷山)，疾病尤其是重大疾病在诊治过程中，调养十分重要。此外，谚语还总结了具体疾病的治疗特点，如"珠前疹后"(福州)，珠(天花)在发病前期往往有危险，因此要及时诊治以免遭不幸；麻疹病程较长，后期若不养阴调理，往往留下后遗症。"慢惊风吓医生，急惊风吓爹娘"(龙岩)，儿科急惊风为实证，发作快、病情重，但治疗容易，慢惊风则属消耗性虚证，不易治好。治疗过程中饮食也有讲究。如"服药不禁嘴，医生跑断腿"(尤溪)、"吃药唔禁嘴，白白了(花费)药费"(泉州)，概括忌口的重要性。"伤寒进补包寒，胡乱吃药送命"(光泽)，感冒不能进补，否则会使患者体温升高、促使病菌繁殖而加重病情。"头面疮伤未好，劝你酸辣莫讨"(罗源)，有皮肤病及伤口创面的人在发病及愈合过程中要禁食有刺激性的酸辣食品。"清泻唔使医，饿到日落西"(连城)，急性腹泻应禁食以减少对肠道刺激。"感冒时宜吃，发烧时宜饿"(三明)，感冒宜吃清淡、稀软的食物，发烧宜饿可使机体产生大量抗体而利于病情痊愈。

**3. 疾病的预后**

福建民谚中有不少涉及对疾病预后的判断。首先是对疾病发展趋势的预测，如"嘴无三日疮"(福州)，口舌生疮很容易痊愈。"久癣成癞"(福州)，久治不愈的顽固性皮肤病易转成更严重的癞恶疮。"痨、臌、膈，神仙医不得"(福州)，肺痨病、臌(肝硬化或肝癌)、膈(食道癌)，在旧时为不能治疗的疾病。其次是从病人症状上判定疾病预后。如"出大汗，病好半"(宁化)、"出汗不减病，医生也着急"(尤溪)，出汗与否对于外感风寒病情的转归非常关键。"拍寒(疟疾)拉痢，会食有治"(罗源)、"人怕病，病怕撑(多吃饭)"(永定)，病后尚能饮食便有康复的希望，而"大病返作痢，未死先作忌"，大病得痢是胃肠道衰竭症状，意味着病情转危。"长病惊水肿"(宁德)、"男怕穿靴，女怕戴帽"(福州)，久病后水肿意味着脾肾失调、肾功能衰竭，尤其是男子脚肿、女子头面为重症征兆。此外，一些外因如季节变化也会影响疾病发展。如"病人脱节气"(泉州)，因外邪所致的慢性病、时令病常随季节转换而自然康复。

**4. 疾病的特征**

在福建民谚中还有阐述疾病特征的内容。一些民谚总结了多发性疾病。"十人九胃"(福清)、"十人生九痔，九痔成一疮"(宁德)，陈述了胃病和痔疮均为常见病。"十男九痔，十女九带"(尤溪)、"十女九带，十男九消"(同安)，就男女而言，痔疮和泌尿系统疾病为男子常见疾病，妇科疾病则是妇女的难言之隐。一些谚语反映了疾病的复杂性。"泥匠忌灶，医生忌嗽"(建宁)、"医生无看嗽,看嗽名声臭"(福州)、"外不治癣,内不治喘"(漳州),咳嗽、癣病因复杂且常久治难愈,故令医生束手无策而为医生所忌讳。"外伤好治,暗病难除"(永定)、"疮怕有名,病怕无名"(厦门)、"新病好治,古疾难医"(平潭),那些症状不显、疑难杂症、顽固性疾病都是难以治疗的疾病。一些疾病还具有传染性,"火星惊蔓延,疾病惊传染"(泉州),直言传染性疾病的危害。"生痨死痟"(罗源),结核病人生时易通过痰传播细菌,麻风病人死时易传播细菌。"黄病惊自家人"(宁德),肝炎病尤其是甲肝易传染给经常接触的人。

### (二)福建民间疾病谚语的价值

**1. 总结普及中医疾病知识**

就内容科学性而言,上述谚语概括了各种致病因素,总结判断症状的方法,陈述治疗疾病的原则、方法以及疾病预后等,都是福建民众长期以来对疾病的规律性总结和经验性认识,尽管其中一些如"不干不净,吃了没病"等在物质落后时代有失偏颇的看法,大部分都符合中医理论,至今仍有教育、启示作用。同时,这些具有科学性的疾病诊治经验借助谚语这一语言形式,得到了推广和普及。首先,这些谚语短小精悍,朗朗上口,寥寥数语浓缩了丰富的信息,便于人们口头流传。其次,这些民谚生动活泼,如"打石看石纹,医病看病根"、"贪吃贪睡,添病减岁"(罗源)、"烟酒不离嘴,跑断医生腿"(泉州),运用比喻、对偶、夸张等多种修辞手法,使之更易为民众所接受并传承。此外就语用而言,疾病谚语由于语义较单一,多作为医药经验而广传于民间。部分疾病谚语因其语义具有规律性、普遍性成分,民众多使用其引申、比喻义(如"出珠(天花)出梅(麻疹),一世人一回"(罗源)多比喻人必定要经历的苦难,但不难看出其源于民众的疾病经验。目前,上述谚语尚有部分仅流传于民间而无文字记载,若将之汇集整理,对于交流与普及疾病经验,具有非常的意义。

**2. 呈现地域性疾病状况**

福建地处东南,燠热多湿,除一般性常见疾病以外,还有一些地域性疾病。不少谚语提及曾在闽广泛流行蔓延的麻风病。麻风为慢性传染病,一些病菌潜伏病发作于面部,会使皮肤麻木、变厚、颜色变深,表面形成结节,"麻风出面"(莆仙)由此引申比喻丑事败露。麻风病人皮肤表面形成结节,和老姜的皮一样粗糙难看,"孤老(得麻风病的人)撕姜"(莆仙)比喻两者粗糙难看,民众对麻风病极其恐惧,得了麻风其他疾病都显得不可怕了。"麻风还惊风麻"(莆仙)借此比喻事已至此,无所畏惧的态度。民间认为麻风忌吃鸡、鹅及狗肉这类温性食物以免导致病情加重,"麻风食狗肉,烂作烂来医"(上杭),比喻破罐子破摔。麻风病会损及神经导致肌体软弱无力而造成肢体残疾,"病腿虫(麻风病人)卖(不会)磕卖动"(平潭)就描述了麻风致残的状况。"生痨死痞"(罗源),民众认为结核病人生时易传播细菌,而麻风病人死时易传播细菌,故需对其尸体、衣物火化处理。此外,谚语还涉及结核病、黄病(肝炎)这些在福建曾经传播、流行的疾病。

3. 折射民众的疾病观念及习俗

闽俗信鬼尚巫,旧时民众对于疾病产生、发展存有迷信的看法,谚语"没鬼不成病"(尤溪)、"病是运数,死是天数"(莆仙)等,反映民众将病因归结为鬼怪作祟或交了厄运。民众求治疾病多求助鬼神而排斥医生。福建各地文献中多有"俗信巫鬼,病者乞药于神……皆漳、泉旧俗"、"俗信巫不信医,每病必召巫师迎神"等记载,[1]谚语"病人难和鬼商量"(宁化)、"信鬼信怪,死得更快"(建宁)、"神仙鬼怪全是假,巫婆治病尽坑人"(宁德)、"请鬼治病,不死半命"(长乐),亦折射出了福建民众尚鬼信巫以治病的习俗,指出其有贻误病情的后果并对其表示否定。"有病该求医,求佛是自欺"(建阳)、"有痛宜速医,不要求卜人"(宁化)、"早病早治,省钱省事"(泰宁),则表现出向"有病应求医"这一寻医方式的转变。此外,"神仙难救无命人"(永安)、"真药医假病,真病无药医"(南安)、"能医病,难医命"(永安),病入膏肓时非但良医束手,即使神仙也无力回天,反映了民众对重大疾病发展变化的客观认识。上述谚语表明民众疾病观念在发展、提升并逐步迈向科学。

## 二、福建民间药物谚语的医药文化内涵

福建地处东南,气候湿热,中草药资源极其丰富。福建民众在长期的社会生活中,积累了丰富的药物知识,总结了不少民间药用经验与智慧,并凝结成数量可观、内容丰富的谚语,口耳相传至今。这些中药谚语多以方言形式存在,从性质上看,既是中原医药文化的延伸,又呈现地域性中药文化特征。

---

①　林国平:《台区域文化研究》,中国社会科学出版社 2000 年版,第 470 页。

### (一)直接承载医药知识及习俗

#### 1. 注重青草药的正确运用

福建青草药资源丰富。药源很多,房前屋后随处可取。青草药经济简便,价格低廉;疗效显著,取效快捷,所以深受广大民众欢迎。民间多有用青草药治病的习俗,采集当地生长的青草药,配制许多具有“廉”、“便”、“验”特色的单方、偏方、验方,对人们防病治病发挥了重要的作用。不少谚语反映了人民群众对青草药的认同与珍视。如“草药居家传,百病可预防”(罗源)、“草药能治大病,偏方气死名医”(泰宁)、“草药不起眼,治病最保险”(龙岩)、“偏方治大病,省力又省钱”(南安)、“教头怕劈柴,名医怕偏方”(龙岩)、“单方独味,胜过名医”(漳浦),可见各地民众对青草药的认同与广泛习用。

“满山草,满山宝,会使是宝,不会使是草”(将乐),民众运用草药,强调在了解每味药物性能、疗效及疾病性质的基础上,选取适宜的药物治疗,方能发挥良效。如“一症配一药,蛇蚤无澜捉脍着(没有口水就捉不到跳蚤)”(泉州)、“药方无贵贱,对症就是仙”(龙岩)、“问病要对心,用药要对症”(宁化)、“下药须对症,断症才处方”(诏安)等。相反,若不谙药性或药不对症,胡乱用药将导致病情的延误,造成身体的损害,如“一味药一味性,乱服药送老命”(宁德)、“对症是良方,唔对症是砒霜”(永定)、“药对病一碗汤,不对病吃一缸”(武夷山)、“人参害人无毒,菜头救人无功”(同安)、“甘草三分能救命,洋参服多会害人”(漳浦)、“吃药不投方,哪怕使船装”(尤溪)。而“是药三分毒,乱用病难活”(尤溪)、“话不能乱讲,药不能乱吃”(漳浦),更是告诫民众应谨慎用药。

#### 2. 阐述中药的性味功效

福建民众受中原医药文化的影响,其药用经验亦受中医药理论的指导。中药理论多从四气五味、升降沉浮、归经部位、有毒无毒等方面阐述药物功效。一些福建谚语直接凝练了中药理论,“甜药主温,苦药主寒”(平潭)、“苦药凉口”(罗源),甘(甜)味药物具有温性特征,能减轻或消除寒证;苦药具有寒性特征,能减轻或消除热证。“一香能解百臭,一辣能解百瘟”(尤溪),芳香性质的药物能消除臭味,辛辣的药物能解除瘟疫。“人参补气,当归补血”(永定)、“洋参定气,甘草顾脾”(漳浦)、“甘草和百药,海盐调百汤”(诏安)、“甘草能和百毒”(龙岩)等谚语,概括了人参、当归、洋参、甘草等药物的功用。此外,福建民众在长期的药用实践中总结了丰富的药物经验。如感冒为常见疾病,一些谚语总结了药物治疗感冒的方法:"风寒中脑,葱头、紫苏、橘饼、姜母"(罗源)、"鼻孔唔通,食花子大葱"(泰宁)、"管你伤风不伤风,三片生姜一蔸葱"(长汀)、"感冒少喝酒,雨淋多吃姜"(武夷山),葱头、紫苏、生姜具有发汗解表的功效,福建民间多用于治疗风寒感冒初起的病症。加上可以理气除痞的橘饼,可以散寒化痰止咳。

身体疼痛亦为困扰健康的疾患,不少药物具有缓解病痛的功效,如"川芎治头,杜仲治腰"(武夷山)、"头痛用川芎,腰痛用杜仲"(诏安)、"方内牛膝并杜仲,健身壮骨腰不痛"(光泽)等,川芎辛温升散,金·李东垣有"头痛须用川芎"之说,杜仲味甘性温,明·倪朱谟《本草汇言》言:"腰膝之痛,非杜仲不除。"牛膝用于肾虚腰痛及久痹腰膝酸痛等病症。"双脚不能离,要问五加皮"(长汀),五加皮辛温,祛风湿,壮筋骨,活血去瘀。"拍打地上爬,快食八棱麻"(宁德),八棱麻又名毛叶盘算子,或称算盘珠,产于福建山地、林间,微苦性平,能散瘀活血,民众多取鲜根一两,水煎服,治疗跌打损伤。此外,总结消肿止疮的药用经验。"天蛇你莫慌,梭葛单单方"(罗源),梭葛(断肠草)学名钩吻,福建各处多见。当地民众手生蛇头疔,脚长天蛇毒,常取断肠草根一尺长,用刀切碎水煎过,先薰后洗。"不管癫狂与生疮,尽管自服黄连解毒汤"(宁德),黄连味苦性寒,能清热燥湿、泻火解毒,福建各地的民众常给刚出生婴儿灌服黄连汁以清胎毒,泻火气。"识得千里光,一世不生疮"(宁德),千里光见于福建各地,辛苦微寒,有益肝明目,利尿解热之效。福建民众常取新鲜的全草八钱至一两,加冰糖开水炖服,治疗肝热迫眼,赤肿疼痛。

福建山区多虫蛇,谚语承载了药物治疗虫咬蛇伤的功效,"识得七叶一枝花,不怕深山斗大蛇"(宁德)、"认得半边莲,敢与蛇共眠"(泰宁),七叶一枝花、半边莲均为治疗蛇伤的要药。"蚓屎治蜂蜇"(光泽),《本草纲目》载蚯蚓粪"可去热毒,及蛇犬伤",福建民众多用蚯蚓粪外敷以疗蜂蜇肿痛。"蜈蚣咬,鸡母哈(母鸡的唾液)"(诏安)、"鸡屎膏也能做药"(莆田),民间治疗蜈蚣咬伤,多用母鸡的唾液涂抹伤口,良验。

此外,在福建民间,还有一些民众习用的药物。"三年旧艾医百病"(建瓯)、"家有三年艾,郎中不用来"(武夷山),艾为福建民众常备药,民间多将陈年老艾晒干备用,取干艾叶煎水温服治疗风寒、身热、头痛、安胎;将艾叶加陈皮治久痢不愈;或用艾叶煎汤熏洗治风湿顽痹。"灶心土,黄金土"(宁德),灶心土为烧柴灶中的焦黄土,民众多用之温中止呕、止血、止泻,药用价值堪比"黄金"。"肉积山楂,饭积麦芽"(宁德),山楂酸甘微温,《本草纲目》言其"化饮食,消肉积",麦芽能消化一切米面诸果食积。福建民众常将山楂制成蜜饯食用。在福州一带,商贩们多将麦芽熬制成麦芽糖沿街叫卖。

**3. 总结修治、服用药物的宜忌**

药物修治、服用须讲求方法,否则降低药效,甚而贻误病情。谚语保留了福建民众正确使用药物做法。"杷叶知母不去毛,服下杀人不用刀"(光泽),明·卢之颐《本草乘雅半偈》言枇杷叶入药须"粗布拭去白毛,务令极净,否则射人肺,令人咳"。知母二八月采根,凡用须去毛切用。药物的煎煮、服用亦有讲究。"泻药清煎,补药浓煎"(龙岩),泻药峻猛,宜清煎以免伤及身体;补药宜浓缩方能对身体有益。"热药清(凉)食,清药热食"(石狮),性味温热的药等放凉了再吃,可以降低其温热之性,相反,性味寒的药物要趁热吃,以免伤及脾胃。还有一些药物讲求药量,"细辛不过钱,过钱命相连"(龙海),宋·陈承的《本草别说》言:"细辛若单用末,不可过一钱,多则气闷塞不通则死。""猪肚炖莲子,只惊白茄枝叶"(石狮),猪肚炖莲子能健脾益胃,补虚益气,为福建民众喜爱的滋补之品,但民间认为若用白茄枝的茎当柴烧,则会引起食物中毒。"人参最怕五灵脂"(南平),清·余听鸿《外证医案汇编》曰:"正虚血凝,五灵遇人参,其攻瘀之力更速,瘀去正安,恐正气不接,故赖人参之力续之。""误吃断肠草,灌服羊血好"(龙岩),断肠草(钩吻)毒性强,民众多外用,若不慎误服,民众认为此草惟羊食之最肥,故饮羊血可解断肠草毒。李时珍《本草纲目》亦记有此方。

**4. 总结采摘药物及鉴别真伪经验**

药物的采摘时令、产地及真伪均会影响疗效。一些谚语体现了福建民众对于这些因素的重视,"看山挖草药"(泉州),民众采药重视各产地因地气、气候不同给药物带来的影响。福建民众亦注重药物的采摘时令,"三月茵陈四月蒿,过了五月当柴烧"(厦门),认为适时采摘药物方能保证药物的品质。"三天前是宝,三天后是草"(龙岩),当地有清明时节采茶的习俗,认为此时茶叶香甜可口,用以疗龋齿效果奇佳,错过清明时节采摘,味道、药效则大打折扣。此外,福建各地有端午采药的习俗,民众认为端午时节草药茎叶成熟,药性较强;且按古代阴阳哲学观念,端午为阳气最盛的时刻,因此百草药性也最强,认为端午时药效最佳。"午时可入药,未时当柴烧"(龙岩)、"午时好做药,未时用唔(不)着"(永定)、"见青就是药"(平和)、"青草药现糊现抢"(南安)、"午时草入药,过时药无益"(永安),均体现了各地民众端午午时采药的习俗。民众将采集药物防病备用外,还将采集艾、蒲等青草煮汤洗浴,认为可令皮肤不痒并有美容功效,故有"端午洗草,皮肤不老"(南平)的谚语。

福建谚语中还有鉴别药物真假的经验。如"采药的两只眼,秤药的一只眼,开药的是瞎眼"(建宁),强调药用环节中,采药者较之卖药者和开药者,鉴定药物的能力最强。"黄芩无假,阿魏无真"(尤溪),黄芩为普通常用药材,没有人造假;阿魏苦、辛,温,能化症散痞、消积、杀虫,但很难找到真品。除从药物本身进行鉴定外,谚语还总结了鉴别假劣药物的社会经验。旧时在福建各地,常有来自广东的马戏团体鬼马祥,常常单人或三至五人,以表演单掌开砖、手拍酒瓶等形式来吸引顾客,靠卖草药为生,兜售假劣药物以赚钱。"走江湖,卖假药"(龙岩)、"拳头是真,膏药是假"(平潭)、"功夫是真的,膏药是假的"(清流)、"卖膏药,买一贴送一贴"(平潭)、"卖嘴医生无真药"(龙岩),"相信鬼马祥,有病也有三天玩"(清流)。由于多为假劣药物,鲜有疗效,故客家人通常也把这些人称作"走江湖的人",讽刺其骗取患者钱财的行为。

### (二)进入通用领域的医药谚语折射出医药信息

福建中药谚语多承载了药学知识,普及了医药经验,指导民众用药。而另一些中药谚语,由于内容具有普遍性的意义、规律,语义经引申、比喻,成为一般语汇。但细绎其语义产生的背景,仍不难发现仍源于民众的药用实践,这些经验认识均为其语义引申的起点。"十个大夫,九个当归"(泰宁),当归素有妇科"圣药"和"血家百病此药通"之称,医生临证使用频繁,由此比喻惯常的做法。"三道药难熬"(宁德),民众认为中药一般熬两次,第三次熬出的"三火药"有毒,药效也大打折扣,由此比喻事情难办。"臭头人多药"(诏安),民众经验,患瘌痢头(癞头疮)者药物虽多,但仍不易治好,引申为办法虽多,但效果不佳。"药单抄三遍害死人"(永定),药单辗转传抄常会导致药名、剂量书写错误,产生贻误人命的恶果,由此比喻事情流传中多产生错误。"无脚川(屁股)敢食泻药"(泉州),泻药为通导大便之用,谚语比喻人无本事而妄图利,不自量力。"关门卖癞疳药"(南安),"癞疳药"指的是治头疮的药物,此谚语比喻不善于处理事情。"黄肿贩药材,不够自己吃"(泰宁),黄肿为病态体征,需要吃药治疗,其开药店不够自己服用,后多讽刺自产自销的行为。"参茸一钱胜过番薯整担"(永安),人参与鹿茸均为补气血的名贵药物,由此比喻极具精华的事物。"身上不长疮,谁来贴膏药"(武夷山),长疮需要贴膏药,比喻事出有因。"春花午时草"(莆田),"春花"是一种用红纸剪成的纸花,在莆田民间用途广泛,多放置在碗菜、果品上,亲友互馈食物时也须贴上此花,以表其诚,"午时草"即端午时令采的香草,用来煮汤沐浴,因"春花"、"午时草"使用都极短暂,故多用于形容易过时的东西,或指失宠的人和物。

黄连和甘草乃民众生活中的常用药,福建民间流传不少与其相关的谚语,其间折射出了人们对二药性味、功效的认识。"一头贩黄连,一头贩甘草"(泰宁),黄连为清热解毒要药,药性峻猛,甘草能调和百药,性味平和,后多用来比喻一边严厉、一边温和的态度或政策。"甘草自然甜,黄连生成苦"(诏安)、"黄连苦苦透心苦,甘草甜甜整条甜"(福安),黄连味苦难咽,甘草甜味宜人,比喻人各承其性,难为外界影响而改变。"食过黄连苦,方知甘草甜"(宁化),民众认为黄连是中药里最苦的药物,民间有给刚出生的婴儿喂食黄连的习俗,既可清热去胎毒,又有"吃得苦中苦,方为甜滋味"之寓意,此句谚语亦有此义。"药店甘草,项项好用"(东山),甘草能和中缓急,润肺解毒,调和诸药及缓和减轻一些药物的毒副作用,为方剂配伍中常见的药物,由此比喻到哪里都是有用的人和物。"甘草十插"(泉州),甘草多与其他药物配伍成方,引申为多管闲事之义。"四两甘草开药店"(莆仙),甘草虽能调和诸药,但并不能替代其他药物,故此谚比喻不自量力,胆大妄为。"药店里的甘草"(泉州),在方剂配伍中,甘草并不是起主要作用的君药,而仅有辅助作用,故比喻生活中那些并不重要的、可有可无的人或物。

综上所述,福建民间中药谚语直接或间接承载了民众用药的经验与智慧,它们中的大部分符合中医药理论,指导着民众日常的防病治病。这些方言俚俗谚语多朗朗上口,经世代口耳相传,更促进了中药理论经验的普及与传承。目前,随着方言的消亡,对此部分谚语的整理研究显得刻不容缓。

## 三、福建民间养生保健谚语

### (一)福建民间养生保健谚语的内容

#### 1. 饮食

所谓"民以食为天",在福建养生保健民谚中,以饮食养生保健内容为最,涉及饮食多要素。如"吃饱治百病"(同安)、"药只可医病,饭可以养人"(泰宁),直言饮食之重要。"选食不胖"(龙岩)、"饭菜经常换,营养才全面"(武夷山)、"吃鱼吃肉,也着粥饭咸菜呷(吃)"(漳平)、"食米带糠,老少健康"(宁化),言及膳食营养平衡,尤其要注意粗粮素食的摄入。"不要一餐饱,只要餐餐有"(建宁)、"半饥半饱没人知,撑坏肚肠没药医"(永定)、"八分饱,十分肥"

（莆田），认为饮食应有节制，定时定量。"食饭先喝汤，肠胃勿会（不会）受伤"（罗源）、"催工不催饭，急吃易积食"（永安）、"吃饭不要闹，饭后不要跳"（福清），说明正确饮食行为及禁忌。"多淡少盐，多醋少甜"（武夷山）、"吃甜吃咸，臭脚鼻臁（臁疮）"（泉州）、"热补脾，咸坠气"（漳浦），强调饮食口味要适中、冷热适宜。"饮食要卫生，一熟二鲜三干净"（宁德）、"臭鱼烂虾，得病冤家"（宁德）、"唔（不）吃煮无滚的肉，唔饮燃无滚的水"（南安），说饮食须洁净卫生。此外，"朝茶夜酒，朝姜夜蒜"（龙岩）、"上床水果下床姜"（龙岩）、"饥食荔枝，饱食黄皮（一种酸果，能开胃消滞）"（福清），言及要正确认识食物功效并适时食用以养生防病。

**2. 起居及卫生**

要健康长寿，穿衣保暖、睡眠休息和个人卫生同样不可偏废。在福建民谚中有很多此方面的经验总结。"百般病，清（凉）寒起"（南安）、"保暖胜过进补"（泉州），足见民众对保暖防病的重视。具体而言，就是要根据天气的变化增减衣服以保暖。如"凉九暖三，注意穿衫"（泉州）、"未食五月粽，破裘唔（不）敢放"（石狮）、"白露不露身，寒露不露脚，风寒冇（没有）得"（宁化）。同时更应增强人的抗寒能力，如"冻冻晒晒身体壮，捂捂盖盖脸皮黄"（南安）、"多衣多寒，无衣少寒"（莆仙）。其次睡眠，"吃人参不如睡五更"（永泰）、"和尚一本经，村人（农民）一困眠（睡眠）"（罗源），直言睡眠之重要。睡眠也须适度，"过"与"不及"皆损害健康，如"好眠怀让（不必）长"（建瓯）、"无眠损神，腹肚痛，头壳眩"（同安）、"一夜不宿，十夜不足"（闽清）、"多困多病，大困大病"（平潭）。睡得香甜方能休息充分，民谚总结了不少相关的经验，"晚上开窗，一觉甜香"（罗源）、"睡前烫烫脚，胜服催眠药"（尤溪），"枕高无忧透天光"（宁德）。对睡眠时间及姿势也有不少讲究，如"冬不蒙首，春不露背"（罗源）、"子时不睡，血不归身"（福州）、"早困早起，皆大欢喜"（罗源）、"睡卧头朝北，脚朝南"（漳州）。此外，卫生也是防病保健的要素，一是个人卫生，如"梳头洗脚，胜似吃药"（建宁）、"入橱先洗手，上灶莫多言"（尤溪）；另一方面环境卫生同样重要，如"随地吐痰，百病之源"（宁德）、"空气流通，病菌无踪"（南安）等。

**3. 运动及精神**

"体弱病欺人，体壮人欺病"（永定），故"治病不如防病，吃药不如炼身"（尤溪），运动锻炼是健身强体的重要途径，各地相关谚语很多。"水无流动会臭，人无活动病到"（同安）、"吃肥走瘦"（长汀）、"静而少动，眼花耳聋，有静有动，无病无痛"（尤溪），言及运动之妙。"内练一口气，外练筋骨皮"（尤溪）、

"宁练筋长一寸,不练肉厚三分"(建宁),说明锻炼目标为强筋骨而非长肌肉。"一口食不成胖子,一朝练不出壮汉"(宁德)、"饮食贵有节,锻炼贵有恒"(武夷山),则强调运动须持之以恒。心情舒畅,无愁无恼也是健康长寿秘诀。"心胸开阔,岁数过百"(泉州)、"心宽出少年"(福州),正面总结了心绪宁静、心胸宽广与健康的关系。"多愁多病,愈愁愈病"(泉州)、"人多忧愁,爱生肿瘤"(漳浦),阐述忧思哀愁对身体的危害。化解它们的办法就是保持愉悦的心情,"一笑解千愁"(同安)、"笑脏没笑补"(永定)。

**4. 不同群体的养生保健**

婴儿、老人、孕产妇体质不同于常人,除遵从上述事项外,民谚还总结了这些群体的养生保健经验。婴儿体质娇弱,稚阴稚阳,故不能机械用冬暖夏凉的规律来对待,如"有六月天,无六月婴"(泉州)、"囝仔(孩子)尻川(屁股)三斗火"(福清);同时要加强锻炼其抗寒能力,如"若要小儿安,被衣要轻单"(尤溪)。老年人风烛残年,其保健有更多注意事项。如"有钱难买老来瘦"(永定)、"老人惊风,老牛惊冬"(漳州)、"六十不留暝(留客过夜),七十不留昼"(建瓯),分别说明老人体瘦为安、勿吹风、勿出门为客的特征。对孕产妇而言,"少生母子健,多生娘早衰"(建宁),警示多胎生育对母体的损伤。"经期不下冷水,身孕不挑重担"(永安)、"补胎巧赢做月内(坐月子)"(漳浦),言及孕期禁忌及营养。"三十日易过,三十年难过"(罗源),月子里须守保养好身体,否则后患无穷。"月里生化汤,更赢鸡羊人参汤"(罗源)、"顺月莫当风寒病,马马虎虎会落难"(罗源),具体讲述月子保养及禁忌。

**(二)福建民间养生保健民谚的价值**

**1. 总结普及养生保健经验**

"九九归一,身体第一"(福州),福建民众注重养生保健,其内容囊括了日常生活多个方面。就其科学性而言,其强调饮食营养平衡、适量适味,保暖与抗寒并举、适度睡眠并讲求睡眠质量、注意个人及环境卫生、加强运动锻炼、保持精神愉悦等,都符合中医养生理论,是行之有效的养生保健经验,对后人具有启示与借鉴作用。而这些经验借助其语言载体——谚语,得到了推广和普及。首先,这些谚语短小精悍,朗朗上口,寥寥数语浓缩了丰富的信息,便于人们口头流传。其次,这些民谚生动活泼,如"食多会伤胃,儿多母受累"(尤溪)、"六月吃羊肉,棺材背后逐"(平潭)、"有食蚂蚁一家,莫食苍蝇一脚"(罗源),比喻、夸张、对偶等多种修辞手法的运用使之更易为民众所接受。再者,这类养生保健民谚的语义单一,仅使用于医药语境,而不像其他谚语具有引申、比喻义,这更有利于民众理解与传承。总之,谚语使民众养生保健经验得以总结与普及。

**2. 呈现地域性养生保健观念**

一方面福建地处东南,地气湿热,独特的地理位置及气候特征形成了有别于其他区域的养生保健行为观念。最显著的则是"补冬",即冬季进补的习俗。冬季阳气潜藏,阴气盛极,草木凋零,蛰虫伏藏,万物活动趋于休止,以冬眠状态养精蓄锐,为来春生机勃发做准备。人到了冬季要进补山珍海味,才能抵御严寒的侵袭。如"入冬则进补,进夏则吃凉"(南安)、"冬季进补,春季打虎"(龙海),反映了上述保健习俗。对于补冬的时间,各地略有差异。在一些地方选择立冬进补,如"立冬,(杀)鸡鸭补嘴腔"(南安)、"一年补趙趙,不如补立冬"(泉州)、"交冬(立冬)补冬,身体健康"(南平);有些地方选择霜降进补,如"一年补通通,不如补霜降"(厦门);一些地方则以冬至为进补佳期,如"吃了冬节丸,冬天不怕寒"(宁德)。另一方面,长期以来,福建境内高山急流将之分成几个交通不便且交流甚少的区域,各地的养生保健观念存在差异。如"立夏狗(立夏吃狗肉),食哩满山走"(永定)、"小暑吃荔枝,大暑吃羊肉"(莆仙),当地人有"春夏养阳"的观念,立夏、大暑时借助狗肉、羊肉温热之性以助阳气。而"冬不吃鱼生,夏不吃狗肉"(宁化)、"六月吃羊肉,棺材背后逐"(平潭),则认为狗肉、羊肉温热,进补时应秉承"用热远热,用温远温"的原则,炎热夏季不宜食用。这看似矛盾的谚语实则由各地养生保健观念角度不同造成的。

**3. 折射养生保健发展的历史**

有些养生保健谚语涉及同一观念但后来有所修正,从中可以折射出养生保健观念不断更新发展完善的历史。如"龌龌龊龊一大桌,徕俐(干净)徕俐剩自己"(建瓯),指人无须太干净讲卫生,否则将不受人欢迎。"拉渣吃,拉渣肥"(福州)、"不干不净,吃了没病"(尤溪),都反映了在食物短缺的情况下,人们饮食卫生淡漠的历史事实。而随着生活水平的提高,人们的饮食卫生观念不断提高,此类谚语极少使用,取而代之的是"食得干净,不生疾病"这类有益健康的饮食卫生观念。此外,对"补"的看法,也能反映出养生保健观念发展的轨迹。如"有吃就有补,没食空心肚"(永定),认为凡是吃了的东西,对身体都有补益,在物资匮乏的年代是一种生存需求,这种"补"显然不卫生和科学。随着物质生活的富足,"补"的含义变得具体。首先,"虚人不受补"(长汀)、

27

"小时乱进补,老来要吃苦"(武夷山)、"童不补茸,少不服参"(诏安),可见"补"须因体质、年龄而异。"七补八补,吃饭最补"(建宁)、"保暖胜过进补"(泉州)、"吃无困补"(同安),饮食、保暖、睡眠等同样是补。"热补脾,咸坠气"(漳浦)、"人参补气,当归补血"(龙岩),说明不同的食物滋补的脏腑不同。从中可见民众的养生保健观念在发展、提升并逐步迈向科学。

## 第三节　台湾医药养生谚语的内容及价值

台湾地处东南,与福建一衣带水,方言包括闽南话、客家话等,文化多元,形成极具特色的地域文化。原因之一就是在台湾民众生活中流传着数量可观、内容丰富、呈地域文化特征的医药保健谚语。目前对台湾方言文化的研究虽不断深入,但专题探讨其医药保健谚语的论著甚少。笔者通过查阅文献,与台湾学生访谈,收集台湾医药保健谚语近200条,借此分析其内容并探讨其价值。

### 一、台湾养生谚语的内容

#### 1. 饮食保健

所谓"吃饭皇帝大",在台湾养生保健民谚中,以饮食养生保健内容为最,涉及饮食各个方面。如"三顿赴会着,较好食补药"、"食得落,做得药",直言饮食对养生保健的重要。"吃鱼吃肉,也要菜呷(吃)"、"少荤多素合脾胃,少盐多餐更调味",言及膳食营养平衡,尤其要注意粗粮素食的摄入。"少饮是人参,加饮误了身"、"小食小滋味,大吃病赤痢"、"贪食无补,漏屎极艰苦"、"十饱九伤",指出饮食应有节制,适时定量。"酒头茶尾"、"早吃饱,午吃巧,暗顿(晚餐)半饿饱"、"渴不急饮,饿不急食",说明正确饮食行为及禁忌。"食甜食咸,臭脚鼻粘(臁疮)"、"少盐多醋,少车多步"、"烧烧嗯(东西趁热吃),补筋骨",强调饮食口味要适中且应以热食为宜。"啉(喝)滚水,食熟菜,肠胃健康无败害"、"食物着看,关门着闩",说明饮食须洁净卫生。此外,"上床萝葡(萝卜)下床姜"、"正(正月)葱二(二月)韭较好食肉脯"、"冬吃菜头夏食姜,免请医生免开方",言及正确认识食物功效并适时食用,以养生防病。

#### 2. 起居及卫生

想要健康长寿,穿衣保暖、睡眠休息不可或缺。在台湾谚语中有不少此方面的经验总结。"穿乎烧烧,长赢在吃补",民众认为保暖可以防病,胜过进食补药。具体而言,就是要根据季节、天气变化增减衣服以保暖。如"凉九暖三,注意穿衫"、"五月粽无食,破裘(被子)不敢放"、"白露勿露身,早晚要叮咛"。同时更应增强人的抗寒能力,如"衣要看天穿,饭要按时吃"、"多衣多寒,无衣少寒"。适度睡眠同样必不可少。"没眠成大病",直言睡眠之重要;"一暝无眠,三暝补过"、"多睏多病,大睏大病",则总结睡眠"不及"或"过度"皆对健康有害;"三更无睏,血归经"、"饭后就睡觉,如比吃毒药",指出应讲究入睡时间,睡得香甜方能休息充分。民谚总结了不少相关的经验:"睏前洗脚手,胜过啉(喝)补酒"、"晚上开窗,一觉甜香"、"没愁没恼,睡成猪姆(母猪)";睡眠也有姿势的讲究及禁忌,如"行着(要)挺胸,睏着侧身"、"夏勿睏席,冬勿睏石"等。

### 3. 运动及精神

"多走多动,无病无痛",运动锻炼是健身强体的重要途径,台湾相关谚语很多。"常活动,人轻松"、"吃肥走瘦"、"天天锻炼,脚手利便",言及运动之妙。"火越烧越旺,人愈作愈壮"、"锻炼惊艰苦,就无好效果",强调运动须持之以恒。心情舒畅,无愁无恼也是健康长寿秘诀。"心宽体胖"、"心胸开阔,岁数过百",正面总结了心绪宁静、心胸宽广与健康的关系。"气死验无伤"、"心间多烦恼,卖(不会)吃也卖倒"、"早起精神爽,思多血气衰",阐述忧思哀愁对身体的危害。化解的办法则是保持愉悦的心情,如"一笑解千愁"、"一日笑嘻嘻,岁寿吃百二"。

### 4. 特殊群体的养生保健

婴儿、老人及孕产妇等体质不同于常人,除遵从上述注意事项外,民谚还总结了这些群体的养生保健经验。如"有六月天,无六月婴",点明婴儿体质娇弱,稚阴稚阳,故不能机械用冬暖夏凉的规律来对待。"囝仔(孩子)尻川(屁股)三斗火"、"若要小儿安,被衣要轻单",指出小孩气盛,应该锻炼耐寒能力,不必像大人那样捂得严严实实。"婴仔婴婴睏,一眠大一寸;婴仔婴婴惜,一眠大一尺"、"大人食一嘴,囝仔食到畏"、"胀猪肥,胀狗瘦,胀囝仔,黄酸疳(面黄肌瘦)",强调婴儿需睡眠好、饮食好且不可偏食。老年人风烛残年,其保健有更多注意事项。如"有钱难买老来瘦"、"老人惊风,老牛惊冬"、"六十不留暝,七十不留昼",分别说明老人体瘦为安、勿吹风、勿出门为客的特征。对孕产妇而言,"少生母子健,多生娘早衰",警示多胎生育对母体的损伤。"经期不下冷水,身孕不挑重担"、"补胎卡好(胜过)做月内",言及孕期禁忌及营养。"三十日易过,三十年难过",月子里须守保养好身体,否则后患无穷。

"月里生化汤,更赢鸡羊人参汤",具体讲述月子保养及禁忌。

## 二、台湾医药谚语的内容

### 1. 疾病

疾病是困扰健康、危及生命的一大因素,台湾民间有一些涉及对疾病认识的谚语。"好汉惊病磨,好母惊仔拖",点出疾病,尤其是迁延难愈的病痛对健康的威胁。"有病着(要)食药"、"屋漏从小补,病浅从中医"、"生病不吃药,早晏(晚)睏破席",劝导人若有病,则应尽早寻医问药。民众在求医过程中还总结了一些疾病的特点。如"十男九痔,十女九带"、"十人九胃",直言痔疮、妇科病及胃病的常见。"男惊嗽,女惊漏(崩漏)"、"外伤好治,暗病难除",则说明咳嗽、崩漏及无名病痛难愈的状况。此外,还指出疾病的发展及变化。如"真病罩身躯,华佗嘛认输"、"自古药医不死病",说明了疾病危重,医生难治的事实。"病人脱节气",总结了疾病与天气关系,可随适宜天气到来而康复。

### 2. 药物

"见青就是药",台湾民众在长期医药实践中积淀形成了大量药用经验谚语。如"单方独味,会医大病"、"臭头厚药"(常见病,药方多),体现了民众药用品种的丰富。"话不能乱讲,药不能乱吃"、"千方易得,一效难求"、"食对药,青草一叶;食无对药,人参一石",强调了药须对症,切忌乱服。此外,民众还有不少阐述药物所治病证的谚语,如"常山与草果,摆子无处躲"、"马齿苋,地锦草,痢疾腹痛疗效好"、"蜈蚣咬,鸡母哈(母鸡唾液)"等。有些谚语总结了药物功效,如"川芎治头,杜仲治腰"、"洋参定气,甘草顾脾"、"人参补气,当归补血"等。而一些谚语则总结用药的注意事项,如"服药不禁嘴,功夫白花费"、"细辛不过钱,过钱命相连"等。

### 3. 医生及病人

医生辨治疾病,甚至把持病人的性命,台湾谚语中有不少涉及医生的谚语。"不为良相,愿做良医"、"久病见良医",表明人们对良医医技的赞叹。"一不医亲,二不医邻"、"若是他人母,只用白虎汤"、"阿公做先生(医生),阿妈烂后跟(脚后跟)",表明医生常因病人与自己关系密切而产生用药顾虑。"走江湖,卖假药"、"没运(坏运气)医生医病头,行运(好运气)医生医病尾"、"东街抬出门,西街医倒床",则讽刺了那些谋财害命的庸医。病人方面,"病莫乱投医"、"医要试,花要绣",指出人病时须选择并信任医生。"好医家也要有好病家"、"先生缘（缘分），主人福（福气）"，则说明医生病人投缘与否对病情的预后起着重要的作用。

### 三、台湾医药养生谚语的价值

**1. 总结和普及医药养生的经验**

就科学性而言，上述谚语在养生上强调饮食的选择与平衡、保暖与抗寒并举、适度睡眠并加强运动锻炼、保持精神愉悦等，都符合中医养生理论，是行之有效的养生保健经验，对后人具有启示与借鉴作用。而对疾病医药的规律性总结和经验性认识，也大都符合科学，至今仍有教育启示作用。同时，这些具有科学性的医药保健观念与经验借助谚语这一语言形式，得到了推广和普及。这些民谚生动活泼，如"刀愈磨愈利，人愈练愈勇"、"透早一杯茶，饿死医药挤（医生们）"、"少食厚滋味，加食无口味"，更易为民众所接受并传承。此外，就使用情况而言，养生保健民谚和部分医药谚语，由于语义单一，多作为医药经验，广传于民间。部分医药谚语因其语义具有规律性、普遍性成分，民众多使用其引申、比喻义，但不难看出其来源仍反映民众医药经验。目前，上述谚语的一部分尚无文字记载而只在民间流传，若能将之汇集整理，对于医药保健经验交流与普及，具有非常重要的意义。

**2. 体现闽台相同的地域性医药文化特征**

闽台共处东南，气候特征相近，病状药用相似，语言文化同本共源。台湾著名历史学家连横曾言："夫台湾之语，传自漳泉。而漳泉之语，传自中国。其源既远，其流又长。"①台湾话中闽南话占80%，上述台湾谚语可以在福建民谚中找到相同或类似的表达。透过这些谚语，可以看出二者具有相同的地域性医药文化特征。如在养生保健方面，闽台民众都认为冬季阳气潜藏，阴气盛极，草木凋零，蛰虫伏藏，万物活动趋于休止，以冬眠状态养精蓄锐，为春来生机勃发做准备。人到了冬季也要进补山珍海味，补充元气以抵御严寒的侵袭，故两地都有"补冬"的习俗。如"入冬则进补，进夏则吃凉"、"冬季进补，春季打虎"，均反映了上述保健习俗。至于补冬的时间，闽台多以立冬为进补佳期，将鸡、鸭、猪、羊、兔加药物煮炖成滋补药膳，如"一年补通通，不如补立冬"、"立冬，刮（杀）鸡刮鸭补嘴腔"等。在医药方面，闽台民众均以"先生"称

---

① 连横：《台湾语典》，台北金枫出版社1991年版，第3页。

呼医生,"不为良相,愿做良医",这表明医生在两地受敬仰程度与教师等知识分子位同一列。"先生缘,主人福"则源于泉州名医蒋际酉路救濒临死亡产妇的故事,①后流传两岸,民众将病人逢凶化吉、转危为安归结为高明医生与病人投缘,病人有福气,反映了温暖的医患关系。"医要试,花要绣"、"好医家也要有好病家"、"病好不谢医,再病毛(没有)人医",这些带有劝勉性质的谚语,反映了病人在求医过程中,应耐心挑选医生,信任并配合医生治疗,尤其病愈时必须感谢医生。这些谚语都反映了闽台不同于其他区域的医药文化特征。

**3. 折射出闽台医药养生观发展的历史轨迹**

一些台湾医药养生谚语折射出台湾民众医药养生观念的发展变化。如有些涉及同一观念,后来有所修正的谚语,反映养生保健观念不断更新的历史。如"无禁无忌食百二"、"有食就有补,没食空心肚",反映了在食物缺少情况下,人们卫生观淡漠的现实。而随着生活水平的提高,人们的饮食卫生观念不断提高,此类谚语极少使用,取而代之的是"食物着看,关门着闩"这类有益健康的饮食卫生观念。此外,谚语也能折射医药观念发展的轨迹。据台湾文献记载,"南人尚鬼,台湾尤甚,病不信医而信巫"、"俗尚巫,疾病辄令之"。②谚语"没鬼不成病"、"病人难和鬼商量"等,反映出当地民众将疾病原因归结为鬼怪作祟,遇病则请巫师禳解的迷信观念。与这些并行且流传更广的则是诸如"请鬼医病,不死半命"、"早病早治,省钱省事"、"有病着食药"类的谚语,折射出民众对尚鬼信巫这一习俗的否定,向"有病应求医"这一寻医方式的转变。同时,"真药医假病,真病无药医"、"神仙难救无命人",病入膏肓时非但良医束手,即使神仙也无力回天,反映了民众对疾病发展变化的客观认识。

① 傅孙义:《泉州俗语故事》,福建人民出版社 2004 年版,第 223～226 页。
② 林国平:《闽台区域文化研究》,中国社会科学出版社 2000 年版,第 470 页。

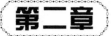

# 闽台民俗与中医药文化

民间习俗是一定的社会群体为适应本地自然环境与社会生活而形成的一种带有群体性的思维行为模式,是一种历史悠久的文化传承。中医是我国流传最久的文化形态之一,源于劳动人民在几千年的生活实践并随着人口的流动、民族的融合而不断得到归纳、完善。早期中医的发展离不开民间习俗的影响,民俗中许多关于饮食养生、文娱活动、防病除害的内容,也反映出中医所提倡的"顺应天时"、"治未病"等养生观念。如何有效利用本地不同时段的气候物候来保护自身,强健体魄始终是民间习俗关注的重点。

## 第一节 福建岁时民俗与中医药文化

### 一、福建岁时除害灭病民俗的中医内涵

中国人民在长期与疾病做斗争的实践中,早已认识到许多疾病的流行与某些害虫有关。汉代张仲景在《金匮要略》中认为:"千般疢难,不越三条……三者,房室、金刃、虫兽所伤。"以后历代医籍中对虫兽所伤都有大量的论述。昔人谓暑有五大害,乃蝇、蚊、虱、蚤、臭虫。研究岁时民俗也可借鉴古人除害灭病的有效措施和丰富经验。

(一)端午·烟熏除毒·明燎宵举虫聚死

端午之际,国人有用艾叶、菖蒲、苍术等味烟熏驱邪,防止疾病侵入人体之法。端午节以后,气候渐趋炎热,蚊蝇等虫害容易滋生。古人很早就重视蜘蛛、蜈蚣、蚊、虻、蜂、蝎这些虫害除了叮咬人体外,有的还可以传播疾病,故常用烧燎与熏烟灭虫,《抱朴子·广譬篇》载:"明燎宵举则下有聚死之虫。"

《三山志·插艾》载:"端午日,天未明,插艾户上,以禳毒气。亦有结艾为人者,与荆楚同。"[①]因艾可禳毒气,故用烟熏驱蚊虫,对人畜无害。艾叶、白芷、雄黄等药燃烧烟熏室内,中草药的清香气味持续均匀地分布到室内每一个角落。据说这样能辟疫驱邪,杀灭蛇虫,驱除四时秽浊不正之气。这是一项很好的卫生习俗,不仅能预防疾病,同时还可杀灭空气中的各种霉菌,对家庭用具、衣物、食物等,都有一定的防毒和消毒作用。艾叶,苦,辛,温,功能温经止血,散寒止痛,除湿止痒。艾叶,《别录》载:"主灸百病,可作煎,止下痢,吐血……利阴气,生肌肉,辟风寒,使人有子。"[②]名医孙思邈常用艾叶温灸足三里穴,后来活了一百多岁。民间常用艾灸足三里穴,可以增强全身的免疫功能。现代研究表明,艾的主要成分是挥发油,内含水芹烯、荜澄茄烯、侧柏醇等。艾的气味清香,用其水浸剂或艾叶油外涂皮肤或嗅闻,具有抗菌、抗病毒作用。艾叶可开窍化痰,和中辟浊。现代药理报告,艾叶对各种皮肤真菌有一定抑制作用。艾叶、菖蒲等味烟熏是一种原始的驱虫除毒方法,这种灭菌措施,至今尚有可取之处。据报道,用艾叶 $1\sim5\mathrm{g/m^2}$,烟熏 $0.5\sim1$ 小时,一般每月熏 $1\sim2$ 次,梅雨或流感多发季节,可每周熏 $1\sim2$ 次,能使各种常见致病菌、病毒及真菌的数量显著减少,同时还能明显提高家人抵抗细菌、病毒侵袭的能力,提高健康水平。

(二)端午·挥洒雄黄酒·雄黄和酒比甘霖

端阳以雄黄溶于酒,作用有二:其一作饮用。《福州风俗竹枝词》曰:"端午相传五毒侵,杂虫药品费搜寻。迎眸赤似鸡冠色,研入金樽满座斟。"其制法是研雄黄末屑、蒲根以和酒。这是端午习俗中与食粽子同样重要的内容。其二作喷涂用。端午节,家家皆以雄黄掺入烧酒,以之喷于儿童头上,或涂之于耳,有人还会用雄黄在小孩额上画个"王"字,虎虎生威,谓能不为毒虫所蜇。《福州风俗竹枝词》云:"彩胜编蒲上髻簪,雄黄和酒比甘霖。喷头涂耳成通例,却似醍醐灌顶淋。"其三将雄黄酒挥洒在床帐间,有辟恶气毒气作用,即避免毒虫侵害。故前贤赞曰:"秤锤粽子满盘堆,好侑雄黄入酒杯。余沥尚堪祛上毒,乱涂儿额噢墙隈。"这是民间防病除害的经验结晶,使古老的民俗世世代代得以传承。在中国妇孺皆知的是,《白蛇传》中的白娘子在端午节误食

---

① 梁克家修纂:《三山志》,海风出版社 2000 年版,第 642 页。
② 江苏新医学院:《中药大辞典》,上海人民出版社 1977 年版,第 560 页。

了雄黄,以致原形毕露,引出了盗仙草、水漫金山等戏文。中国人过端午节时喝雄黄酒的习惯,传说是屈原投江后,百姓为了避免屈原尸体被江里的鱼龙所伤,便纷纷把粽子、咸蛋投入江中喂鱼。有一个老医生拿来一坛雄黄酒倒入江中,说要药晕鱼龙。过不多久,水面果真浮起一条鱼龙尸体。自此以后,就将雄黄酒作为驱虫、驱疫的最佳药物。

雄黄又名黄金石、石黄,为硫化物类矿物,常分布于温泉与火山附近。雄黄在矿中软如泥,见空气就变坚硬,一般用竹刀剔取其热透部分,除去杂质泥土,其呈黄色或橘红色。晋·葛洪《抱朴子·内篇》中记述:"雄黄当得武都山中出者,纯而无杂,其赤如鸡冠,光明晔晔者,乃可用。其但纯黄似雌黄色无光者,不任作仙药,可合理病药耳。"雄黄始载于《神农本草经》,味辛、苦,性温,有毒。入心、肝、胃三经。具有祛风燥湿,杀虫解毒功效。雄黄在试管内对皮肤真菌有抑制作用,外用可治痈疽肿毒、疥癣、恶疮、湿疮、蛇虫咬伤等症,并能治咽喉肿痛、痰涎壅滞等症,现临床还将其用于癌症及白血病的治疗。药理研究雄黄的主要成分二硫化二砷($As_2S_2$)毒性较小,其毒性主要来源于其杂质三氧化二砷($As_2O_3$),雄黄遇热易分解产生剧毒的 $As_2O_3$(即是砒霜),所以在炮制、制剂工艺中,若温度控制不当,易造成中毒。雄黄中所含的大量砷化物是一种较强的致癌物质,所以端午节饮雄黄酒对人体是有害无益的,现不再提倡。另有雌黄,是一种和雄黄共生的矿物,颜色黄赤色,效用相近。雌黄的名气也很大,有句成语叫"信口雌黄",其来历是古人写字的纸呈黄色,写错就用雌黄涂抹再写,是最早的涂改剂。《梦溪笔谈》中有"馆阁新书净本有误书处,此雌黄涂之"。[①] 雄黄与雌黄的区别在于,一是成分有异,雄黄为二硫化物,雌黄为三硫化物;二是颜色略有差别,雄黄色深红或橘红,雌黄色橙黄。

(三)端午·雄黄入筒燃放·巧制辟邪新爆竹

清乾隆徐景熹主修《福州府志·民俗·端阳》载:"制作雄黄为筒,燃于屋壁床帐之。"以火药雄黄,装于纸爆之中,放时黄烟如涌,弥漫室内,端午焚之,取辟毒驱邪之意义。前贤曰:"相传五毒偏江城,结酿雄黄进白觥。巧制辟邪新爆竹,弥漫吐气不闻声。龙战玄黄近午晴,云蒸雾涌似长鲸。江山翘楚今

---

① 朱抗美:《百石治百病》,上海中医药大学出版社 1996 年版,第 687 页。

非昔,凭吊务君吐不平。"

### (四)六月六·曝晒灭虫·书卷衣襞不生虫

六月初六日谓大觊节,传说是道教元始天尊赐书于人间,又传说是龙晒鱼鳞的日子,天气晴朗。但时值盛夏,多雨易霉,这种多雨天对书籍、衣服均十分不利,所以只要遇上晴天,百姓便忙着晒衣、晒书,阳光中的紫外线可以消毒杀虫。明·沈德符《万历野获编·风俗》载:"六月六,本非令节,但内府皇史宬晒曝列圣实录,列圣御制文集诸大函,每岁故事也。"①福州亦然。

### (五)重阳节·插茱萸·避除恶气御初寒

古人认为重阳节插茱萸可辟除凶秽,以招吉祥。将茱萸佩带手臂,或把茱萸研末装入香袋佩戴或插在头上,大多是妇女、儿童佩戴,有的男子亦佩之。我国从汉代开始,就有"九九"重阳之日插茱萸的习俗。晋代周处《风土记》载:"折茱萸以插头髻,言辟恶气而御初寒。"②重阳插茱萸其实也和端午节的插艾叶、撒雄黄酒作用相近,目的是避瘟疫。《淮南毕万术》谓:"井上宜种茱萸,茱萸叶落井中,饮此水无瘟疫,悬茱萸于室内,鬼畏不入。"可见古人确信茱萸消灾避恶。有人在衣橱中置入吴茱萸以防霉除虫,这与佩戴茱萸香囊辟邪的道理如出一辙。因为过了重阳节,就是十月小阳春,天气回暖,而在重阳以前的一段时间内,秋雨潮湿,秋热亦未退尽,衣服容易霉变的缘故。中医处方若写茱萸,药肆难以配方。因为茱萸有吴茱萸与山茱萸之分,二者都称茱萸但功效大相径庭。前者为芸香科落叶小乔木或灌木植物的未成熟果实,以吴地产为好,又名吴萸,味辛,苦,性热,有温中散寒、降逆止呕、疏肝解郁、行气止痛、杀虫等作用。后者为山茱萸科植物,味酸涩,性微温,有补肝肾,涩精止汗作用。

吴茱萸入脾、胃、肝经,常用于肝胃不和所致的呕吐吞酸及脾胃虚寒所致的脘腹冷痛、泄泻等,尤以止痛、止呕效果显著。吴茱萸叶,味辛、苦,性热,无毒,治霍乱,下气,止心腹痛。寒邪犯脑头痛,酒拌吴茱萸叶,袋盛,蒸热,更互枕熨之,痛止为度。吴茱萸根,味辛、苦,性热,无毒,有行气温中杀虫之功,可用于脘腹冷痛、泄泻下痔、风寒头痛、疝气等症。

---

① 李露露:《中国节》,福建人民出版社 2005 年版,第 115 页。
② 王致谱:《民俗文化与中医学》,福建科学技术出版社 1996 年版,第 95 页。

## 二、福建岁时饮食民俗的中医内涵

福建岁时饮食民俗是福建人民在长期的生产生活中,顺应时序节令变化及气候物候变化,在民间自然形成的饮食风俗习惯。岁时饮食民俗是民俗的一个部分,在岁时节令民俗活动中有重要的地位。

### (一)福建岁时饮食民俗的渊源

考古发现,至少在 7000 年前就有先民在福建地区繁衍生息,创造了壳丘头文化、黄土崙文化、昙石山文化。福建文化主要来自中原文化,中原文化的传入主要通过 4 次大移民,[①]它带来了中原先进的文化。福建几千年发展史,从某种意义说也是中原文化与闽越文化相融合的历史。故福建岁时饮食民俗有很大一部分源于中原,秉承了中原文化的思想和核心价值体系。但是,中原文化在福建的传承过程中,一方面逐渐同化了闽越族的习俗;另一方面又受制于福建各地的地理环境、经济形态、人文积淀的不同,具有自己的地方特点,具备了新的特征和个性,显示出福建的地方特色。

### (二)福建岁时饮食民俗的中医学内涵

#### 1. 春季饮食

春季的特点,一是阳长阴消,阳气向外疏发;二是内外阳气相互碰撞,使机体的阴阳处于不稳定的状态。故春季饮食应顺阳疏放,养阳护生,助阳散热。立春是二十四节气之始,闽俗立春以春饼为节物。

(1)春饼:以精选的面粉,加水,发酵适中,制成白如雪、薄如纸的春饼皮,俗称薄饼。馅选豆芽、韭菜、肉丝、蛋绒、香菇丝、虾干、葱等。闽南人喜欢春饼,其馅用料多达 20 余种。春饼皮所选的面粉,系小麦加工而成,面粉有健脾补益之功。其馅荤素搭配,如豆芽,性虽凉,具生发之性,搭配韭菜、葱等,有温中补虚、和调脏腑的功能。春季人体阴阳处于不稳定的状态,适当吃一些辛温发散和升提的食品,可以帮助体内郁积的阳气向外发散。

(2)年糕:春节的年糕当属闽俗中最具特色的年节食品。年糕,又称糖粿,糕与高同意,寓年年高升之意。

---

① 何绵山:《闽文化概论》,北京大学出版社 1996 年版,第 2～3 页。

（3）粞:粞的原料以糯米饭加红糖为馅捏制而成。且年糕和粞味甜,可护养脾胃。脾健胃和,则能化气生血,以行营卫,灌溉五脏,洒陈六腑,有胃气则可益寿延年。

（4）福橘:福橘既有福气,又有吉祥之意。在春节期间人们以福橘作为馈赠佳品,祝贺吉祥。橘与中医有着不解之缘。橘味甘酸,性凉,有开胃理气、止咳润肺的功能。其皮、核、络、叶、根均可入药。临床上与其他药物配伍,可以治疗咳嗽、气喘、胸胁疼痛等症。

（5）元宵丸:正月十五日为元宵节,闽俗食元宵丸。元宵丸又称"汤丸"、"汤圆"。元宵丸也以糯米磨浆制成,甜的馅选花生夹糖或豆沙制作,也有加入红枣、核桃仁、龙眼肉、山楂、芝麻等品。咸的馅选肉、葱及佐料制作。元宵馅多是药食两用之品。元宵有补中益气、温脾暖胃的作用。汤丸,突出一个圆字,象征合家团圆,盈门吉祥,正与民俗祈福的愿望一致。

（6）拗九粥:农历正月二十九日谓之拗九节,是福州特有的民间传统节日。拗九粥,又叫"孝九粥"。《藤山志》记载:"拗九节,以秫米杂红枣、芝麻、荸荠、红糖煮之。"[①] 送九的佐料要多,或五味,或七味,或十锦,常加入花生、莲子、栗子、桂圆、葡萄干等。粥不仅充饥生津,而且养生健体。因正月二十九日尚处于早春,福州地区多阴雨。从中医角度考虑,拗九节服食甘温补脾之粥,有益气御寒之义,食粥益寿为古人倡导的一种养生之道。

（7）菠菠粿:清明节,又称鬼节、冥节,清明家祭必备的节俗食品是菠菠粿。清明时节,时值春季,气候转暖,雨多,湿气重,易困脾。菠菠粿系采撷菠菠草渍糯米浆为壳。菠菠草又名清明草,学名为鼠曲草,有健脾清热之功,菠菠粿是上应天时的节令食品。清明节泉州有插杜鹃花祭祖先的习俗,其粿则以鼠曲草和米粉为之,绿豆为馅。

**2. 夏季饮食**

夏季天气炎热,暑邪易伤津耗气,使人体阳气外越,卫表不固,可致多汗、倦怠、心烦、口渴等。夏天应尽量减少阳气的外泄,以达到春夏养阳的目的。福建人在夏季的饮食中尤其注意清暑护阳。

（1）粽子:福州端午节结粽的历史悠久,粽子以糯米做成。福州童谣有"五月五,过端阳,结粽吊屈原"。如今的粽子是作为祭祖、自食、馈赠之用,没

---

① 蔡人奇:《藤山志》,海风出版社 2004 年版,第 107 页。

有像古时那样抛粽入江中。民俗有传承性,也有变革性。端午节已近盛夏,糯米有补中益气、生津止渴、固肠止泻等功效,因此端午节食粽子有固表止汗、除烦解渴的作用。端午食粽子能健脾,减少阳气外泄,符合中医夏季养生的原则。

(2)夏饼:立夏是二十四节气之一,天气渐趋炎热,老弱幼儿脾胃薄弱,故立夏的习俗以平补为主,百姓家多磨米为浆,制成夏饼、鼎边糊和碗糕之类,以饫家人或分赠亲友,谓之"做夏"。夏饼用小麦和白米配佐,浸透磨浆,也有以面粉自煎。福州地区夏饼也宜小儿食用,小儿为纯阳之体,通常不宜食热燥之品。而立夏之煎饼,取米浆健脾益气,面粉味甘性平,有健脾厚肠、增强气力的功效。韭菜虽温,但佐以性凉的豆芽,有祛暑利湿、清热和胃的功能。温凉相配,补而不热,立夏之际食之,可防止小儿及老弱之人因不耐暑热而致的"苦夏"症,有未雨绸缪之意,可起到未病先防的作用。

(3)小暑吃羊肉:小暑,福州有进补的习俗,如"小暑吃羊肉,大暑吃荔枝"。小暑气候炎热,人们往往贪凉饮冷。中医认为此时人体阳气隆盛向外,中焦脾胃阳气相对较虚,即所谓"伏阴在内",避暑不可过分贪凉,否则有损阳气。夏季养生,应顺从自然界万物生长旺盛的规律,即"蕃秀"的特点。只有春夏养阳,使阳气充足,才能固守体内的阴精,为秋冬养阴打下基础。羊肉,味甘性温,有益气补虚、温胃助阳的作用。

(4)大暑吃荔枝:大暑在农历六月中,宋代蔡襄在《荔枝谱》中云:"荔枝者,闽中惟四郡有之,福州最多。"[①]荔枝,味甘酸,性温。有生津、益血、理气、止痛的功效,可治烦渴、呃逆、胃痛、牙痛、外伤出血等证。《玉楸药解》曰:"荔枝,甘温滋润,最益脾肝精血,阳败血寒,最宜此味。"荔枝的根、核、壳均可入药。大暑吃荔枝,其中医的含义为春夏养阳,与小暑吃羊肉有相同的含意。

**3. 秋季饮食**

秋季气候干燥,冷暖交替,给人们心理、生理带来一定影响。在饮食方面应以防燥护阴、滋阴润肺为主。俗话说"一夏无病三分虚",立秋一到,天气虽然早晚凉爽,但白天气候仍炎热,所以人的身体极易出现倦怠乏力等情况。根据中医"秋冬养阴"的原则,秋季进补是十分必要的。在福建民俗中,就有在中秋和重阳节吃月饼和重阳糕以健脾补肺的习俗。

---

① 黄仲昭:《八闽通志》,福建人民出版社 2006 年版,第 706 页。

（1）月饼：为中秋节的应时食物，馈人佳品，是以面粉和多种糖果制成，馅有蛋黄、枣泥、莲子等，月饼的早先意义可能是祭祖、拜月的供品。由于中华民族在节日中强调血缘家族团结，后来月饼才兼有团圆饼的意义。八月十五日，月辉桂馥，美景良辰，合家团聚，边吃月饼，边赏皓月，怡养精神，舒畅气机，身心宁静协调，为准备进入冬季而保养肺气，养精蓄锐，也就是中医所说的"秋冬养阴"之意。秋气多燥，燥胜则易伤肺，月饼甘润，润可去燥，可起到保养肺气的作用。厦门地区除月饼敬月外，当日各家均用番薯、芋头来供祭土地。妇女窃听人语，以卜休咎，称作听唱阒。建宁女子，对月邀姑神问吉凶，称作请木杓神。武平夜设酒宴，叫儿女月下拜神，谓之请月姑。莆田有过桥摸钉风俗，摸到者一年无恙。仙游望月饮宴，笙歌达旦，谓之待月华。闽清设酒赏月并吃栗子和白芋，小孩对月吃时果，谓之拜月。

（2）重阳糕：重阳节吃重阳糕，远在唐宋时代就已成习，福建有此节日无疑是随着中原人口迁入而来。此节日传至福建境内，各地习俗趋于相同，亦有特例。闽北建宁，重阳蒸米粉做五色之九重糕，互相馈赠。建宁在这一天要吃番薯、黄豆，俗谓吃鬼。建阳地区则以红薯、芋头和粳米制糕。闽东霞浦以屑米和红糖做成的糕称为甜糕，也有调以盐、肉称为卤糕，此两种糕均称重阳糕。永安饮茱萸酒，借以避邪。长汀蒸栗糕，采毛豆，互为馈赠，称作毛豆节。厦门地区私塾教师以栗子糕祀魁星，祈求学生读书聪明。重阳糕，福州俗称九重粿，用米浆炊制。重阳糕味甜，古时是用茱萸叶磨米染色的，中夹七层糖色，底层为米浆的本色，九层相重，即符重九之意。重阳糕，美味可口，具有养脾胃、厚肠、益气、和中的功效。秋天为肺脏之令，肺属金，而糕既可健脾，又可益肺，寓"培土生金"之意。这种借助节日的饮食习惯进行食疗食补的方式，是中医食疗的重要内容。

**4. 冬季饮食**

冬季万物潜藏，此时予以补益，阴精阳气就易于吸收储藏体内，从而增强体质，起到扶正固本、萌育元气、养精蓄锐的作用，有助于阳气的生发，为下一年开春直至全年身体健康打下基础。民间有"冬季进补，开春打虎"、"三九进补，来年无病痛"之说。冬至，表示严冬就要到来，是阴阳转折的时节，阴极而生阳。《素问·脉要精微论》曰："冬至四十五日，阳气微上，阴气微下。"

（1）汤丸：明代《兴化府志》曰："前期粉糯米为丸，是日早熟而荐之于祖考，已乃少长序拜……而燕饮则仍如元旦之仪。"闽东的冬至不但搓圆，而且还有其他节令食品，并以此祀奉祖先。南平地区各县，也以糯米粉圆子祀先人,并且还把它粘在果树与门上,以期升发阳气。浦城民间还在冬至陈酒于庭,以迎来年福祉,还设宴邀请亲友会饮。福州习俗,冬至前一夜,集家人搓丸,大家边搓丸边唱歌,歌词寓添广增寿之意。因丸字与亡字同音,故又通称为"搓糊"。糊的主要原料是糯米、黄豆粉和白糖。糯米,味甘性温,能补中益气。冬至吃糊,符合前贤"冬宜滋补"的原则,民俗中冬至饮食正符合中医养生的内涵。

(2)祭灶:在农历十二月二十四日夜,也称过小年。漳州,农历十二月二十四日,俗称交年。各家拂尘,洒扫,祀灶,是夜灯火通明,各家门前燃放鞭炮,预祝来年好运。祭灶是在十二月二十四夜举行,供品多是菠菜、甘蔗、荸荠、柿饼、福橘、灶糖、灶饼等。祭灶食品以甘味为主,甘味健脾,有益健康。从食品搭配来看,乃是温凉相济。灶糖、灶饼性温,但配以性凉的甘蔗、荸荠等,可谓温不上火,凉不碍脾,俨然制之有师。

(3)围炉:除夕又称晦日,是阴历的最后一天。各地除夕都有隆重的家宴,闽南各地称十二月二十九或三十日夜的家宴为"围炉"。南平城内是夜不吃米粉而吃线面(挂面),正月亦然。中医认为数食肥令人中满,数食甘令人内热,并有"膏粱之变,足生大疔"之说,故节日饮食还宜清淡,不可偏嗜,切勿过量。民俗春节饮食中,荤素搭配。例如八闽春节必备的春饼、芥菜、芹菜,除了芥菜隐喻戒债,芹谐音勤的含义外,能流传不衰,也寓有医理的缘故。

(三)福建岁时饮食民俗的现实意义

中医根植于传统文化之中,它的形成发展和饮食文化有着千丝万缕的联系,和饮食文化互相渗透,互相促进,并随着饮食文化的发展而不断完善。节令饮食民俗作为饮食文化的一部分,最具传统文化色彩,其与中医有着不可分割的联系。在福建的岁时饮食习俗中,不论中秋的月饼,还是祭灶的年糕、二九的拗九粥,均为甘味食品,都体现了中医健脾养胃的理念。

福建背山面海,气候温和,雨量充沛,四季常青,有丰富的地方草药和花果资源。如清明节的菠菠草,有健脾清热之功,乃上应天时的节令食品,也是保养良药。大暑季节的荔枝,甘温滋润,最益精血。福橘及闽南永春的芦柑等也在春节之际盛产,这些节日食品丰富多彩,改善了人们的物质生活,既是人们对饮食文化的创造,也是人们对中医养生思想的传承。

岁时饮食民俗与中医药的结合,是人们顺时气而善天和,按照一年四季气候阴阳变化规律和特点,调节人体阴阳气血而健身防病的一种饮食方式。

节气是天人相应的物质基础,也是中国文化对自然科学的一大贡献。人体的发病与四时气候的变化息息相关,我们如何顺应节气的变化,找到有效的防治手段,阻断邪气的侵入,从我们对中医药与岁时饮食民俗的研究中,可以挖掘出有益健康的防治措施。

## 三、闽台传统节日中的中医药文化

### (一)端午节

端午节又称蒲节,是因为古代在端午日午时切菖蒲以泛酒中,饮之可辟瘟疫之气,故曰蒲节。据文献记载,菖蒲有祛暑利湿之效,能预防瘟疫,祛疫疠之邪,故端午节饮菖蒲酒与中医预防瘟疫的"治未病"思想是相吻合的。

端午节为纪念伟大的诗人屈原而设,而对中医来说,端午节与艾灸的关系非常密切。首先,艾灸用的艾绒,以端午日所采为正宗;其次,有很多顽疾,如鱼鳞痣(扁平疣)、小儿疝气等,须在此日用艾灸才能根除。据中医理论分析,这些宜艾灸的病证,其病因多为阴寒湿邪所致,而艾火为纯阳之性,农历五月初五又是纯阳之日,是纯阳能克重阴之故也。

闽台民间过端午节主要有以下风俗:画门符,悬艾虎,饮雄黄酒,戴香包等。画门符:端午节这天,人们将"五毒"(蝎子、蜈蚣、毒蛇、蛤蟆、壁虎)形象的剪纸做成门符,以驱"五毒",防瘟疫。悬艾虎:将艾枝插在门上,或用艾蒿编织成"艾虎",插在门楣中央或戴在身上,来驱虫避邪,以保安康。饮雄黄酒:早饭前先饮一杯雄黄酒,以杀虫害,避百邪,然后再吃粽子以凭吊爱国诗人屈原。闽台各地端午节又有各自独特的习俗。

福州"端午午时茶"带有平安健康的寓意,所以也叫午时平安茶。端午节前夕或当日,亲友、邻里,甚至不相识的人们之间互相赠送午时平安茶,象征着送健康,送平安,是人们增进彼此感情的一种方式。

宁德过端午节,新嫁女的娘家于节前要给女儿送肚兜、毛巾、扇子、香袋等物,由新媳妇分赠家中老小,连续三年,俗称"送节"。女婿则要给岳父母送"节鱼",一般为黄花鱼,越大礼越重,意为"黄金有余"。左邻右舍的小孩,在端午节这天会簇拥到新娶亲的人家,由新媳妇将五色索系到手腕上,俗称"记节"。午时,大人喝过雄黄酒,点孩童之额头。

武夷山乡村端午节还有做凤凰蛋的习俗。凤凰蛋比鸡蛋小,黑褐色,其貌不扬,却是当地农家必备的常用土药,头疼脑热、儿童积食等寻常百病似乎都能治疗。凤凰蛋的制作时间恰是五月初五日端午节。其做法是采集二三十种草药风干后混合捣烂,捏成蛋形后再风干,采集草药的时间集中在三月初一日或三月十五日。

泉州民间的"嗦啰嗹"端午民俗很出彩。"嗦啰嗹"也称"采莲",至今已有800多年的历史。端午日,主人闻声早早等候在门口,将击鼓敲锣的"采莲"队迎入厅堂后,先将"嗦啰嗹"木刻龙头置佛龛前,燃香奉敬。执"采莲艾旗"者则在"嗦啰嗹"歌声中口呼吉祥语,以长竿"采莲艾旗"在厅堂梁间来回挥动。有的还将另一小旗交由主妇自入内室四处拂扫,谓之辟邪消灾。

台湾过端午节,有一个富有神奇色彩的习俗,就是取"午时水"。传说当年郑成功进驻台湾时,部队开到大甲铁砧山,急需水却找不到水源,郑成功便插剑入地,祈求泉水涌现,拔剑后果然山泉喷涌。由于当时正是端午节午时,此水便被称为"午时水"。因此,每年端午节中午 12 时,台湾都有许许多多民众涌到村中的井边,求取"午时水",以保平安。

另外,在台湾乡间过端午节时,许多住家门口都挂菖蒲、艾叶和贴钟馗画像,成人饮雄黄酒,小孩子佩香包。这些传说都有避邪保平安的作用。"艾虎悬门日,龙舟竞渡时,屈原遗恨在,千古楚人思。"端午节和中华民族的其他传统节日习俗,深入台湾的每个角落。

## (二)清明节

清明节是民间传统的溯源追本节日,其主要活动为扫墓祭祖。一般认为,扫墓起源于秦(或曰先秦已有),但古时扫墓并不一定在清明时节。如隋唐时期,人们多是在清明节前 1～2 日寒食节扫墓。后来寒食扫墓逐渐改在清明,寒食这个节日也就被人们所遗忘了。泉州俗语说:"清明不回家无墓(或曰无祖)。"外出人员在一般情况下都会回家过节。在民族英雄郑成功的故乡南安石井一带,清明节改在农历三月初三上巳节,俗称"三月节"。传说是因郑成功起兵反清复明,忌"清"字压在"明"字上头。

扫墓。清明节主要活动就是祭扫坟墓,中国人历来重视对先人的祭祀,但最早并不是墓祭而是庙祭,大致从春秋战国开始,墓祭之风才逐渐形成。《事物纪原》载:"《后汉书·光武纪》云:建武十年八月,幸长安,有事十一陵。盖躬祭于墓也。即今上坟拜扫,盖起于此。"可见汉代已经正式形成墓祭之俗。但这种祭拜并不是仅限于清明,而是一年有很多次。清明祭祖扫墓,一方面起到怀念先人,祈求祖先护佑的作用;另一方面又以添新土、送纸钱等形式显示出家族人丁的兴旺。它强调的是家庭、宗族的血缘关系，"清明无客不思家"，它所反映的正是家族凝聚力的巨大作用。

踏青。踏青是清明时节第二重要的活动。阳春三月，树木吐出新芽，到处一片生机勃勃的自然景象，踏青游赏自然也就成为一项人人喜爱的活动。实际上，清明踏青的内在意义在于顺应时令节气。阳春三月，生气始盛，万物萌生，人们走出屋门，来到野外，是积极主动地迎合时气，以促进自身体内的阳气流转，这对身体的健康大有好处。

台湾清明节习俗和闽南差不多，台湾客家人祭祖扫墓的时间是从元宵节过后便开始，日期由每家自定，一直到清明为止。台湾民众的扫墓习俗，一般可分为两种：一是一般祭扫，仪式及祭祀的东西比较简单，大都只供一些米糕、粿类和糕饼；二是修整祖墓，祭礼相当隆重，供祭的祭礼一般包括各种祭礼品、12种蔬菜及粿类、糕饼等。扫墓时一定要在坟墓的四周献置"墓纸"（用五色纸剪成长方形），每张纸压上小石头，还得放一沓在墓碑上。这个仪式俗称"挂纸"，是献给祖先的钱。如果是培墓即修整祖墓，全家人要围在坟墓四周吃红蛋，蛋壳就撒在墓地上，含有新陈代谢、生生不息的吉祥意思。扫墓的同时，也要祭拜长期站在一旁守护墓地及祖先安灵的土地公（有一块小石碑），既是慰劳，更有感恩图报的意思。台湾还有一个特殊习俗，如果在这一年内家中有喜事，扫墓时要整修坟墓，还得准备一个小红灯（油灯）点在墓前，回家时再带回家，据说可以招来更多的喜气和吉祥。

（三）重阳节

考诸文献，以重阳日作为月令的活动，始于春秋战国时期，是由帝王进行田猎习武、歌舞野宴、祈祷祭祀等活动而逐渐形成的。正式把九月初九日作为重阳节日，登高、佩茱萸、食蓬饵、饮菊花酒，则是汉代的事。到了唐代，随着人们对事物认识的提高，对重阳登高、逃避灾难的意识也日趋淡化，逐渐将重阳节作为人们登高眺远、饮酒赋诗、祈求长寿、寻求美好生活的民俗活动。

重阳节俗折射出我国人民与瘟疫做斗争的精神。古代人们把重阳节称为茱萸节或茱萸会，可见对茱萸这味传统中药的重视，借此吟诗作赋的更不在少数。唐代诗人王维在《九月初九日忆山东兄弟》诗中曾写道："独在异乡为异客，每逢佳节倍思亲。遥知兄弟登高处，遍插茱萸少一人。"重阳节佩茱萸囊或茱萸插头，古人说是可以辟恶气，抵御初寒。侵害身体的晚秋寒气在古代常被视为鬼魅恶气，因而能够祛风逐邪、消积祛寒的茱萸被喻称为"辟邪翁"。

茱萸在中医文献中，有菝、椴、枣皮、药枣、蜀枣、蜀酸枣、魁实、石枣、鼠矢、鸡足、汤主、山萸肉、萸肉、肉枣等名称。木本茱萸有吴茱萸、山茱萸之分，都是著名的中药。李时珍在《本草纲目》中记载，茱萸的品质"辛辣蜇口惨腹，使人有杀毅觉然之状"。古人"悬其子于屋，辟鬼魅"。南朝时就有插茱萸辟邪的记载。晋·周处在《风土记》中说："九月九日折茱萸以插头上，辟除恶气而御初寒。"山茱萸的果实山萸肉，味酸涩，性微温，有补肝肾、涩精气、固虚脱、健胃壮阳等功能，中医常用以治疗腰膝酸痛、眩晕、耳鸣、遗精、尿频、肝虚寒热、虚汗不止、心摇脉散、神经衰弱、月经不调等症。山茱萸还是知柏地黄丸、枸菊地黄丸、麦味地黄丸、十全大补丸、六味地黄丸的主药。山茱萸含有生理活性较强的山茱萸甙、马草鞭甙、皂甙，以及丰富的维生素 C 等营养成分，能抑制痢疾杆菌、伤寒杆菌、金黄色葡萄球菌及某些皮肤真菌，有利尿、降压、防癌的作用。

重阳节与人们摄生防病的关系非常密切。《齐人月令》云："重阳之日，必以糕酒登高远眺为时宴之游赏，以畅秋志。酒必采茱萸、甘菊以泛之，既醉而还。"《梦粱录》云："今以菊花、茱萸浮于酒饮之，假此两物服之，以消阳九之厄。"《风土记》："茱萸九月九日熟，色赤可爱，俗于此日，折茱萸房以插头，言辟恶气而御初寒。"《荆楚记》亦谓："九月九日，佩茱萸，食蓬饵，饮菊酒，令人长寿。"《淮南万毕术》曰："吴茱萸叶落井中，人饮其水，无瘟疫；悬子于屋，辟鬼行五行志，增年除害。"清·乾隆年间渡台的福州诗人郑大枢在《台湾风物竹枝诗》中有专写重阳节者："囊薮载酒啖槟榔，处处登高展齿忙。黄菊正开秋未老，满天纸鹞竞飞扬。"现在，农历九月九的重阳节已成为人们旅游健身，亲朋欢聚，诗人骚客把酒临风、赏菊赋诗的休闲活动，当然也是放松身体、调节心情的大好时机。

在同风共俗的闽南和台湾民间，人们习惯在重阳节这天进补，不管是鸡鸭鱼肉还是其他食物，大都喜欢"十全大补"药剂炖煮，以致大小中药铺临到重阳节就忙得不亦乐乎，有的增设摊点专卖"十全大补"药剂。此外，当地还有一个独特有趣的"吃鸡进成年"的节俗。这天，年届 15 岁的少男少女，都要进食一只补药炖熬的全鸡，男的吃雄鸡，女的吃雌鸡。尽管时下吃鸡成为人们的家常便菜，但是这一古老的遗风依然长盛不衰。

闽台民俗源远流长、博大精深，闽台传统节日不仅体现了中国浓厚的民俗文化，而且也体现了中医学的整体思想，告诉人们在不同节气、气候、地域中该如何防治疾病。从闽台民俗中折射出的中医药文化更是我国特有的文化,它对闽台民俗、民风及生活上有着不可或缺的作用,一方面具有强烈的历史性、遗传性,另一方面又具有鲜活的现实性、变异性。一种民族医药体系的理论、技术,各种有关观念、术语和经验方法,绝不会遗传在生殖细胞中,而只可能由民俗而非本能铸成的活动主体来创造和传递。中医学最初不仅根源于民俗经验,而且最终必须回归到民俗生活中去才能真正发挥最大的社会效益。

## 四、从竹枝词看福建中医养生民俗文化

竹枝词,起源于巴蜀地区,经中唐时期刘禹锡等人的倡导逐渐风行全国。其形式与七言绝句相同,内容却更加贴近民生,诙谐有趣,它以反映地区的民间生活、风土人情为主,用词简练,风格清新。清代中叶,福建文人作竹枝词的风气颇为流行。① 因此,从福建明清的竹枝词中,我们可隐约窥见当时福建人民的生活习惯与生存状态,也可见到一些沿袭至今的文化习俗。这对我们进一步理解福建生活及福建民俗中包含的中医药文化有一定的推进作用。

### (一)福建竹枝词中的岁时习俗

所谓"春生夏长秋收冬藏",不同时节,自然界的万物呈现出不同的特点,为保证身体健康,人们必须"因地制宜"、"因时制宜"地调整饮食作息。因此,从这个层面来说,民间岁时习俗是人们为对抗恶劣自然环境所总结出的生存智慧。从福建明清时期的竹枝词来看,描述春节、端午、重阳、冬至等岁时节日民俗的不少,诗歌内容涵盖了节日饮食、民间活动等,内容丰富,语言生动。从这些诗词中既可见福建人对节日的重视,又可知福建民俗中蕴含的中医文化内涵。

春节是每年最盛大最受重视的节日,福建人关于春节的习俗有许多,如祈年、序拜、守岁、饮屠苏等。人们通过一系列的仪式表达希望来年平安顺遂的美好愿望。

　　　烧完火爆已残年,饮罢屠苏欲晓天。儿女何知长夜守,但祈压岁早分钱。(清·刘萃奎)

---

① 林家钟、林彝轩:《明清福州竹枝词》,福州市鼓楼区地方志编委会,1995年,第3页。

屠苏香暖醉酡颜,社鼓村箫夜不闲。记得上元灯市夜,六街人海看鳌山。(清·杨庆琛)

所谓"开春要饮屠苏酒",这是因为屠苏酒中所含的赤木、肉桂、防风、粉草解、花椒、桔梗、大黄、制川乌、赤小豆等中药成分可达到益气温阳、祛风散寒的功效。春节处在冬春之交,较之冬日,温度并没有显著的上升。地处南方的福建此时又正处在一年中的多雨时节,因此,春节前后福建的气候较为阴冷,适量饮酒,可活络经血、驱寒暖身。屠苏酒中所含的中药成分加强了其预防感冒、温经解毒的功效,在乍暖还寒的春节饮用再恰当不过了。

每年农历的五月初五日是端午节,吃粽子、饮雄黄酒、插艾叶、悬菖蒲、划龙舟等都是福建流传已久的民间习俗。

小饮雄黄酒半杯,柴门远向水边开。忽闻战鼓冬冬响,知是龙舟斗胜来。(清·刘训瑞)

卖符声里入端阳,朔日门阑艾穗香。一半米薪还债去,出门须早办蒲觞。(清·叶在琦)

张仲景认为:"千般疢难,不越三条……三者,房室,金刃,虫兽所伤。"历代医书对虫兽所伤的预防与治疗方法都有记载。端午处于小满过后、夏至未至的时节,此时全国气候逐渐转热。相较于北方大部分地区,地处南方的福建温度与湿度明显更高。高温高湿的环境为细菌的滋生,传染病的传播提供了温床。因此,皮肤病、胃肠道疾病都是该时节的多发病症,需倍加留心。福建人悬艾叶、挂菖蒲的习俗有利于降低细菌传播概率,起到净化生活环境的作用。艾草,又名灸草,其叶味苦,可禳毒气,其性微温,散寒止痛,灸治百病,也可煎服,具有很高的药用价值。艾灸足三里对胃痛、腹痛等消化系统疾病达到辅助治疗的效果,还可补充阳气,增强免疫力。现代研究证明,艾叶经过蒸馏所得的挥发油内含水芹烯、侧柏醇等物质,因此艾叶带有淡淡的清香。菖蒲,叶如剑刀,味辛,性温,无毒。以菖蒲泡酒的习俗古已有之,常饮可祛风,通血脉。李时珍在《本草纲目》中就曾对菖蒲的保健作用做出评价:"开心孔,补五脏,通九窍……主耳聋痈疮,温肠胃,止小便利。久服轻身,不忘不迷惑,延年。"[①]端午时节悬艾叶、插菖蒲,用其烟熏除毒,除了能够驱虫灭蚊,杀除空气中的霉菌,还能为室内留下中药的清香,令人心旷神怡。

---

① 李时珍:《本草纲目》,内蒙古人民出版社 2008 年版,第 356 页。

雄黄,又名黄金石,主要成分为三硫化二砷。《神农本草经》载:"(雄黄)杀精物恶鬼邪气;百虫毒;胜五兵。"神话故事《白蛇传》中,白素贞饮下雄黄酒后现出真身的经典桥段家喻户晓,可见雄黄驱蛇虫鼠蚁的功效早已为人所熟知。端午时节,闽人将雄黄药材与白烧酒按照一定比例混合便成了端午特有的岁时饮品雄黄酒。由于雄黄有毒,此酒不可多饮。大人们饮过雄黄酒后,将剩余的酒抹在儿童的肚脐、耳后,或者在他们的额头写一个"王"字,望其虎虎生威,不被邪气所伤,若还有剩余就喷洒在墙角门窗或是一些蛇虫鼠蚁经常出没的地方。因为雄黄可抑制真菌,对恶疮、痈疽肿毒、蛇虫咬伤等症也具有一定疗效。这些民俗除了能够增加节日的喜庆气氛外也保证了生活环境的卫生,从不同角度体现了中医"治未病"的思想精髓。

重阳节又称重九节,福建重阳节习俗主要有登高、插茱萸、放风筝、吃重阳糕等。这些习俗在唐宋时期,随着大批中原汉族移民入闽而来,沿袭至今。

小西湖畔韶光好,扇影花香五月中。待到登高重九后,三山又见纸鸢飞。(清·曾尔瀚)

年年重九共登高,茱萸香浓荐绿醪。近日乡风犹效古,不尝粟粽只尝糕。(清·刘萃奎)

由竹枝词可知登高、插茱萸、放风筝与分食重阳糕的节日习俗流传已久。茱萸分山茱萸、草茱萸、吴茱萸等不同种类,在福建较为常见的是吴茱萸。茱萸用途较广,如酿酒、装饰、药用等。据《神农本草经》记载,吴茱萸有"温中,下气止痛……除湿;血痹;逐风邪,开腠理"之功效。重阳糕又称九重粿,是福建传统岁时食品,其主要原料是糯米、红糖、草碱,重阳糕分九层,层次分明,红白相间,十分美观。以糯米与红糖为主料的重阳糕既可补充阳气,又能健脾益肺,增强抵抗力,为冬季的潜藏提供物质基础。

所谓"秋收冬藏",从中医保健的角度来说,秋日的饮食起居都应顺应秋天"养收"的原则,早起早睡,适量运动,养精蓄锐。重阳节时值秋日,天朗气清,正是一年出游的好时节。所谓"心神安宁,病从何生",想有强健的体魄,首先要有良好的心态,此谓之"情志养生"。重阳节外出登高、放纸鸢既加强了体育锻炼,又疏解悲秋情绪,还达到了护养阳气的作用,一举数得。

冬至一家人齐聚搓丸是福建的传统岁时民俗,它寄托了福建人对于家庭美好、多子多孙、团圆幸福的美好愿望。清代竹枝词对这一习俗早有记录:

新春白粲待搓丸,华烛当筵桔满盘。厨下新娘同洗手,也缠红袖祝团圆。(清·刘萃奎)

汤丸妙制始何年？前日先搓设绮筵。大小登盘珠错落，东西列座会团圆。（清·王式金）

　　颗颗珍珠席上堆，高低错落笑颜开。殷勤预戒诸儿女，要道人间好语来。（清·林枫）

　　冬至过后就是一年中最寒冷的时节。所谓"阴极之至，阳气始生"，此时人体的阴气较重，阳气初生，因此要多注意保暖，多吃补充阳气的食物，以达到护养阳气、强健身体的目的。俗语有道"冬令进补，来年打虎"，说的就是这个道理。冬至时节，福建人喜将糯米浆搓成圆丸，下锅煮熟后放进装有豆粉和糖的器皿里翻滚一下，稍微摊凉后便可食用。糯米甘温，补中益气；糖性微温，可补阳气；大豆的营养价值更高，富含蛋白质，不饱和脂肪酸，钙及维生素B群。这汤丸虽不是膏粱厚味，却有滋补功效。

### （二）福建竹枝词中的物质民俗

　　物质民俗是指人民在创造和消费物质财富的过程中所不断重复的、带有模式性的活动，以及由这种活动所产生的带有类型性的产品形式。[①] 竹枝词对福建物质民俗的描写涵盖了福建本地的特产、地区渔业生产以及普通民众的生活方式等。

　　地处欧亚大陆东南边缘，东临太平洋的福建属亚热带季风气候区。这里气候宜人，温暖湿润，蔬果品种繁多，产量丰富。

　　丹荔千支压殿墙，每来开化寺先尝。雪霜肌肉丁香骨，传说当年十八娘。（清·黄任）

　　西禅净土本无尘，小宴追踪榕叶新。要与荔支斗风味，玉盘簇着海夫人。（清·张绅）

　　才过秋风白露天，累累嫩贯短篱前，口头错认丁香好，侬为佳名受福园。（清·林芳）

　　与香蕉、菠萝并称"南国四大果品"的荔枝和龙眼均是福建的特产。"大暑吃荔枝，白露吃龙眼"是福建人一直以来的习俗。大暑是一年中最热的时节，烈日炎炎却吃热性的荔枝来进补或许让人感到有些费解。而事实上，中医学认为盛夏时节人体阳气升腾。为了解暑，一些人吃大量冷饮或长期待在

――――――――

① 　钟敬文：《民俗学概论》，高等教育出版社 2010 年版，第 6 页。

空调房内,殊不知这些行为都会使阳气挥发过度以致"伏阴在内",极不利于身体健康。荔枝性温偏热,能止烦渴,有生津理气、益血止痛之功效,使人面色红润。现代医学证明,荔枝肉富含维生素 A、维生素 B、维生素 C、蔗糖、葡萄糖、蛋白质等多种营养成分,有助于提高机体免疫力与抗病力。大暑吃荔枝正体现了"春夏养阳"的中医养生内涵。

白露时节暑气渐消,人们会明显地感觉到日夜温差逐渐变大。在此时节,饮食保健应以健脾益气、润燥滋阴的食物为主。福建人认为白露这一天吃龙眼大补,事实上白露前后都是吃龙眼的好时机。袁枚在《随园食单》中提到:"四时之序,成功者退,精华已竭,搴裳去之也。"[①]可见食补必须符合时令,以万物的生长周期为准。食物再好,若错过时节,营养价值便大打折扣。白露前后的龙眼肉厚核小,十分香甜。龙眼性温,有开胃益脾,补血安神,润肤养颜之功效,适量食之,有益健康。

除了龙眼、荔枝外,竹枝词对福橘、橄榄也时有提及。

秋来新涨到洪塘,丹实累累满桔乡。争说今年霜信早,闽山朱胜洞庭黄。(清·曾元澄)

搓圆时节正冬寒,玉屑堆盘颗颗丹。检得一双并头桔,大家欢喜说团圆。(清·曾元澄)

饷郎橄榄两头尖,上口些些涩莫嫌。好处由来过后见,待郎回味自知甜。(清·魏秀仁)

闽人喜福桔。每年春节,福建人家中案上必备的果品当属福桔。"春节吃福桔"是老福建的传统,因为在福建话中"桔"与"吉"谐音,寓意福气满门、吉祥如意,加之福桔色泽鲜红,放在家中颇显喜气,更添节日喜庆氛围。福桔皮薄汁多,果肉酸甜可口,其味甘酸,有化痰止咳、温胃健脾的功效,有很高的药用价值。

橄榄,味甘、酸,性温,初食味涩,久嚼后香甜可口,回味无穷,有生津止渴、利咽化痰之功效,将其与白萝卜配伍,加水煎汤服用,还可治疗由肺胃热毒引起的咽喉肿痛。现代医学证明,橄榄肉富含氨基酸、维生素 C、碳水化合物及钙、钾、镁等矿物质,适量食之有利身体健康。

福建地处东南沿海的闽江口,海岸线蜿蜒绵长,水道纵横交错,庞大的水

---

① 袁枚:《随园食单》,三秦出版社 2005 年版,第 19 页。

系为福建提供了丰富的水产资源。所谓"靠山吃山,靠海吃海",水产品一直都是福建人重要的副食品之一。福建人对水产品的喜爱从竹枝词中就可知一二。

　　　渚云片片转渔帆,海错谁嗔口腹贪。早起醒风吹入市,蚌蠃蟳蚬满筐担。(清·杭世骏)

　　　占末(小鱼产下江)登盘饼出炉,点心卵酒世间无。归家准备鱼羹饭,为买台江一尺鲈。(清·叶大畬)

如竹枝词所述,鱼、蟳、蚬等水产品都是福建人餐桌上不可缺少的一部分。竹枝词中提到的鲈鱼与蟳都是福建人餐桌上常见的美食,不但鲜嫩味美,富含优质蛋白质及钙、镁、锌、铜等营养元素,补益五脏,强健筋骨,还可帮助改善胎动不安、临产无力等症。但需注意的是青蟹性寒,因此脾胃虚寒、风寒未愈者忌食。蚬产于淡水水域,是福建人最常食用的副食品之一。蚬肉味道鲜美,营养价值高,性寒无毒,有清热、祛湿、利小便之功效。炎炎夏日到来时,福建人常将蚬熬汤,再将其汤汁搭配冬瓜、薏米等食材做成一道汤菜,鲜甜爽口,清热解暑。福建地处亚热带季风区,气候炎热潮湿,加之现代人生活节奏快、饮食不健康等种种因素都极易导致湿毒囤积体内。湿毒会引起皮炎、湿疹等皮肤疾病,还会导致失眠多梦、倦怠无力等不适感。食用蚬肉可祛湿清热,排毒养生,有利身体健康。

流传至今的竹枝词再现了当年老福建的生活常态,细读这些竹枝词,为我们进一步探索福建民俗,研究福建民俗中蕴含的中医养生文化提供真实素材。

## 五、从竹枝词看台湾物质民俗中的中医药文化

台湾属于亚热带气候与热带气候,雨量丰沛,物产丰富。古往今来,海峡两岸往来不断,民间团体交流甚多。这一切都为台湾竹枝词的产生与发展提供了丰富素材。台湾竹枝词内容丰富,涵盖面广,从台湾的自然风光到人民的劳动生产,从地区的风土民俗到不同宗教的祭祀仪式都有涉猎。其中一部分诗词提及了一些在大陆并不常见的物产资源,以及台湾人民对这些资源物产的独特利用方式。这些诗词向我们展开了一幅台湾生活画卷,让我们看到宝岛人民特有的生活方式,以及他们对自然健康的追求和对中医保健的理解。以下从物质民俗的角度出发,从台湾竹枝词对台湾特有物产的描述,以及台湾人民对物产的利用方式中窥探台湾人的中医养生观。

（一）虱目鱼

　　鸣蛋几日吊秋菰，出网鲜鳞腹正腴。顿顿饱餐麻虱目，台人不羡四腮鲈。（清·朱仕玠）

麻虱目即虱目鱼，又称"国姓鱼"，夏秋盛出，肉质细腻，《台湾县志》中对其的描述是，"形如子鱼，味虽清而带微酸。"虱目鱼属于热带及亚热带水域鱼类，低于14℃便停止摄食和活动，10℃以下开始死亡，因此在温暖的台湾、菲律宾附近水域较为常见，在台已有三百余年的人工养殖史。每年春季虱目鱼游到台湾海峡东南部产卵时，便是台湾渔民捕获虱目鱼的好时节。虱目鱼虽多刺却一身是宝，台湾民众对不同部位有不同的料理方法，小小的一条虱目鱼料理方法之多令人惊叹：虱目鱼骨可熬汤，汤鲜味美又富含钙质、胶质；去刺后的鱼肉剁成鱼肉泥，捏成条状，伴着笋丝、豆粉等辅料可做成鲜美的鱼肉羹，对气虚的体质有很好的滋补作用；鱼肚的做法就更多种多样，可煎烧、可做汤，又可熬成鲜美鱼肚粥，滋补养颜，深受女性喜爱。一条小小的虱目鱼利用率几乎可以达到100％，一点不浪费，可见台湾民众对其真是情有独钟。在台南的七股乡至今仍有大片的虱目鱼养殖场，并推出全虱目鱼鱼宴吸引游客，该乡更将此鱼作为当地的三宝之一大力推广。现代医学证明，每百克虱目鱼肉含蛋白质13.5克、脂肪2.7克，富含 EPA 和 DHA，可有效降低胆固醇，预防血栓，改善记忆力，还能让皮肤柔软有弹性；鱼骨含有多种人体所需的矿物质、钙，可防治骨质疏松；鱼油内含有可抑制血清胆固醇功能的软骨素；鱼皮则富含胶质、维生素 A 与 B1，有助于眼睛表面结膜与角膜健康。

近年来，随着两岸的商业交流、文化交流越发频繁，虱目鱼也渐渐开始在大陆一些城市贩售，然而销量却不尽如人意。为了进一步打开虱目鱼在大陆的市场，打消大陆民众对"麻虱目"这一名称的不良联想，台湾相关业者还给它取了个好听的名字叫"状元鱼"，希望这个讨喜的名头能带一身是宝的虱目鱼走上大陆民众的餐桌。

（二）槟榔

　　蒌叶包灰细嚼初，何殊辣刺强含茹。新秋恰进槟榔枣，两颊浮红亦自如。（清·朱仕玠）

　　槟榔蒌叶逐时新，个个红潮上绛唇。寄语女儿贪黑齿，瓠犀曾及卫夫人。（清·陈肇兴）

绿阴荫处打槟榔，蘸得蒟酱待劝郎。愿郎到口莫嫌涩，个中甘苦郎细尝。（清·梁启超）

槟榔别名菁仔、槟榔子，味苦、辛，性温，归胃、大肠经，槟榔果实有抗流感病毒及独特的杀菌御瘴功能，同时对食积腹痛、泻痢后重、驱蛔、绦虫、水肿胀满等症亦有疗效。因此又有人称之为"洗瘴丹"。李时珍在《本草纲目》里对槟榔的描述是："消谷逐水，除痰澼，杀三虫、伏尸，寸白。"又说："宾与郎皆贵客之称……交广人凡贵胜族客，必先呈此果。"不难发现，槟榔除了用于治病杀虫之外，还是招待贵客的上品。北宋苏轼亦曾留下《食槟榔》一诗："北客初未谙，劝食俗难阻。中虚畏泄气，始嚼或半吐。吸津得微甘，着齿随亦苦。面目太严冷，滋味绝媚妩。……瘴风作坚顽，导利时有补。药储固可尔，果录讵用许。"正如诗中所写，北客南迁，入乡随俗地吃下几颗槟榔，滋味虽苦，回味却甘。槟榔除了味道独特以外，最重要的是其有防瘴御瘴功效。初来南境，为免受瘴疠之苦，北方客人就算不习惯也免不了要试着吃吃看。由此可见，在缺医少药的古代，槟榔御瘴防疫的功效早已广为传用。

台湾盛产槟榔，其主要种植区域分布在台湾中南部、东部、兰屿、绿岛等地。台湾人喜欢将槟榔果实沾上白灰或红灰（一种经过处理的石灰）再裹着蒌叶嚼着吃。由于槟榔提神醒脑的效果极佳，因此在需要长时间工作的人群中（如运输业服务人员）特别受欢迎。槟榔的热销甚至催生了"槟榔西施"这样的职业。商户们为了使自家的槟榔更加畅销，纷纷雇佣年轻女孩，让她们穿上性感热辣的服装推销槟榔。随着竞争的白热化，槟榔西施的服装也越来越暴露，许多民众提出此种竞争手段有伤风化。近年来，台湾人对槟榔的热衷有所减退，1997年4月8日出台的《槟榔问题管理方案》就列举了槟榔的一些危害，如长期食用槟榔会上瘾；过量嚼食槟榔则会导致味觉退化、牙齿松动，增加罹患口腔癌的风险；大面积种植槟榔会导致山地养分流失、地力减退等环境问题。因此建议民众少食槟榔、少种槟榔。槟榔从古时被视为防疫药品到之后的备受推崇，再到近些年热潮逐渐退去，这样的变化与医学的发展、人们对药品的认识与民众养生观念的完善不无关系。

（三）乌鱼

银丝缯䱷正头乌，二八佳人捧玉壶。但乞郎如鱼有信，一年一度到东都。（清·陈肇兴）

一带渔家住海边，乌鱼捕得庆盈船。正头肥美回头劣，入市人人问

价钱。（清·卢德嘉）

鹿港有句俗语"爱呷乌鱼毋穿裤"，意思是为了吃上美味的乌鱼，就算典当衣裤也在所不惜。俗语一句，将台湾人对乌鱼的喜爱表达得淋漓尽致。乌鱼又名鲻鱼，生于浅水中，肉鲜味美，被认为是上乘菜品。至于乌鱼有多美味？《太平广记》中有一则小故事可作参考："吴介象，字元则。与吴王论脍，何者最美。象曰：'海中鲻鱼为上。'"除了味道鲜美外，乌鱼的营养价值也很高。据《本草纲目》所载，乌鱼"生东海，状如青鱼，长者尺余。其子满腹，有黄脂味美，獭喜食之。吴越人以为佳品，腌为鲞腊"。乌鱼肉气味甘平，无毒，可开胃、利五脏，令人肥健。除了台湾以外，粤港一带的人们也对其有偏爱，人们常将乌鱼熬汤，用于术后、产后滋补，帮助病人生肌止血，尽快恢复身体。

然而台湾人对乌鱼的热爱能达到如此程度，除了乌鱼本身肉质鲜美、营养丰富以外，还有一部分恐怕要归功于咸香四溢的乌鱼子。台湾有句俗语称："乌鱼出，见着王城肥律律。"意思是冬至前后，乌鱼成群结队到温热带的台湾海峡产卵，当其应信游到安平一带正是乌鱼最肥美之时，此时的乌鱼称为"正头乌"。正头乌好吃，但正头乌腹中的卵块对渔民则更具吸引力。冬至前后捕获的未产卵的母鱼腹中卵块长达一尺，将卵块小心取出后，经过水洗、盐渍、脱盐、晒干、整形等一系列工序后便成了台湾人最爱的珍馐美味——乌鱼子。上好的乌鱼子色如琥珀，呈半透明状，价格较为高昂，是佐餐、馈赠亲友的佳品。不仅台湾人喜欢乌鱼子，日本人也对其推崇备至，甚至还给它取了个颇为文雅的名字叫"唐墨"。乌鱼子虽珍贵，台湾人料理它的方法却非常简单。最正宗的烹调方式只需将乌鱼子小心去膜后置于文火上慢慢炙烤，烤好后切片搭配白萝卜、生葱等应季食材一起入口，再就着一口金门高粱，那滋味简直回味无穷。火候刚好的乌鱼子外脆内软，细腻粘牙，咀嚼之后唇齿留香。若细细品尝，在细腻的咸香中似乎还能感受到其中一颗颗的卵粒，滋味妙不可言。除了美味，乌鱼子还含有丰富的蛋白质、脂质、多种微量元素与氨基酸。中医认为乌鱼子有调经止带、养血补血、滋阴益肾、开胃利水之功效，一般人均可食用，但脾胃虚寒、易过敏者应适当禁食。

（四）芒果

番蒜新收暑雨时，青虬卵剖满林垂。瀛堧自重蓬莱酱，应笑稔含状未知。（清·朱仕玠）

不是哀梨不是楂，酸香滋味似甜瓜。枇杷不见黄金果，番樣何劳向

客夸。（清·郁永河）

　　高树浓阴盛暑天，出林檨子最新鲜。岛人艳说蓬莱酱，谁是蓬莱籍里仙？（清·王凯泰）

　　芒果又名庵罗果、香盖，闽南语俗称"檨仔"，口味酸甜，营养丰富，有"热带果王"之称。1561年左右由荷兰人引进到台南地区，是台湾最重要的水果之一，如今芒果在台的种植地半数以上分布在台中、台南一带。《台湾县志》对其的描述是："形如猪腰，肉与核黏。切片以啖，甘香异常……有香檨、木檨、肉檨三种；香者为上，自荷兰国来者。台之果此为上品。"芒果除了鲜食外还可以晒干或者是腌制"蓬莱酱"。现如今，"蓬莱酱"早已不见踪迹，但从一些史料来看，"蓬莱酱"确实在台湾人的生活中存在过。"檨，台湾最多……熟则皮肉黄，核有丝，非刀切不得食，未熟时可腌为菹。""羡子亦称番蒜，或作檨字，书无此字也。树高大，叶尖长……结实肤绿，肉黄味酸甘，盛夏大熟，人争啖之，又或蘸盐以代蔬切片用糖靡之，名曰蓬莱酱。"中医认为芒果性凉味酸，有益胃生津、止呕利尿之功效，适用于口渴咽干、胃气虚弱、眩晕呕逆等症，果实可治咳嗽、百日咳、慢性气管炎。种子治耳鸣，赤白痢，痈疽肿毒。但需注意的是芒果易引发皮肤过敏，因此有过敏史的人务必谨慎食用。

### （五）仙人掌

　　疑移海底润犹濡，接干交柯色自殊。四尺翻嗤石卫尉，绕篱盈张绿珊瑚。（清·朱仕玠）

　　网罗瑰宝海东隅，玉树交柯叶本无。一笑看朱忽成碧，人家篱落尽珊瑚。（清·王凯泰）

　　竹舍茅檐似画图，疏篱都夹绿珊瑚。不教夜雨空阶滴，添种芭蕉三五株。（清·钱琦）

　　从以上竹枝词不难看出，台湾民众常在院子里种植仙人掌。仙人掌除了生命力旺盛，易于种植并具一定观赏价值外，还具有很高的食用和药用价值。仙人掌有食补之效，根据《本草纲目拾遗》记载："裹匾肉煨食之，味兼芡栗，可补诸虚，久服轻身延年。"事实上，将仙人掌入馔不但有相当的保健功效还十分味美，比如神仙粥就是一道保健又美味的仙人掌特色菜，它的具体做法是：将仙人掌去刺、切丝、煎煮、去渣后，将其汁倒入粳米粥内煮开，出锅前撒上盐、香油调味即可。此粥味道清香怡神，还有除烦止渴、宁心安神之功效，心烦失眠、胃热口渴者均可食用。中医认为，仙人掌性味苦寒，有凉血止血、清热解毒、散瘀消肿之功效,煎汤服用可治疗急性痢疾、肠炎腹泻;去刺捣烂后与白矾、冰片混合调匀外敷可治疗腮腺炎。现代营养学证明,仙人掌除了含有维生素 A、C 外,还有铁、钙、铜、钾、锌等矿物元素,以及多糖、槲皮素-3 等珍贵的药用保健成分。墨西哥盛产仙人掌,墨西哥人发现除了入药之外,直接食用仙人掌可以有效地降低血糖,从而达到抑制糖尿病的效果。

（六）菠萝蜜

　　佛髻菠萝蜜,仙肤优钵昙。苓抽芳蕙苦,蕉剥露芽甘。南凤三杯粟,西螺五寸柑。问谁能遍识,名状漏稽含。（清·孙尔准）

　　想见如来绀发鬘,荷兰移种海东南。谁知异果菠萝蜜,别有佳名优钵昙。（清·朱仕玠）

菠萝蜜,又称木菠萝、牛肚子果,原产于印度,是世界上最重的水果,一般重量在 5～20kg 之间,果实肥厚香甜,"食之味至甜美如蜜,香气满室",故有"热带水果皇后"之称。菠萝蜜属阳性树种,对土壤肥力要求不严,在温度湿度高的气候中更易生长,广东、云南、台湾是我国主要的菠萝蜜种植地。

菠萝蜜果肉含糖、维生素、蛋白质、碳水化合物等营养成分,可置于淡盐水一段时间后直接食用,也可烘烤成果干、制成果酱,由于香气独特还可酿成果酒,用途广泛,经济价值高。中医认为菠萝蜜具有益胃生津、止渴解酒、健胃消食等功效。除了果肉本身,菠萝蜜的种子淀粉含量高,味道与板栗类似,在爆炒或盐水煮后食用不但味美,还可达到补中益气的作用,将其与肉同煮不但味美,对于产后缺乳症还有一定的食疗作用。现代科学证明,菠萝蜜果肉、果皮、种子均可有效清除自由基,其中占菠萝蜜整果比重 68％ 以上的果皮含有的抗氧化成分——乙酸乙酯部多酚黄酮的含量最高,提取后可制成有效的抗氧化剂。因此不得不说菠萝蜜一身是宝。

竹枝词表达方式寓庄于谐,内容却充满生活气息,其中包含了许多当地人的生活智慧与养生法则。通过对台湾竹枝词的研读我们进一步了解了百年前台湾人的生活常态,也为我们了解、借鉴台湾民众中医养生方法打开了一扇窗。

## 第二节　闽台寺庙药签与中医药文化

### 一、福建寺庙药签产生的原因

药签是专为患病求医方者设的灵签,在编号的药签上,印写药物名称、用量及适应症,以民间崇拜信仰极深的神的名义设置。求取药签治病是古时医药不发达的年代民众寻医问药的途径之一。据林国平等学者考证,福建的药签应是在南宋之后出现的,最有可能产生于元代或明代前期。① 笔者拟从宗教信仰的兴盛、经济文化的繁荣及中医药学的进步三个方面,探究福建寺庙药签于这一历史时期产生的原因。

（一）宗教信仰的兴盛是药签形成的土壤

秦汉以前,福建是闽越族的聚居地。福建地处亚热带,气候潮湿炎热,各种瘴疠、疫病容易流行,严重威胁人畜的生存。因为医药卫生条件的落后,民众患病时一筹莫展,只能求助于超人力的神鬼和巫术,因此古代闽越族人以"好巫尚鬼"而著称于世。

汉以后,北方汉族人开始南迁入闽。汉人入闽后,许多人因难以适应福建潮湿炎热的气候而生病,加之当时缺医少药,看病十分困难,同时又受到闽越人传统的"好巫尚鬼"习俗的影响,因此不少汉人患病后也求助于巫觋,从而使得福建"信巫不信医"的风气更盛。与此同时,道教也随着北方移民传入福建,由于道教与闽越传统的巫术观念十分接近,故很快就被闽越民众所接受,从而使得巫与道在两晋南北朝时期同时在福建盛行并广为传播。

唐末至宋元时期,福建社会相对安定,经过原有居民和大批外来移民的辛勤劳动,经济得到长期持续发展,尤其是两宋时代,福建社会经济文化进入了一个全面发展的繁荣阶段。随着经济文化的繁荣,福建宗教在唐末宋元时期也得到迅速发展。道教于福建在唐中后期得到比较大的发展,在宋元达到了其鼎盛时期。在民间信仰方面,福建掀起了一场声势浩大的造神运动。因为求神治病是古代福建民间信仰的重要活动之一,所以医神在这一时期的新

---

① 林国平、彭文宇:《福建民间信仰》,福建人民出版社 1993 年版,第 238～239 页。

造神灵中占有相当大的比重。这些医神大部分是福建本土的神灵,有些是名医死后被奉为医神,如董奉、吴夲、惠利夫人等;有些是僧尼道士因精通医术而被百姓奉为医神,如三平祖师;还有一些主掌其他职能的神灵也被赋予了兼掌治病这一职能,如妈祖、清水祖师等。有些中原传入的其主要职能非驱邪治病的神灵,在传入福建后,也被赋予了驱邪治病的职能,如关帝。在这场造神运动中,南宋政权也发挥着极其重要的作用。南宋时期,南方领土是宋朝政权最后的避难所,朝廷为了巩固其在南方的统治,必定要取得民众的支持,因此给许多信众广泛的民间神灵封神赐号,使当地民间信仰合法化。民众对神灵的崇拜和政府的推动作用,使得鬼神迷信弥漫着整个社会。

明代以后,道教在福建逐渐衰落。但道教的理论和仪式却通过道教的世俗化逐渐渗透到民间信仰中去,"抽签"这一道教常用的占卜方式也为民间信仰所吸收,成为信众与民间神灵沟通的仪式之一;同时,正统宗教的衰落又为民间信仰提供了更为广阔的发展空间,唐末宋元时期创造出来的地方神绝大多数流传下来,并在明清以后得到进一步发展,使得福建民间信仰进入了兴盛阶段。如前所述,求神治病是福建民间信仰的重要活动之一,于是民间医生将药方与抽签结合起来做成药签,使之成为民众求神治病的方式之一。从此,药签在越来越多的庙宇中出现。据文献记载,流传于福建的药签有佛祖药签、观音药签、吕祖药签、关帝药签、保生大帝药签、三平祖师药签等,遍布福建,尤盛于闽南,而闽南最盛行的药签是保生大帝药签和三平祖师药签,这两个神灵的药签也是目前仍在使用的仅有药签。

(二)经济文化的繁荣为医学发展奠定了物质基础

长期以来,福建的经济文化始终落后于中原地区,直至唐末,这一状况才开始发生变化。唐末五代时期,中原的战乱连绵不断,迫使北方民众大量南迁,福建的人口随之大幅度增长,尤其是唐末光州、寿州二州之民在刺史的率领下南迁入闽,使福建人口数量激增。此时唐朝廷所辖北方领土都被藩镇分割,原来不受重视的南方成为唐朝赋税的主要来源,因此,唐朝廷越来越关注南方的开发。为了巩固朝廷对南方的统治,唐代官员在福建境内传播儒学。于是,闽中儒学蔚然成风。

五代十国的长期动乱使得儒家正统的伦理纲常沦丧,面临这一局面,北宋王朝在建国初始就采取"重文轻武"的文教政策。随着该政策的实施,宋代经济、文化沉淀积累并逐渐繁荣,形成了中国封建社会少有的"文治"局面,对中国社会的发展产生了重要影响。南北宋之际,金兵南下,中原地区再次陷入一片战乱之中,北方民众再一次大量向南迁移。这些南下的人群中,以官僚士大夫、富人和有气节的士人、有一技之长可易地谋生的工商业者居。至南宋中叶,福建人口达到300多万人,是国内人口最密集的区域之一。[①] 这些南迁民众带来北方先进的生产技术,加上福建相对安定的社会环境,使得福建的开发大大加快,许多荒地被开垦为农田,城市手工业与商业也有了相当大的发展,经济出现了飞跃发展。经济的发达使得越来越多的人有能力去读书应考,争取科名。在这种风气推动之下,人们的文化素质得到了很大的提高。南宋时,福建文化的发展已超越国内其他省份,并且由于朱熹学说(闽学)在福建的产生和向全国的播迁,使福建成为全国学术中心。在理学的带动下,宋代福建刻书事业也日益繁荣。建阳县的麻沙镇与崇化书坊是产书中心,出书的数量超过宋代其余两大刻书中心——杭州和成都,成为宋代公认的出书最多的地方。除建阳之外,福州也是当时全国著名的刻书中心。刻书业的发达,为古医籍的校订、出版以及当时医书的大量刊行提供了便利条件。

元代及明清两朝,福建文化在全国的地位有所下降,但仍是中国文化最发达的区域之一。虽然其后福建学者的学术成就不如宋代,但福建文化仍继续向前发展,奠定这一文化发展的内在环境即是宋代福建文化的全面繁盛。

社会物质财富和精神财富的开发及发展状况,决定了医学前进的步伐。因此,经济的繁荣、文化的昌盛及高素质人才的储备均为福建医学的进步奠定了坚实的基础。

### (三)中医药学的进步是药签产生的直接动因

有史记载以来,福建一直是医药条件十分落后的区域。据《闽台历代中医医家志》所载,有文字记载的福建医生从汉代至唐五代,只有不到20位,其中还有一些是亦仙亦道传说中的人物。[②] 宋以来,福建的医学有了明显的进步,这是宋政府对医药的重视与福建儒生的增多等因素综合作用的结果。

宋政府极为重视医学,在汴京成立了太医局、惠民和剂局、校正医书局。在王安石变法期间,开始把太医局(医学校)从太常寺中分离出来,规定判局

　①　徐晓望:《福建通史·宋元》,福建人民出版社2006年版,第3页。

　②　肖林榕、林端宜:《闽台历代中医医家志》,中国医药科技出版社2007年版,第1~5页。

(副职)必须由"知医事者为之"。崇宁期间,又将医学校置于国子监的管辖之下,医学校的行政组织、学生待遇,一概付太学立法。这样,医学教育突破了唐以来附属于政府医疗机构的次等地位,在中国教育史上第一次纳入了国家官学系统之中,从而提高了医学校的社会地位。校正医书局集合了一批当时著名医学专家和其他学者,负责对历代重要医籍进行搜集整理、考证、校勘等工作,并陆续刊行,使得医学书籍大量普及。982 年,政府命王怀隐等广泛收集宋以前方书及当时民间验方,编成《太平圣惠方》,全书共 100 卷,分 1670门,载方 16834 首。宋仁宗庆历六年(1046 年),福州太守蔡襄看到当地民众信奉鬼神,多数病家依靠巫术治病,特请何希彭医师将《太平圣惠方》加以整理,精选并编成《圣惠选方》,载方 6096 首,今已佚。蔡襄还把《圣惠选方》中的药方抄录于木板上,竖立在衙门左右,广为宣传,并亲自作《太平圣惠方后序》,倡导百姓求医问药。[①] 此后,其他一些州县的地方官也曾采取过类似的措施,因此,推动了官府掌握的药方传入福建民间。宋代著名政治家范仲淹提出"不为良相,当为良医"的观点,将医与相并列,改变了人们的传统观念,士人知医成为宋朝的风尚。自此之后,儒医迅速增多。福建亦是如此,在《闽台历代中医医家志》所载的宋代 41 名医生中,即有 17 名儒医,其中包括苏颂、庄绰、朱端章、李迅、宋慈、杨士瀛等著名医药学家。但这 41 名医生中的许多人主要活动地不在福建,因此,活动于福建民间的医生仍然不多,民间的就医状况并没有得到很好的改善。

福建自宋以来涌现出的大量儒医,为明清两代福建医学的发展提供了优秀人才。明代,福建的医生急增至 150 余名,散布于福建民间为民众治病。这些高素质的人才善于博采众方,总结经验,根据福建的地理、气候特点改良经方,逐渐摸索出适用于福建常见病、多发病的民间药方,推动了临证经验的提高。儒医的大量增加改善了福建民众的就医环境,使得民众患病时可求助于正规的医疗救助。另外,儒医坚持理性,反对宗教巫术,无疑对福建民众患病时首先求助于鬼神的不良陋俗产生了一定的改善作用。但是,福建"信巫尚鬼"的风气积重难改,尤其是在农村,民众对鬼神的信仰根深蒂固,仅靠一些民间医生是难以在短期内扭转民众的就医观念的。因此,民间医生不得不屈服于宗教信仰的强大力量,将自己的验方与民众深信的抽签这一形式结合

---

① 　黄仲昭:《八闽通志》,福建人民出版社 2006 年版,第 1397 页。

起来,做成药签,供民众抽取治病。医学的进步使得福建民间求助于神灵的寻医问药由单纯地依靠巫术转变为"巫医并用",虽仍不是正确的就医方式,但在当时的时代来看不失为一种进步,是医学进步后对宗教进行渗透的产物,但也是医学面对强大宗教信仰力量的妥协。

　　药签所载的验方、单方,凝聚着历代民间医生的智慧和经验,是地方性的医药精粹。元末明初,福建寺庙药签的产生是一个长期历史积累的结果,是多种因素综合作用的产物。其中宗教信仰的兴盛是药签形成的土壤;宋以来,福建经济文化的繁荣为医学发展奠定了物质基础;宋元明清,福建医学的不断进步是药签产生的直接动因。从中可见,政治、经济、文化、信仰、医学等共同影响着民众对健康与疾病的认知,影响其寻医问药的行为,分析诸因素的相互作用有助于我们厘清其对民众的影响,从而引导民众形成正确的健康理念。

## 二、闽台寺庙药签研究的概况

　　药签记载着简单的药物名称、用量及适应症,并以民间崇拜信仰极深的神的名义设置。在农业经济时代,药签是民间求医问药的途径之一,并作为民间信仰一直沿用至今。通过对药签的研究,将有助于进一步探究医神信仰及其药签这一非主流医学文化的历史价值与社会价值。笔者收集了1990—2007年闽台两省有关药签研究的文献60余篇,这些文献从药签来源、药物考辨、药签注释、药签组方用药、药签临床应用等5个方面对药签进行分析,综述如下。

### (一)药签来源

　　据文献记载,流传于闽台两地的药签有佛祖药签、观音药签、吕祖药签、关帝药签、保生大帝药签、三平祖师药签等。[①] 在福建民间,目前仍在使用的有保生大帝药签、三平祖师药签,专家和学者们的研究也主要集中在这2种药签。

　　保生大帝即吴夲,他是北宋时期闽南一带著名的民间医家,一生救人无数,逝世后乡人感其恩德,建庵供奉,先后被朝廷晋封为"大道真人"、"保生大

---

　　① [日]吉元昭治著,杨宇译:《道教与不老长寿医学》,成都出版社1992年版,第59~61页。

帝"等。明末漳泉民众前往台湾开发,又将保生大帝信仰传至台湾,随着保生大帝庙宇在台湾各地的不断建造,保生大帝药签(也称"慈济方")在台湾广为传播。保生大帝药签的来源可能有以下三个方面:一是吴夲现已失传的《吴氏本草》等遗著,他逝世后人们把它改为药签;二是他的门徒和当地民众收集整理他生前治疗疾病的验方综合而成;三是后人托吴夲之名,另外加工整理而成。关于后人托吴夲之名制作药签的根据是:药签中的一些方剂,如香薷散、藿香正气散、玉女煎等始见于吴夲逝世以后历代医家的著述中;药签所采用的某些药物是吴夲逝世以后才由外国传入的,如眼科第 32 首所用的番薯是明代由吕宋传入闽台的;有些是民间良医献出自己的验方,如清末民初,晋江就有一从医数十年的骨科医师曾广涛,亲住深沪宝泉庵 3 个月,通过卜杯与神交流,参详定方,献出 100 首跌打伤科药方,附于宝泉庵吴真人药签,使药签方更加完备。

三平祖师俗名杨义中,法号广济禅师,除精通佛学外,也擅长医道及武功,居漳州平和长达 26 年余,留下的 75 首药方被后人制成药签,放置于漳州平和县三平寺中供民众抽取治病。①

(二)药物考辨

吴夲作为闽南医家,其药签中使用的药物具有不同于中原地区的地方特色,中药名、药用部位及功效明显带有闽南的地缘特点。"凤凰退"在《中医大辞典·中药分册》中描述为:"凤凰退为雉科动物家鸡的卵壳内膜,功能养阴、润肺、开音、止咳。"康素琼等认为在闽南地区,古代民间及医药界广泛应用的"凤凰退"并非单纯的家鸡卵壳内膜,亦非去掉卵内白汁和黄质的鸡卵壳,而是采用已经孵出小鸡后的卵壳(包括卵壳和卵壳内的薄白皮),其功效既包括了现代医书所描述的"凤凰退"功能,又有益气和胃、祛风消胀的疗效。赖见彰在《吴真人用"麦芽糖"治病之解析》一文中指出,吴夲所用的麦芽糖即是方药典中的"饴糖",为麦芽配合糯米精炼成膏,有润肺和脾、化痰止嗽、补脾缓中的功效,可用于治热咳。而现在的麦芽糖是用树薯粉、甘薯粉加酵母粉制

① 朱元杖、张日:《福建平和三平寺祖师药签初探》,见李良松、刘建忠主编《中华医药文化论丛》,鹭江出版社 1996 年版,第 103～104 页。

成的,所以药效不彰。①

（三）药签注释

对药签的注释是药签研究很重要的基础性工作。邱年永教授②收集台湾各地寺庙药签,选保安宫的"药簿"作为蓝本,进行药签方的考察及药物解释,写成《台湾寺庙药签考释》一书。该书对签方的原方名及出典进行了考察,并写明出典经文的"辨证论治"和现代临床应用的病症;对方中所用的药物分来源、效用、应用、药理、常用处方、汇考等六个方面进行分析。俞慎初从药方来源、功效、主治三个方面剖析了《玄光宝镜人集》中的济世仙方。王致道对《保生大帝济世仙方》中的男科药签分原文、释义、按语等三个条目进行注释,指出每签的主证、病因、病机、治疗机理等;黄昆成、高爱密对白礁慈济宫的部分药签进行了注释。这些注释成果是引导民众抽取药签后正确用药的重要依据。③

（四）药签组方用药

药签的组方用药既遵循中医经典理论,又在此基础上具有突破和创新,尤其富于浓厚的地域特色。张开根、洪炳根、朱宏民、刘德荣、王宜宾、张永莲④等分别对《玄光宝镜人集（保生大帝济世仙方男、儿科）》中的99首药签的组方用药进行了分析,综合他们的论述如下:(1)整体观点,辨证论治。中医认为人是统一的整体,各脏腑在生理上密切相关,在病理上相互影响。药签方对外感、内伤杂病的论治不离"人身五脏一体"的观点。如:男科药签第11首:"膀胱有热,利水滋阴。神仙妙药,点石成金。"肺为水之上源,有通调水道,下输膀胱的作用。药签方应用这一理论,在治疗"膀胱有热"这一病证时,不是直接去清利膀胱之热,而是用黄芩、桑白皮、地骨皮清热泻肺,从而达到其治疗目的。(2)师承古训,勇于创新。这99首药签中的某些药方出自张仲

① 康素琼、赖见彰相关研究,见方友义等主编:《吴真人药签与中草药研究》,厦门大学出版社1993年版。

② 邱年永:《台湾寺庙药签考释》,台北"国立"中国医药研究所1996年版。

③ 俞慎初、王致道、黄昆成、高爱密相关研究,见张国举主编:《吴真人学术研究文集》,厦门大学出版社1990年版。

④ 张开根、洪炳根、朱宏民、刘德荣、王宜宾、张永莲相关研究,见张国举主编:《吴真人学术研究文集》,厦门大学出版社1990年版。

景的《伤寒杂病论》及前贤的方书,但其治疗的病症和适应范围却有所扩大。例如:当归生姜羊肉汤原治寒疝及妇人产后腹痛,而药签中应用此方治疗"心脏无力、气血衰微"诸症,此乃独树。(3)药方精炼,轻剂取胜。男科药签每剂平均用药 4.94 味,常用药量在一钱半至二钱半之间;儿科药签每剂平均用药4.56 味,常用药量在一钱至一钱半之间。这充分说明方药不在于多,贵在精选;量不在于重,而在于适量。(4)重视脾肾,提倡食疗。这 99 首药签中有 34首是治疗脾肾疾病的,占总方数的 37.3%;99 首药签共有药物 148 味,其中重复出现次数最多的药物也是治疗脾肾的药物。可见,药签重视脾肾疗法,这遵循了《内经》"治病必求于本"的宗旨和"固本祛邪"的基本精神。药签还善于应用食物疗法治疗疾病。例如,用白木耳清肺热,治呼吸艰难;用猪小肠炖桑螵蛸疗便数、下元虚等。(5)廉简治法,方便易行。药签中所列药物,贵重药占极少数,大多是用民间易得的常见药物或食物,体现了廉、简、便、验的特色。

　　吴逸华总结了慈济宫 36 首儿科药签最突出的特点:注重调理脾胃,突显治病同时注重固本的风格。王长荣研究指出,慈济方中治理脾胃除了运用健脾和胃、化湿利气、消食调中的药物外,还常加用蝉蜕一味,有的方甚至将蝉蜕作为重要的药物来使用。王氏认为慈济方应用或重用蝉蜕,主要是起到抑肝防乘、利气开郁、生津润燥以及防止产生内热动风的作用。这一独特的药物配伍应是为了有效治愈闽南地区常见证候和多发证候而总结出的临床用药经验。朱元杖等分析了漳州平和县三平寺的 75 首祖师药签,总结其用药特点:(1)合医理、明规律。从药性及方剂组成的角度分析,组方用药具备疾病发生、发展、转归的变化规律。(2)诚即灵、行必果。现代心理学认为,宗教能够调适人的精神活动,能够一定程度地满足人们的"依赖感"、"利己的"以及"对未来的期望与寄托"等种种极其复杂的内在心理需要。因此,宗教信仰与药物治疗协同作用,有时会产生意想不到的疗效。(3)药轻简、适旧疾。久病之人必虚弱,药既适症,贵乎轻简,因体虚之人不任重药强攻。所以,药味少、药量轻的祖师药签对老幼体弱者尤为相宜。由以上分析可见,药签的组方用药蕴含着相当的科学性,其辨证、立法、组方、遣药,至今仍值得我们效法。

　　(五)药签临床应用

　　许多医家将慈济方应用于临床实践,取得了满意的疗效。涂福音等选用青礁慈济宫第 26 首签方(凤凰退、白术、枳壳、桔梗、甘草)用于治疗脾虚气滞型胃痞症,总有效率为 95.5%。涂氏等通过实践探讨其治病机理是调理脾胃、升清降浊、痞满得除,并得出结论:此方对脾虚气滞型胃痞症最为适合,为后人所宗之法。翁树林将吴真人一温通外用处方(带壳龙眼干、盐红糟、姜母,合捶细,烘烧敷局部)用于治疗疮疡之症,两周后即告痊愈。翁丽丽将慈济外科方第 17 首(川连、生大黄、乳香、没药、芙蓉花心、楠香,共研成细末,调蜜涂抹患处)用于治疗痤疮,总有效率达 95%。翁氏认为其作用机理是:川连、大黄清热解毒、消肿止痛,芙蓉花清热养颜,乳香没药活血化瘀、祛瘀生新,楠香起黏合作用;诸药共用从而达到清热解毒、消痤养颜的功效。有的医家将功效相似的两首慈济宫药签合而为一用于临床治疗。

洪维清将慈济方的内科药签第 34 首和第 10 首合并加减后组成除湿汤(川连、枳壳、黄芩、连翘、土茯苓、木通、滑石、车前子、甘草、陈皮、荆芥、白藓皮、苦参)应用于治疗眼科的睑弦赤烂之症,取得较为满意的效果。洪氏认为睑弦赤烂的病因病机为脾胃湿热蕴积,外受风邪侵袭,内夹心火,以致风、湿、热三邪相搏,停聚于胞睑而致病。而此方取连翘、黄芩、川连、苦参、白藓皮以清热解毒,木通、滑石、土茯苓、车前子以利水渗湿,防风、荆芥以祛风、发汗、退热,再加枳壳、陈皮以健胃,加甘草通里解毒、调和诸药,因此服药后热毒从小便、汗液排出而达到治疗效果。吴耀南等将慈济宫药签的第 105 首和第 114 首合并(柴胡、黄芩、半夏、枳壳、川厚朴、砂仁、苏叶、大枣、甘草)用于治疗肝气犯胃之胃脘痛,诸药合用以疏肝解郁、理气和胃。吴氏等还将青礁慈济宫药签第 68 首和第 110 首合并(香薷、银翘、赤茯苓、葛根、升麻、荷叶、山楂、六一散)用于治疗夏令暑湿外感,诸药合用以解表透热、清暑利湿。由此可见,保生大帝药签的用药思路和方法十分精妙,对当今的临床治疗仍有积极的指导意义,很值得我们进一步整理、研究、探讨,取其精髓,用诸临床。①

闽台寺庙药签沿用至今,有其合理存在的方面,不能仅从"迷信"角度概而括之。综上文献报道,闽台两地不少学者已从药签的来源、药物考辨、注释、组方用药,以及临床应用等方面做了不少探讨,其研究成果已经显示保生大帝药签和三平祖师药签在用药规则、遣方思路等方面基本符合中医理论基础;药签的组方用药明显针对闽台两省的地方疾病特色;明显考虑到闽台两

---

① 吴逸华、王长荣、涂福音、张琼英、翁树林、翁丽丽、洪维清、吴耀南、陈少玫等相关研究,见方友义等主编:《吴真人药签与中草药研究》,厦门大学出版社 1993 年版。

省的地域、气候以及因此产生的常见证候、多发证候及其生成和转归机制；明显考虑到民间求医问药的心理特征以及药物的经济取向和价值。因此，在今后的研究中，应利用计算机技术挖掘药签的组方用药规律，以科学地继承古代医圣为闽台人民留下的宝贵医学文化遗产。

### 三、从台湾寺庙药签看民俗疗法与中医学的关系

台湾自明末年间即有汉人移居，其中多以闽粤移民占多数。在中国古代文献中就有宗教与疾病关系的论述，如《素问·移精变气论》说："余闻古之治病，惟有移精变气，可祝由而已。"注云：由，从也，言通祝于神明，不劳针石，病从而可愈也。所以这种祝咒又叫"祝由科"，而这种巫医之术又以吴越为最盛，所以又叫"越方"。① 又在公元前 541 年与孔子同时期的郑国子产出使晋国，适晋平公患病，卜人认为是山川星辰的鬼神作祟，而子产却说："若君身则亦出入饮食哀乐之事也，山川星辰之神，又何为焉!"《左传·昭公元年》并进一步指出，欲免除疾病，须注意按时休息，劳逸更替，以调节人身精神气血。

民俗疗法是指一个民族对付疾病的方法，它包括了当地的社会文化产物、习惯用药方法，以及对于疾病观念的认知与想象。它大致可分为超自然与自然经验观念两大部分，在台湾地区民俗疗法大致有两个方面：超自然的部分，如乩童、扶乩、道士、尪姨、关落阴、卜卦、抽诗签、收惊、药签、符箓、看相、烧王船等等。自然经验的部分，如当地青草药、偏方、刮痧、按摩等。现仅从台湾寺庙药签部分探讨这一民俗疗法与中医学的关系。

#### （一）药签的形式与内容

药签的形式依各种寺庙之不同各有差异，但均有一定之基本形，大部分的药签，在其上会标明以下内容。

**1. 寺庙名**

以强调此签的来源。

**2. 科别**

一般分为男科、女科、眼科、小儿科，依寺庙的不同，分科亦有差别。

**3. 签号**

一般以数字为序号，如指南宫、天福宫、孚佑宫；但有少数以乾、兑、离、

---

震、巽、坎、艮、坤八卦名为代号,再配以数字一至八、八八共六十四首,如真护宫、观音亭。

**4. 签诗**

药签一般以处方为主,并无签诗,仅述及病状及解决病状之方法,如保安宫的药签,另外尚有注明道家养生方法的签,还有说明病人病灶的签,另有心理治疗方面的签诗等。

**5. 分量煎煮法**

药签中的药方均开出分量,如"川贝母二钱"、"石菖蒲一钱"等。但分量均较一般医师用药量为轻,依据当地老中医师诉说,因为药签为供公众使用,其求签者男、女、老、幼皆有,为顾虑用药安全,在其求签后携往药店抓药时,由具有用药经验之药商或医生再给予配药及教授煎煮法。

**6. 药签解**

民众于抽得药签之后,即携往药店抓药,有的药店为寺庙指定,这些药店为寺庙信得过的医生或药商,顺便讲解药签之使用方法,或药物之疗效。对于药签解只有少许寺庙有提供,如台北保安宫即有鲁兆麟教授为其批注签方之出处,各药之主要功效与该签方之适用症与科别;在其批注中我们才发现该宫部分药签处方有其出处,如出自《伤寒论》《金匮要略》《济生方》《丹溪心法》《太平惠民和剂局方》《圣济总录》《小儿药证直诀》等,但多数为经验方,每一张药方都有明确的治疗适应范围,且药性温和、药量小,不致伤身。

(二)药签的含义与中医学的关系

目前在台湾民众的生活中所可见到的去寺庙抽药签的治疗疾病方式,从医学的角度来看,只觉有些荒谬,但以台民移居 400 年的历史背景与思想来看,这些行为的产生值得我们深思。其代表的含义如下。

**1. 轻医学重神明现象形成的原因**

早期大陆居民移居台湾地区时,交通工具不甚发达,在越过台湾海峡之时,即与命运之神搏斗历经千辛万苦,能幸运地来到台湾者十中仅二三人。在台湾俗谚中有其悲哀的描述:"三在六亡一回头",这句话充满了渡台悲歌。十人之中,有三人幸存,在台湾奋斗,六个人成了客死异乡,另一个头也不回的重回大陆。移居以后的移垦时期,无医少药,台湾因地理因素,夏季炎热潮湿,因之"恶气熏蒸",难免成了瘴疠温床。在此条件下从闽粤入台的汉人在到台的同时皆将家乡神一并携出,期望能平安抵台,若真幸运抵台,感谢的无非是天地和神明保佑。而在台湾垦殖拓荒,面临自然环境的考验,在缺医少药的情况下,当然将攸关生命的健康问题再次交给神明做决定,因此形成了在台湾地区有几千间庙宇存在的现象。经过社会变革几百年后的今天,虽然医学已经非常发达,但由于上述原因,在台湾地区的庙宇中求医问诊的人仍然不少。

**2. 文化概念混淆于医学概念之中**

在古代中国人的思维中,人们将神祇人格化。因为中国之神祇来源,很多是由"英雄崇拜"而来,如关云长、妈祖、保生大帝,以其生前之人格特性作为信仰主轴,更赋于"神是万能"的自我认知,建立无比的权威信仰,认为神明是万能的,自然很容易将人的一切寄望,祈求于无所不能的超自然力量。在中国人敬天地、信鬼神的传统概念中,加诸神明有救苦救难的能力,必然可以开方济世,解除病痛。而以医者身份受人们奉祀的保生大帝更是具有此种能力,这样,就形成了在台湾地区将中医学混淆于神祇之中的现象,抽取药签以治病的方式一直流传至今。

**3. 药签使用的方剂是记录中医由祖国大陆流传入台的重要史据**

药签的使用在早期台湾社会缺乏中医的情况下,是一项重要的医学咨询方式。在提供药签的方剂中,我们以鲁兆麟教授注解的"台北大龙峒保安宫保生大帝药签解"为例,发现该书药签里的方剂有出自《伤寒论》《金匮要略》《济生方》《丹溪心法》《太平惠民和剂局方》《圣济总录》《小儿药证直诀》等书的,这是中医传入台湾的重要史据,其传入年代虽无可考,但却是可以证明,台湾居民已有利用这些医籍治疗疾病的证据。

在这里我们也发现这些方剂,有很多并非出自于医典的经验方,与台湾当地药物和所治疗疾病的名称有关。经深入了解有几项结论。

所有药签方剂中,经验方占了大部分。在内科药方中有 120 张,其中经验方有 98 张,出自《伤寒论》12 张,《金匮要略》6 张,《丹溪心法》2 张,《济生方》1 张,《景岳全书》1 张;小儿科药方共有 36 张,其中经验方 26 张,出自《伤寒论》2 张,《小儿药证直诀》2 张,《宣明论方》1 张,《圣剂总录》加减 1 张,《太平惠民和剂局方》3 张,《金匮要略》1 张;外科药方共有 36 张,其中经验方 34 张,出自《备急千金要方》1 张,《证治准绳·幼科》1 张。由此可以推论当时的用药方式,以针对药物特性自行组方的经验法则来治病为主,虽然有医书传入,数量应该不多,学术水平也应该不高。

内科部分的方剂,以清热、利湿、解毒占多数,再者是活血、理气方面的方剂,再其次是补益肝肾、消食导滞、健脾养胃之方,少部分的化痰散结、疏肝理气及散风寒之药。小儿科部分以利水、解热、除湿的方剂居冠,再者是止咳宣肺、化痰之剂,再者是健脾和胃、平肝熄风、透疹解毒、镇心安神之剂。在外科部分,也集中在清热解毒、排脓除痈、散结消肿、化坚等治疗疮疔疖肿等各项疾病为主,这里反映出当时的疾病结构与医疗方向。

在这些方剂里,共有212味药,使用配伍的理论,基本依照中医方剂理论,但是并不高级,药物使用并不宽广,我们可以推论中医水平不高,药材输入可能困难。

在这些药签中出现了一些当地药物的搭配使用,如内科第4首的马尾须、第31首的油虫沙、第66首的苦桃、第75首的宣花、第78首的鹿肚草、第109首的赤壳栗等;这里显示了台湾民众在中国传统医学的概念引导下,进一步地寻找当地药物与方剂配合使用。

通过台湾药签的研究,可以了解台湾民众对生、老、病、死的态度,它对于后代子孙几百年来的医疗态度有着很大的影响,在历经清代、日据、民国时期,大量的中医人才移入,并且在台已有相当规模的中医学体系里,台湾民众依然还是有求于神治病的观念,在发展我国传统医学进军国际社会的同时,除了要在科学研究上求得世人认同之外,这个医学文化的流程值得我们探讨与关注。

# 第三节　闽台保生大帝信仰与中医药文化

## 一、保生大帝信仰的中医药因素

### (一)保生大帝信仰产生的社会历史背景

海峡两岸地缘近、血缘亲、法缘久、文缘深、商缘广、医缘通,具有同根同脉、互补互通、特色鲜明的闽台中医药文化特色。闽台中医药文化在其发展进程中,既具备了中华传统医药文化的属性,又具有闽台区域性的特征,体现了闽台中医药发展同出一源的历史渊源。

保生大帝是福建一位因医而知名,因医而成神明的医家。随着时代发展,随着福建移民的足迹遍布台湾、香港、澳门、东南亚和世界各地,保生大帝信仰也在全世界的各个地方生根发芽,其影响力已远超出医药领域,形成了一个拥有众多信众供奉和信仰的文化现象。在保生大帝信仰发展过程中,中医药文化始终通贯于其中,并不断成为其核心内涵。可以说,保生大帝信仰与中医药文化是不断相互交融并促进的,保生大帝文化是人类文明智慧的总结,包含了维护人类生存与发展的智慧结晶。

作为民间信仰的保生大帝信仰,是民间社会的一个重要组成部分,对人民群众的健康、生活和生产等各方面都有产生过并正在产生着极为重要的影响。作为一个有机的整体,民间社会的其他组成部分的运行方式,无疑也会在民间信仰上留下深刻的痕迹,从而使民间信仰携带着人民群众所处各个时代和社会的丰富信息。保生大帝信仰也不例外,故考察保生大帝信仰必须将其置身于特定的时空与地域社会,才能得出更为合理的解释,才能更全面地理解民间信仰所携带的这些历史信息。当然,对这些信息的正确解读,反过来也可以帮助我们加深对所在区域社会运转模式的理解。

台湾地区现有 2300 多万居民中,约 75％ 是闽南人,两地语言、文化、民俗等非常接近。保生大帝信仰在台湾更是深入人心,信徒达 1000 多万。作为闽南和台湾广大民众信仰的地方信仰,保生大帝会使海峡两岸人民产生一种和谐情谊和凝聚力,这对进一步加深两岸人民的沟通和互相交往是一种可资利用的因素。当前,随着海峡两岸交流的活跃,尤其是自 2006 年以来,保生大帝文化连年被国台办列入对台交流的重点项目,以国家级文化节——“保生慈济文化节”为代表的保生大帝信仰交流,在海峡两岸及海外各方的共同努力下,取得令人瞩目的成就,也为两岸交流提供更加符合民间百姓利益的契机,其中中医药文化的因素在保生大帝信仰的两岸交流中发挥了重要的作用。当前,在两岸人民的共同努力下,两岸交流面临着重要的历史机遇,随着海峡两岸保生大帝信仰交流的活跃与深入,为进一步拓展保生大帝文化研究,挖掘其深刻的中医药文化内涵,提供了广阔的空间。

保生大帝,何以令人如此敬仰,顶礼膜拜?保生大帝信仰,何以形成如此惊人的精神力量?这是因为保生大帝信仰虽然属于我国的民间信仰之一,但却不是凭空想象的神。保生大帝文化的原型,是北宋时期福建一位名叫吴夲的民间名医。吴夲,字华基,号云冲,民间尊称为“吴真君”、“吴真人”、“大道公”、“花桥公”。宋太平兴国四年(979 年)农历三月十五日,出生于福建省同安县白礁村(今漳州龙海角美镇,旧属泉州),自幼孤苦伶仃,饱受穷人缺衣少食、乏钱治病的痛苦,遂立志行医,以普济广大人民摆脱疾病的痛苦为己任。早期拜蛇医为师,学会捕蛇、采药;后来背井离乡,到各地名山古刹,云游四方求师,拜访道士高僧,潜心刻苦钻研,学习针灸、汤药,融会贯通,渐精通医理医术。17岁时便学成归来,后择地青礁(今厦门海沧青礁),在龙湫庵畔结茅为舍,修身养性,采药炼丹,悬壶济世。吴夲对医道兢兢业业、精益求精,"以全活人为心,按病投药,如矢破的。或吸气嘘水,以饮病者,呈沉疴,亦就痊愈。"加以其为人治病不问贵贱贫富,都悉心治疗,来求诊者人人都得到满足,故声名日著,远近咸以为神。他毕生行医普救众生,足迹遍及福建闽南地区,其高超的医术和高尚的医德为民间所敬重和热爱,是宋代福建医家辈出的优秀代表,践行、传播和创造着中医药文化,被广大人民称为"神医"。

宋仁宗景祐三年(1036年)农历五月初二日,吴夲在青礁文圃山龙池岩采药时,不幸于悬崖上跌落,与世长辞。在青礁(今厦门海沧)羽化后,吴夲逐步成为民间供奉的"医者之神——吴真人",并逐渐演化为"乡土保护神"流传至今,厦门市集美区海沧镇青礁、漳州市龙海白礁乡和台湾台南县学甲镇等地都建有慈济宫,供奉慈心济世的神医吴夲真人。而且,吴夲也被闽台两岸人民崇拜为生命保护神保生大帝,台湾地区历来有"渡海靠妈祖,安居靠真人"的传说,并逐渐形成了一个在闽台地区、东南亚等世界各地均享有很高的威望、且其影响力已远超出医药领域,拥有众多信众供奉和信仰的保生大帝文化。

历史以来,福建素以民间信仰的繁盛而闻名。特别是晚唐至有宋一代,福建涌现出大批在现代仍有广泛影响的地方神祇,如妈祖、临水夫人、清水祖师、三平祖师、定光古佛等,而保生大帝就是其中一个影响深远的神祇。笔者认为,产生保生大帝信仰的社会历史背景十分复杂。

福建早期医药知识的积累,为唐宋福建中医药发展做了良好的历史铺垫。早在18万年前的旧石器时代,福建就有人类的活动足迹,并创造出远古文明。在新石器时代晚期,福建原始人类已分布在闽江、汀江、九龙江、晋江流域和边海岛屿地区。[①] 古代福建境内层峦叠嶂,瘴疠弥漫,至唐代仍被人们视为"瘴疠之地"。面对如此恶劣的环境,为了生存,闽越民族在距今3000年前已创造出独具特色的闽文化,并不断积累医药知识,以求得健康。[②] 这时期福建原始人类取得许多与医学相关的成就主要有以下七个方面:

第一,火的发明和使用。远古时期,闽族人已学会了使用火和人工取火。

① 徐晓望:《福建通史·远古至六朝》,福建人民出版社2006年版,第1页。

② 福建省地方志编纂委员会:《福建省志·总概述》,方志出版社2002年版,第12页。

火的发明可以说是福建原始人类医药卫生历史的开端,使得人们懂得温热刺激可温暖肢体,缓解或消除某些病痛,进而成为热刺激物理疗法的开端。火极大拓展了人们可食用物质的范围和空间,也为福建原始人类沿着河流和海岸定居提供了可能。火极大改善饮食营养状况,促进人脑的进化,烧烤食物具有良好的消毒作用,为提升人们的生活质量创造了必要的条件。

第二,饮食结构与摄取方式的改变。新石器时代前期,福建原始农业的存在,改变了原有直接向自然界攫取生活资料的生活方式。新石器时代后期,福建农业逐步向锄耕农业过渡,开始种植水稻,促使人类从不稳定的短期居住向长期定居转变。同时,人们还懂得人们饲养家畜,以更多地、自主地向人们提供动物蛋白。福建濒临大海,闽越人擅长驾舟行筏,丰富的水产品资源,成为当时闽越人的主食,这一切都大大地改善了人们的饮食健康。

第三,陶器的发明。新石器时代后期,福建的制陶业进一步发展,炊具或食具品种与产量均有大幅增加,这使得药物通过煎煮服用达到治疗疾病,或养生保健变为可能,并使得饮食卫生状况得到显著改善。

第四,医疗工具的产生。福建旧石器时代的生产工具有砍砸器、刮削器、尖状器、石镞、石钻、杵形器、雕刻器等。其中在旧石器时代晚期的"漳州文化"的小石器中,尖状工具发现不少。"漳州文化"分布范围很广,除漳州市郊已发现113处外,在平和县、华安县、东山县、漳浦县、龙海市以及厦门市、龙岩市也有零星发现。这些尖状器的用途可能是多样的,但大部分都可用于医疗临床。

第五,衣着的改变。福建新石器时代前期,人们改变了原先赤身裸体的原始状态,这十分有利于人们的原始卫生保健。新石器时代后期,闽越人在原有掌握纺纱捻线技术的基础上,又出现了纺轮技术,并制成更适应闽越地区生产需要的纺织品。[①] 青铜时代闽越人不仅懂得穿衣保健卫生作用,还创造出具有闽越特色的衣着。

第六,居住环境的改善。进入新石器时代,闽越人的住所环境更加防潮、保暖,有利于居住人们的身体健康与防病。当时闽越人的住所结构大致有四种类型:岩棚、半地穴式建筑、地面建筑和干栏建筑。其中以干栏式住房建筑为闽越的一大特征,具有防潮防湿、通风保暖、阳光充足等优点。

---

① 陈国强等:《福清东张镇白豸寺新石器时代遗址第11—39探方发掘报告》,《厦门大学学报》1959年第1期。

第七,酒的发明。据文献记载,先秦时期闽越的酿酒业相当发达。福建新石器时代后期酒可能已经出现了,并运用于生活、医疗之中。酒的出现,不仅创造了人类的调味品,而且也是医药史上的一个重要发明和进步。

总之,远古时期闽越人们所创造与积累的原始卫生知识,极大改善了人们的生活质量和健康状况,亦为日后中医药的传入和传播,及宋代福建名医辈出做了历史的铺垫,提供了良好医学基础。

唐宋福建社会经济文化的发展,奠定了宋代名医辈出的人文环境。东晋之后,福建真正得到开发。当时,大量汉人入闽,尤其是唐初和唐末的两次大规模的北方移民入闽,带来了中原先进文化及相应的哲学、医学等,促进福建社会进步,如7世纪中叶,陈政、陈元光父子奉诏入闽,始设漳州州治,从此,中原文化与闽越文化在此交融荟萃。

从历史的进程来看,唐之前福建社会有如下特点:福建虽时有战乱,但总体稳定时间多于动乱日子,使得闽越文化与中原文明的交流与融合,有一个较宽松的社会环境。中原的战乱,或福建与中原政权的战争,客观上成为福建与中原、邻省交流的加速器,人为地促进了中原与福建的交流。汉朝在福州设立冶县后,对福建实行实质性的行政管理,加快了中原文化对闽越文化的同化和并蓄。福建虽地处偏僻,疾病流行,但人烟稀少且又富庶,这为中原汉人移居福建提供了先决的地理环境。可以看出,唐之前的历史进程,为宋代产生"神医"吴夲等福建名医,提供了必备的社会环境。

唐朝对福建等地区实行怀柔让步、与民休息的政策,促成了福建经济、文化、医药等的发展。唐朝治闽几百年内,闽中一直没有发生大规模的动乱,社会环境稳定。随着人口的迁移和汉化,福建人口得到大幅增长,闽人的组成结构也发生深刻变化,转化为一个以汉族为主体,包含多个民族的社会。同时,许多中原贤者士人也来到福建,带来了中原的先进文化,如王氏居闽时,在福州、泉州等地都设有招贤院,招揽北方士人。因此,福建文化在唐五代也得到迅速崛起,福州出现了福建最早的学校,泉州与漳州都有了书堂。福建儒学人才的出现,从唐代主要集中于沿海的福州、泉州,尤其是莆田县。发展到南唐闽北的儒学水平也得到很大提高,出现了誉满全国的三大才俊之士江文蔚、江为、杨徽之,此时福建文化整体水平达到当时最高水平。①

---

　　①　徐晓望:《福建通史·隋唐五代》,福建人民出版社 2006 年版,第 257 页。

随着一些能工巧匠及中原的先进技术被引进福建,彻底改变了福建在唐之前以农业为主,擅长海船制造的手工业制造状况,到中唐之后,开始生产精制产品,提升了手工业技术的水平。五代时期福建纸业相当发达,不仅能生产书写用纸,还能生产纸衣、纸被、纸帐等生活用品,以及高级纸品,五代福建已有印刷业的萌芽。唐代福建各地已能开采金银铜铁等四种金属矿,且产量很可观。福建农业也有了很大变化,大米、小麦和品种多样的水果成为福建百姓生活的主食,部分水果在五代时期就已闻名遐迩,尤其是甘蔗、荔枝、龙眼等水果在全国最为知名。制茶业发达,福建为中国茶叶主产区之一,闽茶、建州茶被列为贡品,茶叶成为百姓的日常饮料。①

入宋之后,福建社会经济一跃成为国内先进区域,时人称:"夫今之所谓繁盛雄富者,二浙七闽耳。"首先经唐五代北方移民大量入闽,宋初福建全路人口户数达 467815 户;到北宋元丰年间,人口户数已经发展到 1012189 户,成为国内人口最密集的区域之一。② 福建人口质量也得到极大的提升,随着中原士子举族南迁,许多能工巧匠带来了北方先进的农业、手工业、医药等技术,加速推动了福建全方位的开发,福州、泉州、建州等城镇迅速成为国内知名城市,手工业与商业有相当发展,对外交流达到历史的巅峰。其次,宋代福建成为南方有名的文化大省,涌现出一大批诗人、作家、历史学家、科学家。福建又是全国较早实现每一个县都有县学的区域,宋代福建共有州县学 56 所,大部分设立于北宋年间。③ 以私学而论,入宋以来,福建各种书院、精舍、书社、乡校、家塾、书堂、义斋、义田学等更是日趋繁盛,如雨后春笋般地出现。④ 宋代福建有 7000 余人成为宋朝的进士,及第的进士约占总数的五分之二,其中有多人考中状元。从北宋到南宋,在朝廷中任职宰相的闽人官员达50 多位,如章得象、曾公亮、蔡确、李纲、陈俊卿、梁克家、留正等人都是宋代著名的政治家。⑤ 宋代福建一跃成为全国刻书业最盛的地区,在中国文化史上及中国医学发展史上,都占有重要地位。据徐氏研究可见,现今保留下来

① [英]路易著,马贤等译:《历史上的阿拉伯人》,中国社会科学出版社 1979 年版,第 96 页。

② 朱维幹:《福建史稿》(上),福建教育出版社 1985 年版,第 237 页。

③ 徐晓望:《福建通史·宋元》,福建人民出版社 2006 年版,第 14 页。

④ 刘树勋:《闽学源流》,福建教育出版社 1993 年版,第 47 页。

⑤ 徐晓望:《福建通史·宋元》,福建人民出版社 2006 年版,第 16 页。

的福建版书籍数量，约占迄今所保留宋版书籍的五分之二。① 再者，宋代朝廷十分重视海外贸易，实现了将对外贸易的中心从陆地转向海洋的改变。为此，福建与海外诸国的交流获得了空前发展，并成为中国海外贸易与国内贸易的交汇点。如泉州港、福州港、漳州港等，出现了"涨海声中万国商"的盛景，成为中外药物交流的最大集散地。

### （二）保生大帝信仰的产生与中医药的关系

一般来说，为寄托朴素的想法或纯真的希望，民间信仰者会根据被信仰对象的相关特征对其进行分工。民众将吴真人视为"医神"，祈求他来保护人们生命和健康。这可以看出，保生大帝信仰的产生与中华传统医药学的发展存在着密切的关系，当然也与福建特有的区域人文环境息息相关。

中医学体系确立和传播，为宋代福建名医辈出奠定了坚实的医学基础。中医学的形成和发展有数千年的历史。秦汉之前，正当闽越人还在为所面对的居住环境的恶劣变化而感到不可知，将目光更多地投向"好巫尚鬼"时，在中原已诞生了一个影响数千年来中华民族健康理念的医疗体系——中医药学。据《周礼》记载，西周当时已建立了医学分科和医事制度；并十分重视经验医学知识的积累，还就某些疾病的治疗提出相应的诊疗方法。殷周之际，随着阴阳五行学说的出现，中医学的理论便逐渐形成。春秋战国时期，相继出现了诸如《内经》、《难经》等尊为"中医药学之坟"的医学巨著。人们已将阴阳、五行、五运、六气等学说广泛地运用于医学领域，作为认识和探讨人体生理现象和病理变化的说理工具，在病因学方面提出了六气病源说与六淫病源说，医学分科更为具体化，并在东周之后，医巫开始分业。

秦汉之际，中医药学术体系已经形成，不论在理论上还是实践上，都达到了一个相当高的水平。如先秦医著《黄帝内经》，对人体的生理、病理、诊断、治疗等规律进行了全面、系统的阐述，而成为中医理论的渊薮。《神农本草经》作为世界最早的药物学专书，汇集了秦汉之前药物知识之大成，为后世药物学的发展奠定了基础。进入秦汉时期，名医辈出，如华佗、张仲景、淳于意等。这一时期确立了中医学的理论与临床诊疗体系，其后中医学均在此基础上发展和丰富的。

魏晋南北朝时期，许多医家在继承前人成就的基础上，对《黄帝内经》《八

---

① 　徐晓望：《福建通史·宋元》，福建人民出版社 2006 年版，第 379 页。

十一难经》《伤寒杂病论》《神农本草经》等医籍进行了整理注解,从理论上做了进一步阐发。王叔和撰写《脉经》,使脉学理论和方法更加系统化。晋代针灸学家皇甫谧吸取《素问》《灵枢》《明堂孔穴针灸治要》三书的基本精神,整理西晋之前的针灸穴位,撰写了《针灸甲乙经》。陶弘景著《本草经集注》,对魏晋之前的本草进行全面总结,为整理中国药物的第一人。

到了隋代,中医临床医学积累了丰富的经验,对疾病的病因、病机、证候的描述都比较详尽,如巢元方等人奉诏主持编撰了中医专论病因病理的大型专著《诸病源候论》,总结了魏晋南北朝以来的医疗经验和成就,对疾病的认识和辨证,都具有独特的见解。该书在唐代之后极受推崇,到了宋代被指定为专业医师的必修课和国家考核医科学生的科目之一,朝鲜、日本也曾将其视为必读的医学典籍。可以说中国医学之所以能够一直向前发展,推溯其源,实自隋代开始。[1] 唐之前,中医药学的理论体系与临床诊疗体系均已确立,有效地指导着医疗实践,成为保障中华民族健康、兴旺的重要医疗体系,其思想亦成为中华民族的健康理念。

张仲景《伤寒杂病论》确立辨证施治原则,丰富和发展了中医学理论和治疗方法。而后,随着北方民族的迁移,包括中医药在内的中原文化在福建地区得到广泛的传播与普及,从而极大地促进了福建人文环境与医学水平的发展和提升。中医药文化在福建的广为流传,为宋代孕育众多优秀的医家奠定了厚实的专业基础,并为日后保生大帝文化的盛行,不断注入了科学的内涵。因此,可以说不论是保生大帝文化形成的渊源,还是其发展、传播过程,中医药文化始终通贯其中,并成为其信仰的核心内涵。

唐宋福建中医药的快速发展,为保生大帝信仰的产生创造肥沃的土壤。相对来说,唐之前福建中医药是不发达的。据现存文献统计,从汉代至南北朝的近800年间,福建仅有近十位医家出现,且这些医家多身兼道士。[2] 虽三国时期福建就有医家闻名如董奉者,但福建中医人才辈出是起于宋代。究其原因,唐之前福建人口稀少,交通极不发达,从而极大限制了医疗实践的开展。闽中"尚鬼信巫"习俗盛行,到了隋代依然流行,从而阻碍了医学发展。唐之前,福建为边陲地区、蛮荒之地,文化层次较低。有资料统计,迨至唐中

---

① 俞慎初:《中国医学简义》,福建科技出版社1983年版,第91页。
② 肖林榕等:《闽台历代中医医家志》,中国医药科技出版社2007年版,第1页。

叶,福建进士及第的仅为薛令之一人[①]。而学习中医需要具备相当的文化基础和医学感悟,故唐之前,福建要产生诸多名医,医学要长足发展,其困难程度是不言而喻的。

进入宋代,伴随福建社会经济的大发展,福建中医药也得到快速进步,包括医药人才、医籍的整理刊行、药物的制作、对外交流等方面,体现出福建医药的特色。福建医药卫生水平得到较大发展,涌现出如吴夲、苏颂、朱端章、宋慈、李迅、杨士瀛等一批在中国医学发展史上具有影响力的名医,涉及内科、外科、妇科、法医学、本草、医籍整理等领域。根据现存资料统计,宋朝福建就产生了41位医家,而唐、五代才9位医家。大量医籍出版流行,改变了过去福建医家著作甚少的局面,据统计医籍有50多种。同时,福建印刷业的发达,使得大量医籍从福建流传到国内外各地,成为福建对外医药交流的重要形式之一。

人们对福建地道药材有了更加深刻的认识,研制成功了一批著名成药,对福建物产的药性有了进一步的认识,如福建转运使丁谓监制的龙团茶、凤团茶,南安县莲花台寺住持净业的“莲花峰茶丸”等。对福建水果物产的药性也有更深刻的认识,将福建盛产的柑橘、荔枝、龙眼、枇杷等制成各种具有药用功能的产品,诸如荔枝煎、丁香荔枝煎之类糖浆剂进贡。宋代福建引种栽培的药材有栀子、芒果、白梅、使君子、番石榴、胡桃、余甘等,龙眼、荔枝、甘蔗等已大面积种植,为全国主产区。依托泉州等著名港口,福建对外医药交流鼎盛,汇集了海外诸国种类繁多的药物,且舶来品数量大,可谓空前。

唐宋时期福建中医药的迅速全面发展,医学知识日益深入民间,逐渐被福建百姓所接受和认可,这就为宋代产生以“神医”吴夲等为代表的一批福建名医奠定了坚实的科学基础。

(三)保生大帝信仰的发展及其中医药文化

保生大帝信仰起源于漳泉交界的青、白礁一带,自宋以来,其影响就在漳、泉两府不断扩大。明清时期,随着漳、泉移民在台湾与东南亚一带的活动,保生大帝信仰的影响也超出漳泉地域的界线,开始向海外延伸。保生大帝信仰之所以有如此的感召力,除了他具有彰显地方保护神的神迹外,还与中医药文化的发展密不可分。

---

① 徐晓望:《福建通史·隋唐五代》,福建人民出版社2006年版,第241页。

吴真人深知"医本活人,学之不精,反为夭折"之至理,自忖欲行医济世之愿,要有高超技术,必须刻苦钻研、精益求精。他在弱冠之年,已"博通天文地理、礼乐诸书","尤以岐黄之术",闻名遐迩,但从不自满,仍然四方遍访名医宿儒,并且虚心向药农、渔、樵请教,深得丹药、针灸、气功奥妙,又经临床实践,其医理益深,医术益精,治法灵活,用药精炼。行医济世,常带银针和自己制炼的丹药,临症按病投药,如矢破的,"虽奇疾沉疴,急就立愈"。

据传,国母患乳疾,朝中太医百治未愈,仁宗心急,出榜求医。真人揭榜应诊,采用"丝线断脉"、"隔幔灸艾"、"铜针刺背"、"内服丹药"诸法而治好。遇一少年被强盗砍倒路旁,脑浆涂地,气息奄奄,九死一生,真人将其背回家中,用"天井"的龙泉水洗涤创口,涂上青草药膏,内服丹药,精心治疗,细心护理,终于把这少年救治康复。南宋杨志在嘉定二年(1209 年)撰写的青礁《慈济宫碑》和大约在嘉定十年(1217 年)庄夏撰写的白礁《慈济宫碑》记载,清晰地显示吴夲医术高明。"枕中肘后之方,未始不数数然也,所治之疾,不旋踵而去,远近以为神医","按病投药,如矢破的,或吸气嘘水,以饮病者,虽沉痼奇怪,亦就痊愈",无论内科、外科、疠疫、疡者、痈疽者,均扶老携幼,日日交踵其门。

吴真人生前精研岐黄,医术精湛,医德高尚,慈悲济世,救人无数,深受时人的尊敬。辞世后,人们怀着对吴真人的敬仰和信赖,自发地建宫立庙,塑像立祀,吴真人渐由神医而为医神。由于屡获当朝封赏,吴真人的崇拜也由民间走进官府、朝廷。吴真人的封号从初始宋乾道七年(1171 年)赐谥为"大道真人"起而后封侯、称公以至真君,计有十次。到明永乐十七年(1419 年),封号为"恩主昊天医灵妙惠真君万寿无极保生大帝",位至极尊,宣告吴真人神权神威的确立,吴真人已完全被神化了。

吴夲之所以能有如此高明的医术,究其原因,实源于他有着崇高的医德,其身上充分体现了中医的人文精神,展示了中医医家所具备的高尚情操和理想。从吴夲行医事迹所体现的医学人文精神来看,其内涵主要有两个方面:一是"以全活人为心"。医者乃仁术,医家唯有将救死扶伤作为其毕生追求的理想与目标,才能为其成为一位名医提供强大的精神动力。由于吴夲树立了崇高的理想,并以一种文化的形式注入整个社会,这就为其日后成为人类文化的重要组成部分,提供了坚实的人文基础。二是敬业爱岗,平易近人。在日常的诊疗活动中,面对民众在缺医少药的环境下艰难生存的现况,吴夲"无问贵贱,悉为视疗",显示出大慈大悲的精神,拯救黎民于痛苦之中。无论贫富、长幼,均视之为亲人,施以深切的同情与求助。故找其看病者,"无日不交踵其门"。因此,受人敬仰,"远近咸以为神"。由于吴夲在世时的崇高理想、人格魅力及精湛的医术,给百姓留下了深刻的印象,并在人们心里构建起民众认可的理想医生的形象,故民众十分感激且崇敬之,这也是日后吴夲之所以能成为一种信仰、一种中华民族文化精神的根本。

吴夲仙逝后,广大民众仍然希望吴夲活着,能帮助民众战胜病魔,并从中获得强大的精神支柱。他们坚信,吴夲生前能够医治各种疑难杂症,死后也一定能够护佑自己的健康。为此,在这种美好愿望的指引下,民众便将吴夲塑造成医神,赋予其无所不能的医术,在冥冥之中如生前一样保护着民众的健康和安全。《杨碑》云:"既没之后,灵异益著,民有疮疡疾疢,不谒诸医,惟侯是求。撮盐盂水,横剑其前,焚香默祷,而沉疴已脱矣!"由此可见,后世民众对吴夲事迹做了进一步地加工和丰富,并赋予了道教的色彩,但它充分体现了广大民众对吴夲生前竭力治病救人的感念,寄托着民众渴求生命健康的美好愿望。宋代以后,随着保生大帝信仰的传播,衍生出许多令人津津乐道的保生大帝的故事和传说,这些附会伪托的神奇怪异之说在继续神秘化其高明医术的同时,也持续强化其慈济救人的高尚品德。《同安县志》赞吴夲"以济人救物为念……以医名天下,而又不取人一钱"。《福建通志》记载其于瘟疫流行之年,施符水拯救漳泉民众免遭瘟疫的厄难。还有其治愈宋仁宗母后乳疾的传说,言其谢绝"御史太医"的高官,不愿永留朝中享受荣华富贵,而志在济世救人,遂仍挂壶云游四方,拯救苍生。上至太后,下至贫民,吴夲都一视同仁,给予精心治疗,做到救人无数,迭奏奇功。这些不断衍生的传说,在寄托着民众抗争现实环境的决心与勇气的同时,不断宣扬并强化着吴夲的医德与医术。吴夲被赋予多重身份,既是儒生,又是道士;其品德亦越来越高尚,慈济仁爱、正直善良、坚持正义、反对唯利是图,等等,这些均体现着中华民族为维持群体生命生存而发展起来的某些值得肯定的伦理道德观念。因此,对保生大帝的信仰既是对医术高超、医德高尚的吴夲的敬仰和怀念,更是对扶危救困、慈惠救世的中华传统美德的赞许与呼唤。对于医务工作者而言,保生大帝信仰中所蕴含的中医传统医德时至今日仍有很好的启迪和借鉴作用。吴夲的所言所行向后人展示着宝贵的中医人文精神,即尊重病人的生命价值,关心病人,同情病人,给病人以亲人般的人道之爱。重新审视吴夲的医德观念,研究吴夲的医德思想对传承中医人文精神有重要意义,有助于医务工作者继承、发展、创新和升华中医人文精神,用富有时代意义的中医人文精神更好地为人民服务。

　　长期以来，人们崇拜吴夲，不仅弘扬了吴夲的高尚精神，而且在一定程度上缓和了不少地方，尤其是在农村缺医少药的状况。在奉祀保生大帝的功庙中，大多设有药签供人们抽取治病，这是福建民间医生将药方与道教的抽签形式结合起来产生的一种求医方式，是在当时医药不发达的年代民众寻医问药的途径之一。以当时的社会环境与医学水平来看，药签这一形式使得民间求助于神灵的寻医问药由单纯地依靠巫术转变为"巫医并用"，这不失为一种进步。它为民间医生宣传中医药提供了一个平台，民间医生将自己的单方、验方假托神明的名义放置于神前供桌上，借助宗教的力量在民众中普及中医药的理念，潜移默化地影响着民众的健康观念。

　　在保生大帝助人为乐精神的推动下，许多宫庙都热衷于慈善公益及文教事业。以福建为例，泉州花桥慈济宫施医赠药的传统甚为典型。从清光绪年间开始，花桥慈济宫坚持不懈地开展善举工作，积极邀请名医义务行医。在宫后空地自辟药圃，种植中草药，并且依照古药方、民间偏方，遵循古法炮制各种丹膏丸散。新中国成立后，由于社会制度的变化，人民生活的改善，其善举主要集中于施药。1985年3月，恢复中断多年的义诊，正式开办义诊所，设有中医内科、中医外科、西医内科、西医外科、小儿科、妇科、风湿科等，聘请泉州退休的中西名医担任该所医生。[①] 除了驻所义诊外，每年还有几次不定期的下乡义诊，到缺医少药的边远农村、山区为贫困患者送医送药。近年又新开辟了为旅游观光者提供保健咨询这一新的服务项目。1998年10月20日，花桥慈济宫增设了花桥旅游保健咨询服务站，免费为旅游者提供保健咨询服务，同时编印《泉州市旅游保健手册》，免费提供旅游者备用，内容包括：旅游保健简便药品、提示在旅游期间必须携带的一些常备简便药物、旅游期间常见病的症状及处理、旅游保健简易方。

　　在台湾地区，许多奉祀保生大帝的宫庙都热衷于慈善公益及文教事业。如台北市大龙峒的保安宫长年从事社会公益事业，积极参与各项文教活动，还设置奖助学金，发放低收入户救济金，参与急难救助，并利用开办的图书馆，推广成人教育。台南县学甲镇的慈济宫通过大力推广文教事业，回馈地方，已兴建了一座文化大楼，一楼为康乐台，二楼为陶瓷馆，三楼为文物馆，

---

　　① 陈自强：《略谈泉州花桥宫及其善举》，漳州吴真人研究会《吴真人学术研究论文集》，厦门大学出版社1990年版，第209～214页。

四、五楼为图书馆和阅览室,六楼为宫史馆,设备齐全,均向社会开放,成为地方文化的中心。台南县归仁乡的仁寿宫设有归仁中学的奖助学金,鼓励学生努力向学,还设有各项慈善基金,举办多项公益事业。高雄县大寮乡的保福宫不仅将场所借给乡公所办幼稚园,还聘请老师来此教小朋友念书,宫内书声朗口,甚为奇观。① 保生大帝信仰的核心内核是其慈济仁爱的中医人文精神,这种精神是中华民族的宝贵精神,对当今医德的塑造仍有重要的现实意义,值得继承并发扬光大。

### (四)保生大帝信仰的演变与中医药的发展

保生大帝文化的盛行推动了中医药诊疗思维模式的创新。进入宋代,福建社会经济文化得到迅速发展,至南宋中叶已是国内人口最密集区域之一,有"人才之盛,甲于天下"、"东南全盛之邦"等美称。然而此时福建地区瘟疫时常暴发,加上山多林密、交通不便,缺医少药局面严重。疾病对百姓生命健康造成很大威胁,人们十分期待有位神医出现,以保一方平安。为此,因吴夲在世救人无数,深受百姓爱戴,故在神灵崇拜潜意识地左右下,民众从吴夲那里获得了膜拜的原动力,并在精神世界和日常生活中,实现人们对于健康养生、防病祛病的追求。并在统治者、有识之士、信徒等的大力推动下,随着时间的推移,吴夲逐渐从一位名医,向地方保护神所彰显的神迹转变,最后形成了保生大帝文化。

到了南宋,保生大帝已成功渗透到社会各个方面。在闽南,明清泉州府城划分为 36 铺,每铺都有保生大帝庙,其余各县亦然,仅厦门就有 20 多座;漳州也在 130 座以上。② 相比之下,历代福建中医药的发展就没如此迅速。据统计,福建医家宋代 41 人,元代 13 人,明代 155 人,清代 613 人。③ 福建历代医家的数量远不及保生大帝庙宇数量,中医药普遍缺少传播、宣传和治疗的场所。

面对民众对医药卫生日益增长的需求与中医药发展缓慢之间的尖锐矛盾,如何寻找一个可有效地向老百姓传播和宣传中医药的平台,并且将中医

---

① 何绵山:《保生大帝信仰在台湾》,《上海道教》2005 年第 1 期。

② 林拓:《地域社会变迁与民间信仰区域化的分异形态——以近 800 年来福建民间信仰为中心》,《宗教学研究》2007 年第 3 期。

③ 肖林榕、林端宜:《闽台历代中医医家志》,中国医药科技出版社 2007 年版,第 11 页。

药变为民众自觉的医学认知与行为,确是一个困扰中医师的难题,尤其在生产力较低、交通不便的时代。为此,有识之士创造性将中医药知识融入保生大帝文化,透过遍布各地乡镇、村庄供奉保生大帝庙宇的网络平台,弥补了中医人力之不足,使得中医药知识在特定条件下,得到最广泛的传播,从而达到救死扶伤的目的,及创造出具有丰富想象力的医疗效果。

保生大帝文化吸收了道佛文化,有直观、通俗、简便、灵验等特点,而且供奉保生大帝庙宇,往往是人们经济、信仰、集会、教育、娱乐、防御的中心,在很大程度上成为百姓整合的纽带。通过保生大帝文化的盛行,由此创造了以寺庙为平台,融感性与理性思维为一体的具有闽台特色的诊疗思维模式,成为在特定的历史时期里,有效地传播中医药文化、防病治病的行为模式,使之在特定的历史时期,对两岸百姓祈福健康、防病祛病,发挥了重要的作用。

保生大帝信仰的传播与中医药文化的发展相互交融。保生大帝文化,从产生、形成到发展的进程中,其内容经历了多次的演变,从一位早期的医神,演绎为地方保护神,最后发展为法力灵验的神祇,有关保生大帝的各种传说也随之日益丰满且传奇。然而保生大帝作为人们所崇拜的"医神"形象始终如一,作为保生大帝文化的核心内涵,随着时间的推移,更加日益鲜明与饱满,从而满足广大信众对于健康治病的精神追求,增强他们与大自然、疾病抗争的信心与勇气。从地方史料中,可以看到闽台凡有过瘟疫肆虐、疾病频发的地方,都建有保生大帝宫庙,作为"保境安民"的地方守护神。且为了促进保生大帝信仰的传播,信众致力于从各种渠道中汲取养料,抽取不同时期各地流传的神医故事的要素,创造出吴夲医术神妙的具体事例,如孙思邈的一些传说,被全盘移植到保生大帝名下。[①] 实际上,保生大帝已成为人们历代传诵中医医家超人医术与神奇疗效的载体,从而使得保生大帝文化这种精神信仰深深地植根于广大信众的日常生活,蕴含于风俗和大众心态之中,以实现人们对于防病治病追求的强烈现实性。

在供奉保生大帝的宫庙中,常设有药签,以便让信众在祈求保生大帝驱走病魔的同时,也可求个药方。在得到神明的旨意之后,祷祝者可持药方,到中药铺里抓药服用。在特定的历史时期,通过祈求、抽签、取药的形式,将中医药信息传递给信众,使之得以防病治病,实为一种创举。中医药作为一门

---

① 范正义:《保生大帝信仰与闽台社会》,福建人民出版社 2006 年版,第 48 页。

精深学问,其学习需要具备相当的文化基础和医学感悟,故对于许多文化知识甚少或无知者而言,在生产力水平低下、缺医少药的环境中,要治疗疾病是十分困难的。为此,通过保生大帝文化,将深奥的中医药变为老少咸宜的、主动的医疗行为,则在某种程度上解决了人们受疾病困扰的境地。这既符合保生大帝行医救世的信仰,也符合中医药救死扶伤的目的。此外,鉴于供奉保生大帝庙宇,常是人们经济、信仰、集会、教育、娱乐的中心,故为了便于人们诊疗疾病,一些中医师将诊治疾病的场所放在庙宇内,极大方便了人们对于中医药的需求,如清光绪四年(1878年),泉州民众在供奉保生大帝的花桥慈济宫,创办了"泉郡施药局",并延续至今,为广大民众义诊施药。

## 二、保生大帝信仰的传播与闽台中医药文化

保生大帝信仰为北宋年间发源于我国东南沿海漳州与泉州交界一带的地方神信仰。明清以后,随着闽人迁台的步伐,保生大帝信仰传播到台湾,成为台湾民众顶礼膜拜的一尊重要神祇。受社会经济、历史文化积累、疾病流行等因素的影响,保生大帝信仰的传播也形成了具有闽台自身区域文化特色、自然积聚的特点,这是保生大帝文化形成及区域性传播的天然的、深厚的、基本的客观基础。

### (一)保生大帝信仰在闽台的传播

在漫长的历史发展过程中,闽台区域人民积淀了丰富而厚重的中医药文化,闽台区域人民所推崇的传统中医药文化,是中华民族健康文化的一个重要组成部分。作为一种地方文化形态,其特征主要体现在传统医药文化的核心要素上,也就是以人的整体健康价值观念为主要指标的民族性特征,并逐渐形成了以民间风俗、宗教信仰、饮食习惯和语言等形态出现的同时也见之于行为的运行模式。中医药知识在闽台传播的历史进程中,不断吸纳了闽台两地对当地特色中草药相关研究成果,并逐渐具备了一定的地方特色,向本土化方向发展,形成了具备共性又兼具各自特征的健康文化理念,其中有许多中草药是以往本草学书籍所未记载的。闽台中医药是一种以中医药文化为主,同时,注重涵纳了闽南文化、客家文化中对健康认识的理念,不断呈现出传统性、地域性、宗教性、民俗性的特征,并形成了诸多具有鲜明民族和地

方特色的传统医药文化活动和中医药健康理念体系。①

据《温陵探古录》记载,吴夲于北宋大中祥符四年(1011年)在泉州行医,曾治愈一陈姓患者"浑身骨痛,无法行走"的宿疾。同时为了救治疫区的病人,吴夲还深入泉州所属各县乡,翻山越岭,如亲自到泉州所属的德化县普施丹药。为此,在吴真人生前进行医药卫生活动的闽南地区相继建立了许多祀奉吴真人的庙宇。随着福建经济的发展和人口迁徙流动,保生大帝信仰作为一种民间信仰在福建得到迅速传播,这一点从福建省各地林立的保生大帝庙宇可窥一斑。又如从清朝康熙年间起,闽西的永定县高陂镇北山村张姓村民每年农历十一月初八日都会恭迎吴公座像逐个自然村巡游,祈祷五谷丰登,物阜民康,成为远近闻名、闽西仅有的一种民俗活动,迄今已延续了400多年。2000年,该村村民还自发捐资建造了吴公庵供奉吴公。

目前学界对保生大帝信仰何时传入台湾这一问题尚无定论。宋元时期,台湾已发现有闽人活动的迹象,至于保生大帝信仰是否有在岛上落足尚无从考证。据台湾学者卢嘉兴的考证,目前可以查阅到的见诸文献的最早记载台湾建立的保生大帝祠祀,应是肇建于荷兰侵占台湾时期(1624—1661年)的台南县广储东里的大道公庙,俗称"开台大道公"。明朝末年,一批泉州移民横渡台湾海峡前来定居,也从故乡请来保生大帝的香火,祈求保佑航行平安。郑成功复台后,保生大帝信仰在台湾有较大的发展。随着闽南移民的剧增,供奉保生大帝的庙宇先在台南、高雄地方出现,随后发展到嘉义、云林等中南部地区,北部的台北、宜兰较晚。此后,保生大帝信仰在台湾迅速传播,尤其是在入清后闽人移台的几个高潮中,台湾各地普遍兴起建保生大帝宫庙的热潮。供奉保生大帝的分身像,全台共有150多座庙宇,尤以台南县学甲慈济宫最为著名。目前台湾供有保生大帝神位600多家,其中有420多家组成保生大帝联谊会。300多年来,每年3月11日台湾各地保生大帝庙宇都要聚集学甲慈济宫举行规模盛大的祭典活动。

(二)保生大帝信仰的传播与闽台中医药文化的互动

尽管处于不同的时代背景与不同的政策之下,保生大帝的信仰人群总是能够以不同的方式应对不同的生存环境,使保生大帝信仰在契合历代王朝的

---

① 肖林榕:《闽台中医药的历史渊源与现代发展》,《福建中医学院学报》2006年第1期。

政策意向下,不断地在民众间传播并膨胀。历史上保生大帝频频彰显医术上的神力,为其不断地争取到大量的信仰人群,从而使保生大帝信仰广为流传。

台湾地处亚热带、气候温热潮湿,各种瘟疫、疾病容易流行,素来被称为"瘴疠之地"。早期迁台汉人在垦荒过程,对于疾病的抗争是一个攸关生存的极重要内容。台湾开拓初期,背井离乡的移民来到这满目荆棘、一片荒凉之地,开荒垦殖,面临着重重的困难,时刻面临死神的威胁,无处求医问药,遇到疾病时束手无措。移民迫切希望神灵降福赐药,盼望医神的出现,来保护他们的生命安全和健康。这种现状对保生大帝信仰在台湾的传播,起到推波助澜的作用。由于保生大帝文化包含有精神与物质两个层面战胜病魔的力量,是闽南人民普遍崇拜的医神,因此,在生产力水平低下、医药知识缺乏的年代,保生大帝文化就成为当时迁台汉人,尤其是闽籍移民战胜疾病的必然抉择,成为漳、泉移民的首选神灵。而且,这种信仰的社会功能随着时代发展而不断发生变化。台湾开发后,其职能也大为扩延,从祛病愈疾的医神逐渐朝着消灾除患、无所不能的地方守护神演化。这进一步丰富和深化信仰的内容,并大大强化了其医神的地位,为社会各阶层所普遍接受,成为人们共同祀奉的健康保护神,寄托着人们祈求平安健康的美好心愿。

保生大帝信仰之所以在台湾有如此之大的影响,除了移民台湾的多是闽南人外,根本原因是当时台湾医学落后,瘴气严重,人们不但容易得病,而且常常受到瘟疫流行的严重危害,故以比本土更大的宗教热情,奉保生大帝为医神,祈求保佑。台湾许多保生大帝庙悬挂着诸如"圣药仙方"、"医道神圣"、"起死回生"、"保赤长生"、"真元寿世"、"宣慈寿世"、"回天之功"、"保命护生"之类的匾额。不少楹联也直书保生大帝是"医神灵",有"济世良方",能"妙手回春",使"死者复生"。吴夲之所以能成为两岸共同奉祀的医神,与其生前高尚的医德、高明的医术是紧密相关的。也就是说,在信仰传播的过程中,中医药文化的内涵始终在起着重要作用,影响着信仰传播地区的普通民众对保生大帝的理解和态度,他们更看重吴夲生前是一位神医并且能够显灵保佑他们。分析保生大帝信仰在台湾等地的传播过程,可以得知中医药文化的内涵在民间信仰传播、流传中的重要意义,也有助于了解保生大帝信仰在世界传播。

保生大帝药签的形成与推广,对于进一步扩大保生大帝信仰的影响及在民众中的凝聚力,其作用是应该受到充分重视的。据考证,保生大帝药签并非吴夲本人所创,而是后人集古代成方和民间常见验方而成的。应该说,药签的产生既来源于中药方剂的传统,又是与当时闽台区域社会的文化背景相适应的。闽台民众有着"病不求医,唯神是祷"的文化习惯,这既是因为旧时缺医少药,也是与传统习惯密切相关的。在这种背景下,作为医神面目出现的保生大帝信仰,不失时机地抓住缺医少药的社会现实与民众的心理需求,发展出求药签的崇拜形式。药签对推动保生大帝信仰的传播主要表现在药签收录的药方具有简、便、廉、验及分科明确的特点,这完全是根据民间信徒的心理和健康需求而产生的。可以说,闽台特色的中医药文化催生了药签的出现,也进一步促使保生大帝信仰更加深入人心。

在历史上,各个朝代、各个地区,不乏诸如吴夲甚或比他更有名气、才华的神医,但是能在去世之后被民众奉为"医神"的屈指可数,而且影响力如保生大帝之大的更加寥寥无几。当代社会学在观察社会现象时有着三种不同的视角:功能主义的视角、冲突论的视角与互动论的视角。尽管功能论与冲突论在研究视角上存在着极大的反差,但在有关人类社会与人类行为的结构主义观上,却持有一致的看法,它们均认为"社会结构应被视为这样一种社会事实,即它在个人之外却又控制着个人的行为",而个人的行为"主要是非个人所能造成的社会结构和社会力量的产物"。① 社会学的这种结构主义的视角给笔者以启发。

笔者认为,保生大帝信仰对闽台中医药文化发展的影响,并不是参与其中的行动者本人的一己之愿,行动者的这些行为在更大程度是特定时空背景下的地域社会的社会结构与社会力量型塑后的结果。这也是笔者在通篇论述中,一直都试图把保生大帝信仰置于特定时空的地域社会中加以考察的原因。笔者费尽笔墨描述了保生大帝信仰与地域社会之间长期的、复杂的互动关系,其实也是希望借助对保生大帝信仰的剖析,来深入把握地域社会的运作模式。社会究竟是如何运作的? 按照功能视角的理论,"社会的每部分都对总体发生作用,由此维持了社会稳定"。冲突论者则认为,"构成社会的各部分远不是作为整体一部分而平稳运行的,实际上,他们是互相冲突的"。而社会秩序只是社会各部分之间冲突的一种暂时性的平衡。互动论者则研究"人们在日常生活中是如何交往的,他们又是如何使这种交往产生实质性意义的"。② 功能论者与冲突论者均认为社会的各个部分之间的活动,不管其

---

① 〔美〕戴维·波普诺:《社会学》,中国人民大学出版社1999年版,第19页。

② 〔美〕戴维·波普诺:《社会学》,中国人民大学出版社1999年版,第18～20页。

活动是相互合作的,还是彼此冲突的,结果都导致了社会的稳定发展。互动论者则赋予行动者以主观的能动性,认为是行动者的创造性活动,赋予社会行为以意义。

健康是千百年来人类存在的一个根本问题。自古以来,人类对于生命健康、疾病防治从未停止过追求的脚步。在漫长的历史发展进程中,在面对恶劣的生存环境和肆虐疾病的威胁下,中华民族并没有坐以待毙,而是想尽一切办法来克服自然力所带来的灾祸,并比其他民族倾注了更多的心血,怀着一份更强烈的情结,不断探寻维护健康和防治疾病的奥秘。不论在物质形态、精神财富还是行为认知方面都创造了灿烂瑰丽的文化,不仅积淀出堪称人类瑰宝的中医药文化,而且将其渗透到人们政治、经济、社会、文化、生活和精神的方方面面。

作为一种民间信仰,保生大帝必须在历史的长时段发展中,表现出能让信徒充分信服的灵迹,也就是一些学者所指出的,民间神祇要维持与发展必须满足信徒功利性的信仰需求。从实际情况来看,奉祀宫庙的香火是否旺盛直接影响着一种神祇的灵验与否。久不显灵的宫庙,往往导致门可罗雀的后果,而灵迹频传的宫庙,则会吸引各地信徒的纷至沓来。在保生大帝信仰的传播中,很多宫庙的创建都是在保生大帝灵验的直接刺激下才得以完成的。

保生大帝文化,从产生、形成到发展的进程中,其内容经历了多次的演变,从一位早期的医神,演绎为地方保护神,最后发展为法力灵验的神祇,有关保生大帝的各种传说也随之日益丰满且传奇。然而,保生大帝作为人们所崇拜的"医神"形象始终如一,作为保生大帝文化的核心内涵,随着时间的推移,更加日益鲜明与饱满,从而不断满足广大信徒对于健康治病的精神追求,提高他们与大自然和疾病抗争的信心与勇气。通过历代的不断加工和丰富,实际上,保生大帝文化与中医药文化的交融,成为人们传说历代中医医家超人医术与神奇疗效的载体,从而使得保生大帝文化这种精神信仰深深地植根于广大信众的日常生活,蕴含于风俗和大众心态之中,以实现人们对于健康治病追求的强烈现实性与功利性。应该说,中华民族热爱生命,追求健康的精神,是保生大帝信仰得以形成、发展的土壤。

宗教信仰活动的一个重要内容就是抽签,保生大帝信仰也不例外。供奉保生大帝的宫庙一般都设有药签,让信众在祈求保生大帝驱走病魔的同时,也可以求个药方。这种药签,大致上来说,和一般抽诗签问吉凶的方式一样。但在抽药签前,除祈祷者必须先持香默祷外,还须将病情详细叙述一番,让保生大帝知道后,再在签筒中任意抽一签,再掷两个杯筊于地,若一俯一仰,则为神明的旨意。在得到神明的旨意之后,祷祝者便可持药签向庙祝索取药方,到中药铺里抓药服用即可。在特定的历史时期,通过祈求、抽签、取药的形式,将中医药信息传递给信众,使之得以防病治病,实为一种创举。

闽台中医药交流是中医学发展的重要组成部分,闽台中医药文化在不断交流和发展中,形成了独具地方特色的传统中医药文化活动和中医药体系。前文所述近年举办的保生慈济文化节,其中隐藏着深厚的中医药文化的影响,而且这在闽台地区的地方特色的作用下,形成了不同于其他地区的独特之处。如作为"第三届海沧保生慈济文化节"的一大亮点的闽台中医药博物馆,是全国首创的室内外相结合的中医药博物馆。该博物馆的最大特色在于展示闽台两地中医药发展的渊源。在室内馆区,参观者可清晰地了解闽台中医药发展和交流史的脉络。依托青礁慈济宫的丰厚人文底蕴和丰富的中草药资源,这座博物馆将成为我省独具特色中医药文化基地。

保生大帝文化促进中医药文化在台湾地区传播,维系着闽台民众的健康理念,是海峡两岸同胞健康理念认同的文化纽带之一,也是中医药传入台湾的先驱和重要载体。据台湾方志所载,台湾"大道公庙"的历史,由来甚久;早在荷据、明郑时期,以迄清领康熙年间,台湾府、县及凤山、诸罗各地,业已先后建有 20 多处的保生大帝庙。台湾民间久来流传"渡海靠妈祖,安居靠真人"的俗谚。鉴于保生大帝文化与中医药文化的交融,可见闽台两地的医缘、药缘至少应从保生大帝文化传入台湾算起。此外,每年敬拜保生大帝的程式,又不断强化了台湾广大信众对祖国的思念,以及对中医药健康理念的认同感,实现信众对中医药文化理念的无缝隙认识。

福建与台湾隔海相望,一衣带水。由于地理上紧密相邻的便利,大陆民间和台湾最早联系的是漳、泉百姓。受地缘、气候、生产生活资料等组成的生态环境的影响,使得保生大帝信仰随闽南移民传入台湾后,逐渐成为台湾地区仅次于妈祖的第二大民间信仰。

近年来,常有台湾民众到大陆参加保生大帝的诞辰庙会,不少宫庙还直接组团远渡白礁谒祖。保生大帝文化也就成为海峡两岸同胞的情感纽带和重要的交流平台。正因为保生大帝文化所承载的中医药文化,是其核心的内涵,从而极大地促进了保生大帝信仰在海峡两岸间的传播与普及。当然,伴随保生大帝文化的广为传播,也带动了中医药文化在海峡两岸间的广泛传播与普及。保生大帝文化作为中华传统文化的组成部分,不论在维系海峡两岸同胞的健康理念与情感纽带方面,还是在世界各地广为流传方面,其影响力都已经远超出医药卫生领域,可谓令万千信众顶礼膜拜,让五湖四海的信徒携手共襄盛举。

随着闽台民间文化交流的增强,基于这种文化背景下的商贸往来必将得到进一步的发展,同时它又反过来促进民间文化的发展。文化背景的相同或相似性是商贸合作成功的一个重要文化因素。中医药文化是保生大帝文化形成的主要渊源之一和核心内容,而保生大帝文化的形成和传播,又推进了中医药文化在海峡两岸间的普及和发展,成为推动两岸中华文化交流的有效载体与平台。

保生大帝信仰作为海峡两岸交流的载体,已成为不断促进两岸同胞情感交流的最好平台,不论历史还是现代,对于中医药文化在海峡两岸民间的交流与传播,都将发挥着重要的作用。因此,加强保生大帝信仰研究,是不断扩大海峡两岸的保生大帝信仰交流,深化闽台两岸的中医药文化交流,提高两岸民间交流的层次,进一步增进海峡两岸的了解,增强文化认同,加强台胞"根"、"祖"、"脉"意识,构建更具完备功能的对台工作新平台的一项重要内容。所以,很有必要从历史发展的脉络,在人文社科与医学相结合的视野下,对保生大帝与海峡两岸中医药文化传播的诸方面进行深入研究和探索,这对弘扬保生大帝文化与中医药文化,促进海峡两岸交流及和平统一有着十分积极且重要的意义,对增进海峡两岸人民的认同感与情感融合无疑是一个很有意义的课题。

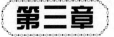

# 闽台中医药文化交流

福建与台湾有着天然的血脉联系,历史上的多次移民潮使台湾社会隶漳、泉籍者十分之七八。福建移民将中原文化带入台湾,推动台湾的发展。因此,可以说台湾文化是受闽文化的滋养发展起来的。作为闽文化的一部分,福建中医药文化深深影响了台湾中医药文化。随着大陆移民不断移居台湾,中医也随之传播到台湾。

## 第一节　明清闽台中医药文化交流

### 一、明末清初闽台中医药文化交流

台湾开发较晚,医药并不发达。郑成功收复台湾后,闽南漳泉移民三次东渡台湾,带入大量的中医药著作和技术,被誉为"台湾医祖"的闽人沈佺期也入台行医。清朝平台后,闽民入台潮再起,移民"所至必具药铺",[①]同时还涌现出以吴沙为代表的大批优秀渡台闽医。所以,台湾中医药文化早已被打上了深深的福建烙印。

沈佺期(1608—1682),字云禧,号鹤斋,福建南安县人,幼识许多民间青草药方。明崇祯十五年(1642年)乡试中举,十六年(1643年)登进士,授吏部郎中。明亡,沈氏操节南归,闭门谢客,后为避清廷征召,先后隐居于同安大帽山甘露寺、本山虎洞及水头鹄岭白莲寺。

顺治四年(1647年)八月,郑成功进攻泉州,当地民众纷起响应。沈氏率九溪十八坝数千乡民起义,于桃花山与郑成功会合,从此,沈佺期成为郑成功

---

① 　郭镜智:《闽台通商与医药贸易》,《福建中医药》1991年第6期。

幕府上客。顺治十八年(1661年)初,郑成功议复台湾,诸将各有争议,沈佺期则极力赞同。三月下旬,郑军誓师东征,留沈佺期等于厦门辅佐世子郑经。郑成功对他很尊重,凡是军国大事,都先征询他的意见而后行,并尊称他为"老先生",军中的将士们则因他辅佐郑成功协理军机而尊称他为"中丞大人"。郑成功逝世后,沈氏于康熙三年(1664年)三月,随郑经入台湾。是时,台湾初辟,瘴气为害,将士多不服水土,病者十之八九,台地缺医少药,死亡颇多。沈氏以救死扶伤为己任,凭过去所学医书,详察病理,亲自上山采药,熬制汤膏,施送救治,不计报酬,拯救了许多病危军民的生命。

沈佺期在台湾生活20多年,行医济世,救人无数,积极传播祖国的传统医学,对台湾的医学产生了深远的影响。在台湾民间,至今仍然流传着"沈中丞悬壶问世"的故事,台湾同胞把他奉为"台湾医祖"。

徐麟书,原籍广东蕉岭。生于乾隆四十六年(1781年)十月,卒于道光二十九年(1849年),寿69岁。其世家六代经营药物生意,同时钻研医术。及麟书时,他便继承祖业,对医学刻苦钻研,有很深之造诣,而且独具匠心,发明了不少妙剂良方,博得世人的好评。曾被清宣宗征用为御医,后因清朝政治腐败,麟书不愿立身于危朝,遂离京渡台。初居于台南,继辗转播迁,最后于新屋乡后湖村悬壶行医,自此医名逐渐传开。他替人察脉辨色,深澈腠理;处方用药,必中肯綮,一时有"和缓再世"之誉。他在行医临诊之暇,著有《秘传医书》一册,专门论述其在行医中所得的经验与心得,并论述了症状记录在临证中的重要性。

吴沙(1731—1798),福建漳浦县人。乾隆三十八年(1773年)他由原籍到台湾,先居住在淡水,后来迁至三貂社。又以三貂为基地,集结和率领漳州、泉州、广东三地移民入垦宜兰,成为台湾开发史上声名赫赫的"开兰始祖"。

吴沙性格豪放,为人仗义,曾经与当地原住民通商,深得民众的爱戴和信任。在与原住民贸易的过程中,他见宜兰中部一片荒芜,原住民不善于耕作,立志要开发宜兰。乾隆五十二年(1787年),吴沙开始筹划开垦宜兰。他以三貂为基地,对开垦宜兰进行周密充分的准备,整整历经9年时间。嘉庆元年(1796年),吴沙率领漳泉粤三籍移民1000多人,乡勇200多人,乘船进驻宜兰乌石港,登陆后马上筑土围,称"头围"。吴沙以头围为据点,创建了宜兰第一个汉人聚居地。开垦工作迅速展开,掀开了宜兰平原开发的序幕。开兰行动从一开始就受原住民阻挠,吴沙深刻认识到处理好民族关系对开垦大业的重要性。在处理汉番关系中,吴沙注意用仁德感化番民。嘉庆二年(1797年),"番患痘,枕藉死,合社迁徙。沙以药施之,不敢食;强而服之,病立瘳。凡所活百数十人"。番人以为他是神,就用土地酬谢他。吴沙将垦民组织成结(十数人为一结)、围(数十结为一围),在不到一年的时间里,接连开发了二围、三围。

吴沙开兰之功,后世评价极高。咸丰八年(1858年)清政府在宜兰头城乌石港前接官亭内立"吴沙昭绩碑",以彰显其开发宜兰的历史功绩,当代人盛赞其"真成拓土无双士,正是开兰第一人"。

## 二、晚清闽台中医药文化的传承与被传承

鸦片战争后,闽台两地先后开启了近代化的进程,尤其在洋务运动时期,闽台两地的社会建设都跃上了新台阶。马尾船政的建立,有利于两地医学人员的自由往来以及大规模中药材运输。而沈葆桢、刘铭传等人主政台湾时,禁止内地人渡台入山政策被废除,①成功建省则使台湾政治军事地位提升,1885年台北官医局和官药局的开设更创台湾公立医院之始。② 以上这些都成为中医药文化交流的有利条件。但不利条件也很突出。自福州、厦门开埠通商后,西方势力不断渗入福建,而从《天津条约》开台湾、淡水为通商口岸,到牡丹社事件,再到中法战争期间法舰攻台,都凸显出台湾的危险处境。不过,无论历史条件多么复杂,文化传承的关键都在于人。因此,人员互动情况成为闽台中医药文化交流热度的关键测定指标。

从福建中医药人员的情况看,在台闽医占据交流的主导地位。由于福建移民在台比例极高,所以在台中医多为闽籍。这些闽医既包括渡台者,也包括福建移民后裔。他们可大致被分为三类:其一,以医为善、服务社会型。名医范元成就是此类闽医代表。范元成,泉州同安人,"幼随父渡台居基隆。及长,潜心医术,精攻外科"。在台湾保卫战期间,他对伤员"悉心诊治,获应者众,一时医名大扬"。③ 如此德术皆优的中医自然受到台湾民众推崇。除服务社会外,此类闽医中还有不少以医为善者。南安蓬岛人郭严明便是一例。他道光年间"渡台经商,传承先祖旧业,壮年学习医书,擅治痘疹,救人不少

① 邹爱莲主编:《明清宫藏台湾档案汇编》第187册,九州出版社2008年版,第146页。
② 连横:《台湾通史》(下),商务印书馆1983年版,第398页。
③ 王诗琅:《台湾人物志》,海峡学术出版社2003年版,第153页。

……不计谢仪"。<sup>①</sup> 而正是范元成、郭严明这些有德闽医的仁心仁术，才使福建中医药文化更加深入台湾民心。其二，经商行医兼具型。泉州花桥人陈梅圃是此类代表。其祖、父均为中医，陈氏"少年时便研习岐黄，得悉药性炮制之法"，清末到基隆后，"为人诊病，和蔼诚恳，以医德见称"。<sup>②</sup> 陈梅圃的医术毋庸置疑，但其主业却是经营"同壶药行"。事实上，这样在台行医的福建药行商不在少数，而在他们主营药材、兼行医术的过程中，也将福建中医药学的理念带到台湾。其三，传教为主兼行医型。他们往往是宗教人士。台湾社会素来有强烈的宗教信仰氛围，包括保生大帝医药崇拜在内的诸多信仰都来自福建。因此，此类医家所用的仪式、咒禁、药签等民俗疗法，或是其他传统中医方法，皆成为其用以医治台湾民众进而传播信仰的手段，这也就间接推广了福建中医药文化。总之，以上三类在台闽籍中医的影响几乎可以覆盖整个台湾社会。因此，闽籍中医人才不仅是推动台湾中医学发展的主力，更是推动闽台中医药文化交流的主力。

从台湾中医药人员情况看，来闽学习是重要的交流方式。传统上，福建是台湾中医药业者的首选求学地，近代初期亦然。台南人江岱东就曾赴鼓浪屿学习眼科，此后"能制阴阳丹治疗急性结膜炎、角膜炎"，其自创的"真珠散"治角膜翳最为神奇，返回台湾南县后，其医术"至今犹炙人口"。<sup>③</sup> 与江岱东相似经历的赴闽学医者还有不少。他们在学习的过程中，也无形中将台湾医者对病症、药材的理解带到福建，形成文化反哺。

当然，人员交往并非闽台中医药文化交流的唯一体现，医药贸易亦然。台湾中药材虽有特色，但种类有限，人参、大黄、阿胶等多种药材都要购自大陆，福建便是最佳的贸易集散地。史载，清代台湾海峡"海船多漳、泉商贾海船……至山东贩卖（台湾的）粗细碗碟、杉枋、糖、纸、胡椒、苏木，回日则载白蜡、紫草、药材……至关东贩卖乌茶、黄茶，回日则载药材"。<sup>④</sup> 而樟脑、硫磺等台湾药材也通过这一贸易渠道外销。这种由福建作为对台药材贸易集散地的模式，清中期已基本成型，直至日本割占台湾后才逐渐被改变。

因此，晚清前期的闽台中医药文化交流虽受诸多因素的影响，但无论在

　　① 肖林榕、林端宜：《闽台历代中医医家志》，中国医药科技出版社 2007 年版，第 311 页。

　　② 肖林榕、林端宜：《闽台历代中医医家志》，第 309 页。

　　③ 肖林榕、林端宜：《闽台历代中医医家志》，第 298 页。

　　④ 连横：《台湾通史》（上），商务印书馆 1983 年版，第 12 页。

人才交往还是在中药材贸易上,都基本沿袭福建中医药文化输入台湾为主,台湾中医药文化反哺福建为辅的传统模式。

## 三、日据时期闽台中医药文化交流

1895 年《马关条约》将台湾割让给日本,从此闽台分属两国。日本以军事手段镇压台湾的乙未抗日斗争之后,正式设立台湾总督府为其殖民统治机构,由此开启长达 50 年的日据时期。

日据台湾之初,稳定局面、建立统治是当时台湾总督府的第一要务。因此,日本人亟需尽快镇压台湾各处的抗日斗争。而相对的,总督府在执行同化政策时便没有那么急切。这就为台湾中医药文化的生存提供了喘息时间。据日人统计,1897 年"全台湾中医师计有一千零七十人。此中分为博通医学,讲究方脉有良之称者二十九人;以儒者而从事医疗而称儒医者九十一人;称采有秘方为祖传世医者九十七人;稍有文字修养从医家传习若干方剂时医者八百二十九人"。① 可见当时台医群体已有一定规模。然而医疗是总督府骗取民心、维护统治的重要手段,因此 1896 年《台湾医业规则》建立的以西医学为中心的医疗体系,同年在台北所开设的台湾病院(翌年改名台北病院)及台湾总督府立医院,以及 1897 年在台北病院内设立的医学讲习所,都旨在树立西医的绝对权威。

与力挺西医相反,总督府对中医药采取的是歧视、限制与渐禁的政策。1896 年《台湾医业规则》规定,在台行医必须持有通过西医考核后颁发的许可证,只在缺医少药地区,无证者才可在技术审查通过后暂时执业,但这种限地开业医生被称为"乙种医师"。② 很显然,殖民当局在刻意贬低中医为二等医生。更有甚者,1901 年《台湾医生许可规则》不仅对申报中医的资格条件设定得极为苛刻,还规定擅自行医者将以警力取缔。日本压制中医之心昭然若揭。而 1896 年台湾中医资格考试中,申请考试者有 2126 人,结果考试及格仅 1097 人,未经考试即有特许资格 650 人,考试不及格予以同情许可 156

---

① 高育仁:《重修台湾省通志》卷七,《政治志·卫生篇》,台湾省文献委员会 1995 年版,第 355 页。

② 台湾文献委员会:《台湾省通志》第 1 册,台北众文图书公司 1980 年版,第 36 页。

人，共计1903人。① 这便是日据50年间第一次也是唯一的一次中医资格考试。此后总督府不再颁发中医许可，意在使中医自然消减。无独有偶，中药材产业同样遭遇渐禁政策，药剂师、药商、制药者资格审查条例就规定，凡要从事这三种行业者必须通过各州厅的审查。因此，中药商"因中医生之减少，又不得呈请新开业，故逐年减少"。② 所以，中医药文化在殖民地的生存可谓越发艰难。

晚清后期福建地区中医药文化的生存环境也并没有好多少。因为当时在福建发展得极为迅速的西方医学，已极大地动摇了中医药学在福建社会的主导地位。因此，无论福建还是台湾，中医药文化在发展过程中都遇到了障碍。然而遭遇发展道路上的障碍后，两地的中医药文化也没有迅速灭绝，而是继续艰难前行，同时也继续二者的交流。

日据之初的台湾就依然活跃着大批闽籍中医。被誉为"台湾汉医第一人"的泉州籍名医黄玉阶，可谓其中执牛耳者。他不仅医术高明，还培养了大批后继人才。其泉州籍弟子陈自新就在台湾沦陷后发奋钻研医术，"于太平街行医，乞医者接踵而至"。③ 而杨棕、陈文菊、陈梅圃、陈银海、郭严明、郑崇和、邱世浚等闽籍中医也仍在台执业。此外，还有一些闽籍中医在1895年左右内渡回籍后又归台从事中医药业。丁宝鋆便是一例，他于1895年随兄避难于老家泉州，应科举及第庠生后回台。1898年台湾鼠疫流行，丁氏"乃于医籍中得张仲景之伤寒、金匮两书，朝夕诵读，不数年间，虽黄帝内经、扁鹊八十一难经，皆有心得，然后方应病者之求，手出药方，多见奇中"。④ 可以说，正是这些闽籍中医的坚持，台湾中医药文化才得以传承。

而内渡福建的台湾人中也不乏从事医药行业者，虽医术水平不一，但也多少将台湾中医药文化特色带入福建。台湾西来庵起义烈士罗俊，就是内渡福建的嘉义人。他在台时"设教于家，旁及岐黄，行医济世"，1895年因抗日失败隐于福建天柱岩，仍继续行医。⑤ 而生于台北港的女中医郑阿吴的表现更加突出。1895年她随父返回祖籍莆田秀屿，史载其"得益于家传医术，充

① 黄纯青、林熊祥：《台湾省通志稿》卷三，《政事志·卫生篇》，成文出版社1983年版，第7504页。

② 黄玉斋：《台湾年鉴(4)》，海峡学术出版社2001年版，第1335页。

③ 肖林榕、林端宜：《闽台历代中医医家志》，第306页。

④ 俞慎初：《闽台医林人物志》，福建科学技术出版社1988年版，第309页。

⑤ 顾立仁：《台湾历史人物小传：日据时期》，台北"国家图书馆"2002年版，第291页。

任乡里接生婆,擅长医治小儿惊风、男女目蛇、妇女疾病,深受村邻妇孺的尊敬"。① 因此,这些渡闽台医也是中医药文化交流的重要纽带。

除人员往来外,闽台中药材贸易也未断绝。尽管日本大力发展日台贸易,而对闽台贸易采取重税进口、免税出口的政策,从而限制中药材入台。但日据时期由大陆输台之中药,每年贸易额仍在数十万元到百数十万元,这些中药材绝大多数来自福建。另外,20世纪初泉州"昌隆"、"共和"等几家药材批发商与台湾的药材商都有贸易往来,这也足以说明闽台中药材贸易的渠道始终没有被切断。

总之,在日本殖民统治的阴影笼罩下,闽台中医药文化交流受到了极大干扰,顺畅度大不如前,但交流却从未断绝过。

明清时期,维持闽台中医药文化交流的关键因素有二:

其一,共同的文化基因。数百年间,福建移民台湾浪潮不下十数次,由此建立了闽台两地牢不可破的血脉联系。同属中华文化圈,又在语言、风俗,甚至是地方信仰上都具有极高的共同性,这使闽台医药人员交流的过程几乎畅通无阻。两地的中医药文化流淌着共同的文化基因,使得福建成为台湾首选的中医药文化交流对象,台湾则成为福建最重要的中医药文化传播地。这种由文化传承带来的强大内在联系,是任何外力都难以在短时间改变的。

其二,相近的社会需求。中医药学是植根于社会大众的文化形态,它应社会需求而形成,取材便利且耗费不高。在并不发达的晚清闽台社会中,中医药是昂贵的西医西药外最价廉物美的选项。而台湾与福建地缘相近,地质条件、气候环境甚至动植物种类皆相似,疾病种类也极为相似。所以,相同的社会需求便为两地医学人员的互动以及药材贸易的开展提供了优越的先天条件。

因此,在文化与需求的共同作用下,晚清时期的闽台中医药文化交流虽几经冲击,但从未断绝,这也使其成为近代海峡两岸往来历程的缩影。

---

① 肖林榕、林端宜:《闽台历代中医医家志》,第276页。

# 第二节　民国时期闽台中医药文化交流

## 一、民国时期的闽台中医药文化交流

　　1912—1949 年的民国时期,是中国近代历史上的重要阶段,中国经历了一系列社会动荡和变革。在这 38 年的时间里,闽台中医药文化之间的交流过程跌宕起伏。尤其是抗日战争的爆发,使原有节奏骤然改变,从而形成了闽台中医药文化交流历程中的特殊时期。民国时期闽台中医药文化交流历程可被大致分为三个阶段,分别为民国初期、抗日战争时期以及台湾光复时期。

　　(一)民国初期

　　民国初年,西方思想文化已经大量涌入中国。在这样的背景下,中医药文化受到了有史以来最严重的歧视和排挤。1914 年,袁世凯提出了"废止中医,不用中药"的主张,汪精卫也极力提倡"不但国医一律不许执业,全国中药店应限令歇业"。1929 年南京国民政府中央卫生委员会通过余云岫提出的"废止旧医(中医)以扫除医事卫生之障碍案",以及旨在消灭中医的"六项措施"。[①] 而以鲁迅为代表的新文化运动者也鄙视中医药学,将其斥之为文化糟粕和骗人之术。对此,福建中医药界不断掀起各种自强自救活动,不但积极开设中医学校,还办报办刊宣传中医药文化,更在中西医结合方面做出努力尝试,以此延续中医药文化的发展。但是,西方医学在华影响力的不断增强,还是使民众降低了对中医药的认同,福建中医药界面临着发展困境。与此同时,台湾中医药文化的社会基础也出现了新变化。民国之初的台湾仍由武官总督统治,但日本在台遭遇的武装反抗次数已大大减少。因此,1919 年后上台的文官总督们,推行同化政策的手段更加隐蔽化,这为台湾民族民主运动的兴起创造了条件。既受过中医文化又受过西方医学教育的医师,台湾医学界的有识之士便借此机会开始探索挽救中医药文化之道。当时以杜聪明为代表提出以西医学方法研究中药以及进行中西医有机结合的理念,力图

---

　　① 黄颖:《民国时期福建中医药界人士对中医药事业的贡献》,《中医文献杂志》2007 年第 2 期。

延续中医传统。台湾中医药界人士则很快组织起东洋医道会台湾支部,并于1928年发行《台湾皇汉医界》,还邀请日本医学权威来台为复兴中医造声势。① 但是中医界向日本议会提出的《复活汉医生制度请愿书》终被否决。此后,又有苏锦全等人另设台湾汉医药研究室,发行《台湾皇汉医报》继续宣传中医文化,但台湾中医界还是遭遇了1928年到1937年最受严厉取缔的时期。为应对总督府的压制,台湾中医药界除加强团结外,也开始由以医为主向以药为主转变,以经营草药铺、药局形式继续行医者逐渐增多。此外,民国初期,日本为攫取闽台贸易暴利,极力纵容台湾船只来闽进行走私贸易。尤其在1929年南京国民政府回收关税自主权后,闽台间走私最为猖獗,间接扩大了闽台贸易渠道。这些闽台中医药文化的新状况,影响了交流的走向。民国之初闽台关系的变化同样影响交流的发展。19世纪末福建成为日本的势力范围后,日商在厦门、福州扩张势力。1912年前后,厦门的日本洋行数量多达34家,其经营项目包括了茶叶、药材和樟脑。② 随着文官总督时期对台湾人入闽限制的放松,在闽台湾籍民的数量开始增多。以厦门为例,1917年有2800余人,1937年仅登记在册者已达10217人,未登记者约15000人。③正是由于民国之初闽台中医药文化交流基础条件的改变,促成了两大交流新特点。

民国时期,日本占领台湾后,台湾从事中医药的部分医生鉴于当地从医环境日益恶化,部分人回到福州行医。20世纪30年代,台湾医生吕耀唐在福州行医,应用枯痔药条秘方治疗痔疮,收到比较良好的效果。高雄中医师杨运铨,自费来福州,跟随福州南门"瑞来春参行"医生郑孝铭,抄方把脉数年,学成后回到台湾,成为一代名医。20世纪40年代台湾光复以后,福州很多中医去台湾行医。其中较为著名者有:魏开瑜,福州人,福州三山国医专门学校毕业,1945年到台湾,历任台湾中国医药学院教授、中医师特考典试委员、台北市中医师公会常务理事、代理理事长、卫生署中药委员会委员、台湾中医药学会理事长等职。赵执中,连江人,出身于中医世家,1948年去台湾,后在台湾南投行医。庄国俊,福州人,福州三山国医专门学校毕业,曾任永安县中医师公会监事,福建省中医师公会第一届常务理事、福州市中医师公会

① 苏锦全:《台湾国医药改进社沿革史略》,《台湾国医药报》,1946-09-20(03)。
② 张仲礼:《东南沿海城市与中国近代化》,上海人民出版社1996年版,第188页。
③ 黄俊青:《台湾省通志稿》卷三,《政事志·外事篇》,成文出版社1983年版,第301页。

理事等职。去台湾后在基隆行医,曾任基隆市中医师公会理事长等职。①

民国时期台湾来福建的各种居民主要聚集在厦门。这些台湾籍民在厦门主要从事商业、农业等职业,根据 1926 年厦门台民职业统计显示,从事医师职务 12 户、助产妇 3 户、药材行 26 户。1934 年《台商在闽设立主要商行一览表》显示,厦门有泰丰堂药房、东方药房、东西洋行(药材买卖)、广生洋行(药材买卖)、中华大药房(专营医药用的药品器具和其他制药事业)。1936年统计从事医生 128 人、药商 60 人、牙医 36 人、助产妇 9 人。1941 年厦门主要公司商行一览表显示有泰丰堂药房、福星药房、广生堂药房、春记药房等。②

在这些厦门行医的台湾医生中,最著名的是翁炳南、翁俊明。

翁炳南,1901 年 1 月 11 日出生在台北市一个祖传中医家庭,7 岁随父亲来厦门,念了 6 年培兰书塾,15 岁随父亲学医,以内科为主。18 岁在厦门市区一边行医,一边继续钻研医术,并博采诸家之长及民间验方,不断汲取和丰富自己的学识。1923 年回台湾师从在台北享有盛名的叔父学习祖传外科。3 年之后,翁炳南来厦继续行医。1939 年,翁炳南在厦门中山路 75 号开设"宏安堂"药局,兼职内外科,尤擅长于喉科疾病的治疗,名噪一时,在厦门港渔区广为传扬。翁炳南的声誉,除了独特的医技外,良好的医德医风也让病人赞不绝口。

翁炳南强调中医的整体观,注重疮疡与气血、脏腑、经络的关系,推崇治外必求其内,治病必求其本的观点。在处治外科急症——疔疮上,总结出自己独特的治病见解,尤其在抢救疔疮走黄的症状能当机立断,经方、验方并用,而对付骨疽、流痰等难愈之症有独特的研究和疗效。在外治上善用丹药,如制作多种白降丹,疗效显著,临床上善用虫类、金石类等药品,还善用有毒性的药品,以毒攻毒,常奏奇效。

翁俊明,1892 年在台南出生,1909 年以优异成绩考上医学专科学校,1914 年毕业任台湾马偕医院外科医师长。1915 年 4 月,翁俊明一家克服重重阻碍,迁居厦门。在朋友的帮助下,翁俊明在厦禾路 32 号开设"俊明诊

① 福州市政协文史资料委员会:《榕台关系丛书·教育文化篇》,海潮摄影艺术出版社2008 年版,第 156～157 页。

② 福建省档案馆、厦门市档案馆编:《闽台关系档案史料》,鹭江出版社 1993 年版,第31、638、640 页。

所",开始了在厦门的行医事业。他本人是学西医的,在诊所为民治病时,致力研究中医技术和中医功能,并力推中西医结合,业务在厦门首屈一指。同时他以盈利资助台胞爱国运动经费,为光复台湾尽力奉献。

1917年台湾人在厦门创立"博爱医院"及医科学校。在鼓浪屿置本院,厦门置分院,分为内科、外科、皮肤泌尿科、眼科、耳鼻喉科、妇产科、牙科,各有专门医师、助手、护士等。病患人数每月平均超过1万人,颇获内外之好评。医科学校虽然规模小,医师亦兼职而已,尚非完整的医师栽培机构,但培养出大批医务人才。台湾总督府对本会除派遣医师、药剂师外,每年平均补助五六万元,拨给设备上临时所需要之经费。①

该时期闽台中药材贸易稳定,但走私贸易凸显。台湾中药材虽有特色,但种类有限,人参、大黄、阿胶等多种药材都要购自大陆。即使当时中医受到压制,但台湾民间对中药的需求仍很旺盛。因此,福建对台湾中药材贸易集散地的重要地位仍旧保持,口岸贸易量始终保持在较高的水平。民国时期,福州是福建省最大的土特产出口口岸,重要的商品集散中心。厦门也是重要口岸,当地的药郊还是专门从事药材进出口贸易的同业公会,其药材行所办理的货物包括许多药材及香料,有肉桂、珍珠、琥珀、牛黄、犀角等。福、厦两地仅1935年输台的药材贸易额就分别达到了10434元和3951元,合计14385元,占两地当年输出台湾货物款项的4.6%。同年晋江县的统计则显示,产地药材黄栀子、地骨皮等销往东南亚及台湾达1000余担。泉州也不遑多让,销往台湾的药材的种类极为丰富,有当归、党参、熟地黄、川芎、黄连、黄芪、枸杞子、南沙参、柴胡、前胡、桔梗、黄栀子、地骨皮、金樱子、淡竹叶、桑枝叶、泽泻、莲子、老范志万应神曲、茶饼、乌鸡白凤丸等。② 另据台湾统计,1928年由大陆进口的药材贸易额75万元,1933年为114万元,1935为155万元。③ 其中绝大部分是通过福建口岸输入的。台湾社会对福建中药材贸易的依赖性可见一斑。

台湾药材同样也输入到福建。1934年《台商在闽设立主要商行一览表》显示厦门有泰丰堂药房、东方药房、东西洋行、广生洋行、中华大药房。药材买卖成为台湾药材药品合法进入福建的主要渠道。走私贸易也是闽台中药

① 福建省档案馆、厦门市档案馆编:《闽台关系档案史料》,第25页。
② 福建地方志编纂委员会:《福建省志医药志》,中华书局1995年版,第143页。
③ 黄玉斋:《台湾年鉴(4)》,海峡学术出版社2001年版,第1331、1335页。

材往来的一条重要渠道。20 世纪 30 年代日本纵容台湾走私达到高峰时,闽台间的走私贸易就是以从台湾进口白糖、煤油、毛料和向台湾出口中药材、白银为主。福鼎的秦屿,福安的赛屿,连江的黄岐、马祖,长乐的梅花、樟港,福清的高山、海口,莆田的南日岛、平海,以及漳、泉、厦等地方港口,成为闽台走私贸易地点的不下百处,每天走私船只的数量均有几十艘,每月交易的贸易额总有 400 万～500 万元之多。① 如此庞大的贸易量中,中药材贸易量的比例绝对不低,由此确保了此时闽台中药材贸易的稳定持续发展。

由以上的两大变化可以看出,民国初年是闽台中医药文化交流的变轨期。原先由福建主导交流内容及发展态势的局面已经改变,台湾的内部环境变动和社会需求则越来越成为两地中医药文化交流程度及内容的决定因素。

(二)抗日战争时期

1936 年 9 月,武官总督小林跻造上台,此后不久便在台湾全面铺开“皇民化运动”,为不久之后的侵华战争做准备。“皇民化运动”的目标是要在精神层面消灭台湾人的民族意识,改造台湾人成为“纯粹的日本人”,以供日本所驱使和榨取,甚至成为侵华战争的帮凶。在这精神异化的过程中,流淌着中华文化血液的中医药文化,必然成为日本殖民者的眼中钉。1933 年由台湾汉医药研究室主办的《台湾皇汉医报》(后更名为《东西医药报》),便于卢沟桥事变爆发后被迫停刊。② 在中医药文化无法公开传播的同时,就连中医执业也受到严厉限制。1940 年台湾公开的中医有 132 人,到 1942 年仅剩 97人。在这样的情况下,福建中医要继续前往台湾行医就难上加难了。更何况在战争的状态下,日本殖民者戒备之心较之前更甚,对中国人在台活动的监控更加疯狂。

因此,在台开展闽台中医药人员互动的可能性近乎为零,但战争并没能完全阻断台湾中医药文化的生存之路。由于不少台湾西医被调往战争前线,岛内西医药品也很缺乏,故而民众在患病时,虽不敢公开求诊于中医,但却多半会用中医验方,求助于中医手法治疗以及服用价格相对便宜的中药。因此,台湾中医药文化虽无法公开传播,但其民间基础和社会需求仍然存在,这也就为闽台中医药文化交流的延续保留了前提条件。不过,日本侵华战争却

---

① 王耀华、谢必震:《闽台海上交通研究》,中国社会科学出版社 2000 年版,第 325 页。

② 苏锦全:《台湾国医药改进社沿革史略》,《台湾国医药报》,1946-09-20(03)。

对闽药入台造成严重影响。抗战期间福州、厦门两大港口被日军封锁,福建的对外贸易被迫转移至三都澳、石码、涵江、海口、沙埕等港口。尽管中药材仍是这一时期海峡两岸经贸往来的内容之一,但出口台湾的中药材数量仍不可避免的减少,由此造成 1938 年的台湾中药材"仅有少数进口,予中医一大打击,中药高涨,行医困难"。到 1940 年,台湾本地中药商已经减至 1681 人,在台经营的大陆中药商只有 14 人。[①]

日本侵华战争的开始和中国全面抗战的展开,又一次改变了闽台中医药文化交流的社会条件,严重抑制了双方交流的规模和深度。此时,在全民抗战热潮激励下,闽台中医药界涌现出了许多抗日爱国的代表人物,其中定居厦门的台湾中医翁炳南,便在著名闽医吴瑞甫拒绝充当卖国贼而被日本人追捕时,竭尽全力帮助和掩护吴瑞甫出走新加坡,[②]以示爱国立场。而在台定居的福建中医陈景岳则利用 1937 年日本人强迫他组织"新民公会"并出任总干事之机,暗中联络台胞,准备起义,报效国家,但 1944 年不幸事机泄露,被捕入狱,在严刑拷打之下死于狱中。在抗战期间,像翁炳南、陈景岳这样的中医药业者在闽台两地还有不少,他们或积极参与赠医赠药的爱国活动,或利用行医治病的机会宣传抗日爱国思想,这些行动是对抗日斗争的支援。在共同抗日的过程中,闽台中医药的从业者们实际上是在继续着中医药文化的交流,只是交流的内容已不仅限于是医药学的知识和技术,更多的是中医药文化的精神和理念。我们可以这样总结抗日战争时期的闽台中医药文化交流特点:物质层面的交流严重受阻,精神层面的交流则获得全面升华。

## (三)台湾光复时期

1945 年 10 月 25 日,台湾正式回归祖国,与福建分属两个国家的历史结束。但相比于福建,光复后的台湾所面临的战后重建任务非常繁重。接收台湾的陈仪政府不仅要重建因战争而几近破产的台湾社会经济秩序,还要解决由于 50 年的殖民统治而留下的民族认同问题,其中最重要的目标就是要恢复台湾民众的文化归属感,使他们重新融入中华民族文化的氛围中。作为中华文化的重要组成部分,台湾的中医药文化由于殖民统治者的刻意歧视破

---

① 黄玉斋:《台湾年鉴(4)》,海峡学术出版社 2001 年版,第 1331、1335 页。
② 黄颖:《民国时期福建中医药界人士对中医药事业的贡献》,《中医文献杂志》2007 年第 2 期。

坏,已是岌岌可危。当时不仅在学术上后继乏人,就连民众对中医的认同感也不及西医。因此,要将台湾中医药文化恢复到可与福建对等交流的程度,是相当困难的。更严重的是,光复后的台湾行政长官总署同样对中医抱有偏见,不许中医单称医师,只能称中医师,采取明显歧视中医的政策。1946年台湾卫生署在组织台湾中医师考试时,就有应考者必须拿出已从事中医三年的证明这一苛刻条件,[①]同时还以西医为考官。这些都抑制了台湾中医药界重振中医药文化的信心。

　　不过,在1946年9月创刊的《台湾国医药报》,接续了原先在日据后期被禁的《台湾皇汉医报》大力宣传中医药文化及中医药界发展讯息的风格。尽管该刊于1947年6月停刊,却依然成为台湾中医药界努力振兴的证明。在此期间,福建中医药界在自身努力复苏的同时,也积极参与到台湾中医药文化的复兴工作中。由于闽台有着血缘、文缘、法缘的天然联系,主政台湾的陈仪又曾担任过福建省长,所以在台湾重建的过程中,大批闽籍官员、技术人才以及相关人员被调到台湾任职,其中就包括了中医药人士。如1940年受聘为福建省东山县中医公会执行委员的著名福建中医许汝南,于1946年担任台湾省台南市中医公会会长,在台湾寓居台南市三顺桂林堂药铺,人称"国内医生",后于1947年回到家乡。但1946年风云再起,中国也又一次面临着命运的抉择。到了1949年下半年尘埃落定之后,台湾海峡却不幸再度成为隔绝闽台两地的天堑,不仅闽台两地医学人员无法互通,中医药学成果难以交流,就连福建的中药材也只能通过香港、东南亚的间接贸易才能到达台湾。在近代百年风云中从未断绝过的闽台中医药文化交流历程,却在1949年的下半年戛然而止。

　　任何两种文化的交流、融合与发展,都需要以一个和平稳定的周边环境为前提,闽台中医药文化交流同样如此。在民国背景下,闽台两地的历史境遇都投射到闽台中医药文化交流的历程中,使其呈现出曲折的变化。而这样一种与中国历史大环境起伏相一致的状态,恰恰强有力地证明了闽台中医药文化所共有的中华区域文化属性。闽台中医药文化交流是闽台两地社会发展的具体需求。中医药学是一门应用性很强的科学,更是一种植根于大众、植根于社会的文化形态。因此民众的接受程度是中医药文化的生存、发展、

---

①　苏锦全:《三十五年度中医师考试拟题特刊》,《台湾国医药报》,1946-11-20(5)。

传播的关键。正是由于闽台社会历史上所形成的对中医药文化的认同，使得在中医药文化屡遭冲击、压制的状况下，民间依然保持着一定的中医药需求。这种社会需求保证了两地中医药文化的生存和延续，推动了闽台医药人员、中药材以及其他中医药文化元素的双向流动。

总之，福建中医药文化与台湾中医药文化在民国背景下，完成了一系列的交流和互动。从两地的艰难互动到交往热度的上升，再到 1949 年后的两岸隔绝，可以说民国时期闽台中医药文化的交流历程，正是海峡两岸关系史的缩影。今天，随着海峡两岸往来的不断升温，我们有理由相信，闽台中医药文化交流会再次焕发出新的活力，谱写新的篇章。

## 二、台湾义勇队在福建的医疗活动

### （一）台湾义勇队的成立及其在福建的组织

台湾义勇队是抗日战争期间，在大陆的台湾同胞组成的具有正规军编制的抗日组织。他们以"保卫祖国，收复台湾"为宗旨，转战浙皖闽各省，在战地医疗、宣传教育、对敌政治工作、生产报国等方面开展了卓有成效的工作，是直接参加祖国抗战影响最大、持续时间最长的台胞抗日队伍。

李友邦，台湾义勇队的总队长和创始人。本名李肇基，字友邦，祖籍福建同安，1906 年 4 月 10 日出生于台北县芦洲乡李氏望族之家。1918 年 3 月，李友邦进入台北师范学校就读，加入蒋渭水等人领导的"台湾文化协会"参加抗日活动。1924 年他与林木顺、林天进等八九位同学，袭击台北新起街派出所，发生"新起街派出所事件"。事件后参与的同学遭到学校开除处分，李友邦与林木顺被迫逃亡广州。

1924 年 9 月李友邦被录取为黄埔军校第二期学员。他面临的最大问题是语言不通，他只会日语和闽南语。在孙中山的亲自指示下，李友邦向留学过日本的黄埔军校党代表廖仲恺学习国语。从此李友邦必须每周一次到廖仲恺家上课。在廖仲恺指导下，李友邦不仅练就了粤语腔的国语，也形成了救国救民的思想理论。

1924 年李友邦在广州组织"台湾独立革命党"，任党主席。他提出的宗旨是"为团结台湾各族人民驱逐日本帝国主义在台湾的一切势力，使台湾脱离日本统治而返回祖国"。1925 年黄埔军校毕业后，不到 20 岁的李友邦被派往主持由国民党两广省工作委员会所领导的"台湾地区工作委员会"。李友邦全力推动台湾的抗日民主运动。派人回台湾宣传孙中山民主思想,激励台湾同胞反抗日本殖民者统治的斗争,并动员台湾革命青年到广州来学习。①

1938 年 9 月,李友邦在《中国抗战与台湾革命》一文中认为抗战将迅速对台湾抗日运动产生有利的形势,并直接或间接地鼓励和帮助台湾的抗日运动。他建议台湾抗日人士应该把握现实的内外环境,具体有效地响应抗战。② 李友邦希望借由中国抗日的力量,来达成台湾的抗日目的,希望借由中国大陆抗日打倒日本,使台湾脱离日本的殖民统治。

抗日战争开始后李友邦以台湾革命党主席为名,公布《台湾独立革命党党章》。1938 年 9 月,台湾独立革命党修正党章时,订定《台湾独立革命党行动纲领》,纲领共有十项:一、抗拒缴纳赋税。二、反对抽征壮丁来华作战和开垦。三、已被诱迫来华的同胞组织哗变。四、破坏台湾生产和交通。五、扩大阿里山的反日游击队。六、组织义勇队来华参加抗战。七、发动台湾罢工罢市罢课运动。八、扩大反战反法西斯宣传。九、组织日韩台反法西斯大同盟。十、统一台湾革命组织。

台湾义勇队筹组过程中最大的问题是成员要由何而来? 李友邦的构想是号召在台湾组成义勇队来大陆参战,但这个方式在实施过程中难度很大,此时在大陆存在大量的台湾籍民提供了组建义勇队的可能性。台湾籍民是指在大陆的台湾人,国籍为日本。1895 年割台后,在台住民及其子孙依据《马关条约》之规定获得日本国籍。这些台民散居在福建、浙江、广东三省,其中以在福建的为数最多,在福建的多集中在厦门、福州、晋江三处。1937 年卢沟桥事变日本开始全面侵华,1938 年 5 月金门、厦门失陷,福建省告急,国民党当局深恐台民中有亲日分子进行破坏活动,因而对泉州晋江和福州的台

---

① 李仲:《台湾义勇队队长李友邦》,《台声》1986 年第 4 期。

② 李友邦:《中国抗战与台湾革命》,载《台湾革命运动》,福建龙岩台湾义勇队,1943 年,第 4 页。

民统一强制遣送至崇安。①

这批台民到崇安后按保甲规范编入管理。晋江遣送的编为第一保，下编六个甲；福州的编为第二保，总人数大约 500 人。起初三个月，所有膳食由省政府拨给崇安县。三个月后准许有能力自谋生活者，在县城谋生；无独立生活者，加入台民垦殖所参加垦荒。对老弱病残实行定额救济，13 岁以上的儿童集中送"台童教养所"。据统计，当时被遣送的台湾民众相当贫穷。② 台民中有财产 152 户、全无财产 162 户。即使是有财产的，因集中仓促，所携带的财物数量有限，以致生活发生极大的困难，能独立生活的为数极少。给养方面，由崇安县政府每人每日拨米菜 0.1 元，孩童 0.06 元，柴火锅灶等用具由公家提供。可见崇安台民的生活较为艰辛。从职业来看，医生 52 人、农民 19 人、工人 38 人、商人 24 人、其他技能 1 人、无技能 17 人。医生的数量最多，农工次之。

就其政治立场来说，台湾籍民大抵平平庸庸，只有部分受过中等以上教育的人带有民族感情和政治意识，希望参加抗日斗争。笔者认为先前一些文章论述台湾籍民踊跃参加抗日活动，其实不尽然。在乱世中，生存是第一位的，特别是那些生活在底层的老百姓。何况台湾籍民在被强制遣送的过程中财产损失重大，到崇安后也是被严密管制。临睡前及起床后各点名一次，如有台民缺少，立即报告管理员查缉；出外采买、挑水也应在限定时间内回所，并向管理员报告。台民遇有要事须外出者，应于前一天下午二时至三时向所属甲长报告，经管理员批准后持外出证，并应于当日下午五时前回所。妇女外出洗衣，定于上午九时至十时和下午三时至四时，须在就近处，不得走远。③ 这说明政府对台湾籍民的不信任，而台湾籍民未必就对政府有亲近之情。这些都可以从后期的数据得到论证，500 人中参加义勇队 54 人，其中初

---

① 晋江县长何震声称："此次集中台民，是为了保护台民及地方之安全。盖因厦门沦陷，台民竟作内应，致丧国土，亡我同胞，而给国人以不良之印象。诚恐我国人激于一时义愤，对台民有不利之报复，同时晋江地处海滨，战争时可发生，台民中难保无不肖之徒，效厦门台民之故智，作敌人之内应，于我军有不利之企图。为台民本身之安全，与我抗敌之前途计，乃奉令将全县台民集中遣送安全地带，各安其业。至于台民在晋江之财产，政府已令饬各区妥为保护。"（《晋江县台湾医生遣送崇安概况》，《晋江文史资料选辑》第十四辑，第 71 页）。

② 福建省档案馆、厦门市档案馆编：《闽台关系档案史料》，第 98 页。

③ 《晋江文史资料选辑》第十四辑，第 73 页。

等学历 3 人、中等学历 29 人、专门医校 21 人、高等学历 1 人,[①]中等以上学历占 94.4%。抗日战争开始后,台湾籍民的身份颇为尴尬,既不是中国人也不是日本人,在政治上备受歧视,经济上也颇为艰辛。因此参加义勇队获得军饷和政治地位,是出路之一。地方政府也乐见台湾籍民参加义勇队,以减轻其管制和经济压力。

1938 年 11 月李友邦、张一之来到崇安,在县长刘超然的配合下,召集在崇安的台胞开欢迎大会,李友邦在欢迎会上用闽南话演讲。福建省主席陈仪也做了批示:第一,他们欲参加抗战,政府可以给予各种方便、各种补助,并可由独立革命党负责组织率领参加。第二,若一部分不能立刻工作,欲暂留崇安,政府当予以补助,使其生活安定。第三,出而参战之家属,政府可酌予给养。[②]李友邦把动员台湾籍民组织义勇队,作为实现《台湾独立革命党行动纲领》的主要措施。

第一批报名参加台湾义勇队 22 人,于 1939 年 2 月 19 日由省政府派车送浙江金华,省府补贴服装、伙食、旅费 400 元。2 月 22 日,台湾义勇队在金华正式成立。同时成立的还有台湾少年团。义勇队成立的宗旨是"参加祖国抗战,驱逐日本帝国主义在华势力,以求中华民族之自由解放;发展台湾革命运动,争取台湾之独立自由,俾得重返祖国共同建立三民主义之新国家;联合远东被压迫民族,打倒日本法西斯强盗,保障东亚永久和平"。[③]

义勇队设队长一人,统理本队一切事务。队本部附设文书组、政治组、事务组,每组设主任 1 名,组员 2 名。支队人数以 60 名为标准,设支队长 1 名,下分为 6 个班,每班 10 人,各设班长 1 名。成立之初义勇队共有人员 54 人,崇安的台民占了五分之四,专门医校毕业的 21 人,占 40%。1939 年 2 月义勇队成立后,便以浙江金华为基地,开展抗日活动。

1942 年 5 月,浙赣战事爆发,金华沦陷。10 月台湾义勇队迁驻龙岩,以龙岩为基地在闽南及闽西各地开展抗战工作。1942 年 12 月义勇队共计队员 290 名。[④]根据资料显示,台湾义勇队年龄最小 8 岁,最大 62 岁,主要分布在 8～15 岁,构成台湾少年团;21～30 岁,这是队里的主干力量。全队的平

① 福建省档案馆编:《台湾义勇队档案》,海峡文艺出版社 2007 年版,第 107 页。
② 福建省档案馆编:《台湾义勇队档案》,第 99 页。
③ 福建省档案馆编:《台湾义勇队档案》,第 100 页。
④ 福建省档案馆编:《台湾义勇队档案》,第 258～270 页。

均年龄 30 岁。义勇队队员几乎全部由台湾人组成,95%来自台湾,5%来自浙江及福建。后期义勇队(福建龙岩)与前期义勇队(浙江金华)在组织上最大的变化是在队中成立了三青团。三民主义青年团是中国国民党下属的青年组织,蒋介石任团长,1947 年 9 月并入国民党。1943 年 1 月台湾义勇队正式成立三青团中央直属台湾义勇队分团,并召开第一次团员大会。1944 年 11 月召开第二次团员代表大会,选举李友邦、张士德、陈唯奋、李树勋、李明法、洪石柱、杨纯青为干事。国民党中央团部郭熏风、龙岩驻在地各机关首长等 25 人列席。全体团员 190 人,报到 117 人,出席 117 人。这说明义勇队中凡 16 岁以上都已经加入三青团。台湾义勇队分团以干事会为领导机构,李友邦任主任干事,李祝三任书记。下设总务、组织、训练、宣传、社会五股。① 李友邦考虑到台湾义勇队和三青团分团的关系,无论在组织上还是工作部署上都要求一致性。因为三青团分团的干部及工作人员均由台湾义勇队队员兼任,其基层组织也以台湾义勇队的工作学习单位或地域为依据,在工作上,与台湾义勇队密切配合展开活动。三青团分团部既有完整的组织和工作计划,又始终与台湾义勇队没有分离,还能充分发挥台湾青年团员在各项工作中的作用。② 台湾义勇队纳入三青团说明国民党加强对台湾义勇队的政治思想和组织上的控制。

  1942 年伴随着二战的战局日趋明朗,中、美、英三国发表《开罗宣言》,确定将东北三省、台湾、澎湖群岛归还给中国。李友邦认为台湾革命进入第二个阶段即从"保卫祖国,收复台湾"进入"建设台湾,保卫祖国"的阶段,如何建设台湾? 李友邦提出最基本的工作在于教育、军事与经济。义勇队本身加强教育工作,培养政治军事干部,为将来建设台湾做准备。1942 年 11 月 1 日在龙岩举办了第一期干训班,除了部分在外地工作(重庆通讯处、漳州通讯处、建阳台湾医院等)的人员未参加外,集中在龙岩的全体队员都参加了训练,人数有七八十人。训练内容分军事、政治两部分。军事课是出操、打野外、射击等;政治课有精神训话、社会发展史、台湾革命史、游击战术、伦理学等。李友邦亲授"精神训话",其他课程分为由潘华、洪石柱、李祝、牛光祖等担任。经过两个月的训练,于 1943 年元旦结束。开学典礼和毕业典礼上李友邦分别

---

  ①  福建省档案馆编:《台湾义勇队档案》,第 303 页。

  ②  符维健:《烽火东南——台湾义勇队在龙岩》,中共龙岩市新罗区党史研究室刊行,第 69 页。

做了《研究三民主义应有的认识》、《做事应有的认识》重要报告。1943 年 3 月初台湾义勇队在龙岩举办第二期干部训练班。1944 年又举办第三届培训班。同时义勇队还抽调一部分队员参加江西泰和举办的"台湾党务人员训练班",历时 3 个月,这个训练班由国民党台湾党部筹备主任翁俊民任班主任。学员 60 人,其中 23 人由台湾义勇队选拔保送。队员谢挣强、曾溪水还参加了 1944 年 12 月至 1945 年 4 月由国民党中央训练团在四川举办的"台湾行政干部训练班"。这一系列的队内和队外的干部培训班都是为了加强政治思想教育,培养优秀的台湾革命青年、军事干部,为未来建设台湾做准备。

与此同时,台湾少年团也开始整顿教育和训练教育。1942 年 11 月整顿教育,着重从政治思想、组织纪律方面着手。1943 年 3 月开始训练教育,根据年龄和文化程度参差不齐分成大、中、小三个教学班,后又增设一个文化班。大班的学习课程有三民主义、台湾革命斗争史、社会常识、生活常识、语文、教学、历史、地理、世界地理、时事与政治、日文、英语、写作等;中班的课程有三民主义、台湾革命故事、国语、算术、历史、地理、生活故事、时事报告、写作、日文、书法;小班的课程有革命故事、国语、算术、中国历、中国地理、习字、日文等。文化班的课目主要是文化学习和讲故事,谈心得并参加军事训练。①

国民党对台湾义勇队的态度也越来越积极。除了在义勇队中建立三青团组织外,还将义勇队的番号改为台湾义勇队总队,直属国民政府军事委员会政治部,并扩大编制,确定经费,晋升李友邦为陆军中将,调李友邦入中训团党政班 28 期受训。

(二)台湾义勇队的医疗工作

台湾义勇队并非是以武装抗日为主要目标的战斗队伍,其活动内容及工作种类的划分是根据队员中特有的技术而定,以医务、政治宣传为主要的工作方向。台湾义勇队中 40% 的队员具有医学背景。台湾义勇队先后在金华、兰溪、衢州、建阳等地建立了 4 所"台湾医院",并在乡下设立医疗所和巡回医疗队。还经常派医生到各地单位义务行医或从事卫生防疫工作,或者直接到前线参加战地救护。他们由于医术精湛、医德高尚,赢得了极高的荣誉。

---

① 　符维健:《烽火东南——台湾义勇队在龙岩》,第 35 页。

1940年9月在浙江金华设立"台湾医院"。院内设有内科、外科、眼科、牙科、产科、花柳科、耳鼻科、咽喉科、痔疮科、小儿科、皮肤科等共计11科。后又在衢州(第二台湾医院,1940年11月)、兰溪(第三台湾医院,1942年2月)成立两个附设台湾医院。

义勇队迁驻福建后,于1942年7月在建阳设第四台湾医院,蔡人龙任院长。建阳地处闽北崇山密林,瘴气浓重,气候常失规律性,疟疾、痢疾、传染病等横行。台湾医院设立后,大有应接不暇之势。建阳台湾医院自1942年10月至1943年5月,8个月内接待治疗了48536名患者,平均每天达200人之多。[1] 1944年1—9月,受诊病人仍有19124名,平均每月2125名。[2]《前线日报》于1943年5月3日发表了《台湾医院在建阳》的专文,宣传这个医院的业绩。

去年六月间,随着浙东战事的演变,台湾义勇队附设之台湾医院也就走上了流浪之路。该院由萌芽起到欣欣向荣的趋势,整整有三年多的历史。在这里程碑中,因为一贯的宗旨是为社会服务,且配合着台湾义勇队政治上的原则,所以曾获得相当成果,先后成立有金、衢、兰三院,工作正在积极展开。哪知顷刻间暴风雨来临,便不得不收拾了轻便重要的药品,后撤至闽北了。

建阳居闽北之核,山岭重叠,瘴气特别浓厚,气候常失规律性,疾病最为普遍,疟疾、痢疾、传染病等横行接踵而至。容与此间者,不论惟体格如何,只有轻重之分,而不能绝对避免病魔侵袭!这次人口突然增加,而他们都是流离失所,营养不足,再加上瘴气作祟,病者不计其数。当地虽有卫生机构设置,可是比较完善者恐怕有数,远不够环境需要。该院同仁睹此情况,实不安于怀,药品虽所剩无几,但为了客观上之迫切要求,只得千方百计,化整为零,重新振兴起台湾医院来。开诊后大有应接不暇之势。

在建阳8个月的服务时间,可以说是很短,但其实所收获的,不亚于在浙时期。建阳一旦成为暂时性的重心,各阶层都集中于此;这次向各界取得密切联系,能够更进一步获得各方面对于本队的认识。所以本院

---

① 《台湾医院在建阳》,《前线日报》,1943-05-03。
② 符维健:《烽火东南——台湾义勇队在龙岩》,第50页。

这次的收获大有可观。①

从上述的报道可以看出台湾医院秉承为社会服务的原则,在药品所剩无几的情况下,只得千方百计,化整为零,建立医院。建阳医院的物质条件缺乏,经费、设备不足。医院附设之初,是把每一个队员的生活费抽一部分作为开办费,将逐日所收药资来补充药品的消耗。医生们生活很清苦,一个人的每月生活费用100~200元不等,还要用极少的公余时间上山砍柴节省家用,他们的太太也会以各种不同的家庭副业来补助日常必要的开支。即便如此台湾医院仍然实行各种优惠政策,他们对公务人员特加优待,对荣军、征属、义民、贫民则完全免费。其余也是只按成本收取,免费挂号、药价低廉。台湾医院以其无私的奉献精神,在建阳赢得了极高的赞誉。

建阳各界为酬谢起见,由福建省第三行政督察区陈世鸿专员、王冠司令员、邹仲融县长等17人联合发起筹募院舍设备基金2万元,以供该院装修之用。

《筹募启事》如下:

> 溯自去岁浙赣事变以还,军政机关及接近战区同胞相继迁来,建阳人口一时激增,转徙之余,患病者比比皆是。维时台湾医院随队到潭,以倡导革命之组织,服务祖国之精神,继续展开工作,回生起死,有口皆碑。迄今设诊年余,成绩卓著。只历来所收药费比较低廉,不敷弥补其消耗费用,致设备简陋,与该院平日所抱愿望相距甚远。兹拟重新设备,约需国币二万元,同人等以该院服务本县,造福地方,爰发起筹募,敬希各界慷慨捐输,襄此善举,仰赖群力,早观厥成,则功德无量。②

从《筹募启事》中可以看出,建阳人民对台湾医院的感激之情。自1943年9月开始筹募,得到各界热烈响应,至年底仅三个月就满额。台湾医生也被称为“革命医生”。

然而为什么在如此艰难的经济环境下,台湾医院仍然继续服务?台湾医院的意义,政治的意味较为重要,其设立目的并非在于营利,或者是替义勇队寻求经济上的来源。这样的服务以及不计成本的工作,是希望透过医院使一般民众能够了解义勇队的工作及主张,了解台湾同胞是怎样用各种方法帮助祖国抗战,以争取台湾的光复。

---

① 《台湾医院在建阳》,《前线日报》1943年5月3日。

② 符维健:《烽火东南——台湾义勇队在龙岩》,第50页。

在积极治疗的同时,台湾义勇队还十分注重防疫工作。1943 年 5 月 18 日,永定发现鼠疫,台湾义勇队协同卫生机关加紧防范疫情散播,由该队部指派医务人员,免费代为附近群众注射,①在龙岩配合有关机关进行夏季清洁大扫除、环境卫生大检查及普遍义务防疫注射。还参加当地的防空救护、疏散人口物资、禁毒禁赌、推行新生活运动等工作。

台湾义勇队还筹划在龙岩建立青年诊疗所,诊疗所分内、外、齿、产 4 科,各科设医师 1 人,计 4 人,司药 1 人,护士 3 人,工役 1 人,负责一切事宜。服务病家以未收挂号费,只收药品成本为原则。医药来源除请求红十字总会予以补给外,不敷额由募款或捐献药品以作购充之。②

### (三)台湾义勇队的政治宣传活动

台湾义勇队在浙江金华期间就曾多次入闽开展政治宣传工作。1940 年 6 月 18 日到 7 月 3 日,牛光祖、黄志义、李炜等率台湾少年团 20 多人回崇安慰问,汇报少年团在金华的工作与生活情况,6 月 26 日上午九时,台湾少年团到崇安县政府举行献旗典礼,向县长刘超然赠送了"台胞之友"锦旗。县政府以茶点招待少年团。县长、秘书、科长、职员共有五十多人,全都出席。在这期间,少年团还同当地中小学和"难童教养院"的师生开了联欢会,演出儿童独幕剧《为了大家》及《打杀汉奸》、舞蹈、歌咏、相声等,政府官员及民众共有一千多人参加。7 月 3 日,台湾少年团应邀参加崇安儿童教养所建院一周年的联欢纪念活动。少年团临行前畅游武夷山水,在天游峰到桃源洞之间的苍屏峰的岩壁上,用赭红颜料书写了"打倒日寇,保我中华"的巨幅标语,并在武夷宫的假山旁合影留念。

1940 年 7 月,台湾义勇队区队长谢挣强率队员李玉麒、黄授杰前往晋江招募台籍医生,整理集中台民留存的医药和医疗器械,并用这些药品、器械开办了衢州第二台湾医院。③ 1940 年 12 月,指导训练组长牛光祖率队员李明法、陈一鸣、林鹏飞等三人到闽南调查福建各地台胞情况,并编制成名册呈送给福建省主席。④ 1941 年 11 月,李友邦队长等赴闽,在闽宣传台湾革命,参

① 福建省档案馆编:《台湾义勇队档案》,第 415 页。
② 福建省档案馆编:《台湾义勇队档案》,第 359 页。
③ 福建省档案馆编:《台湾义勇队档案》,第 226 页。
④ 福建省档案馆编:《台湾义勇队档案》,第 228 页。

加各界招待会,使闽省同胞更明了台湾革命情形。

1942 年 2 月起,台湾少年团由指导员黄志义、邹伯齐带队,经江西上饶到福建崇安、建阳、建瓯、南平、永安、连城、龙岩等地沿途巡回公演,慰问部队伤病官兵,并向各界民众进行抗日宣传演出,与各地的中小学师生举行座谈、联欢。2 月,台湾少年团到崇安县武夷岩的苏皖技艺专科学校联欢演出。3 月底台湾少年团到漳州、晋江、泉州等地巡回演出。在漳州参加了当地剧团会演苏联儿童剧《表》,颇受广大观众好评。4 月 22 日《福建新闻》发表台湾少年团曾玉芳的文章《闽南的小朋友和我们团结起来》。4 月 29 日《福建新闻》发表台湾少年团谢天立文章《台湾义勇队少年团在永安广播》,他们用日语、国语、闽南话等演说,以及合唱。①

入闽后义勇队的政治宣传工作主要分为出版机关刊物和政治宣讲两种。

1940 年 4 月 15 日,台湾义勇队出版机关刊物《台湾先锋》。该杂志共出版 10 期,第 10 期于 1942 年 12 月 25 日于福建龙岩出刊。本期刊登《台湾光复特辑》,包括《台湾复省在同盟国战略上的意义》《台湾革命现阶段的任务》《日寇这样压迫台湾汉人》,说明了台湾复省的理由、台湾在祖国国防上之地位,及远东反侵略战争的价值等。

1943 年 1 月,台湾义勇队于龙岩创办了《台湾青年》。《台湾青年》是三民主义青年团台湾义勇队直属分团的机关报。李祝三为发行人、牛光祖、马士德为编辑。初创办时为旬刊,四开张,四版,1944 年 1 月起改为周刊。该刊以"团结台湾青年革命力量、激发台湾青年革命情绪"为任务,其宗旨是"宣传抗战建国国策,报导国际局势动向",在内容方面则"偏重于敌伪动态的揭露,台湾收复问题的研讨,以及青年团团务的报导"。

《台湾青年》在其创刊词中宣称:

革命工作是长期的艰苦的斗争事业。因而如前所述,他非团结起台湾青年的总力,必不能达成其负荷。而青年的潜力又往往置之则散,用之则发;报纸为时代的喉舌,本刊为革命青年集团的产物,职责所在,当然不能置团结台湾青年革命力量,激发台湾青年革命情绪的任务于度外。相反的,我们周顾人力物力及其他种种的限制而发办本刊,其真谛端在这里。明乎此,则知我们是欢迎一切革命的台湾青年集拢来,共操

---

①　福建省档案馆编:《台湾义勇队档案》,第 407～408 页。

正义之笔,作团结激发的呼吁,务使台湾革命青年个个能承先启后,继往开来,与全世界反侵略民主国家,与祖国,与革命台胞,打倒共同的敌人——日本帝国主义,写下台湾革命历史的新篇!

台湾革命任务沉重异常,我们固感祖国人士期期在望而知奋发,但在另一方面,我们也感力量单薄,且战时异于常时,影响所及,更使我们深怀戒惧。但幸在今日,祖国抗战与台湾革命已达血肉不分,并则共荣离则双枯的阶段,因而使我们深信祖国人士给我们的扶掖必殷,指导必勤,批评必严的。唯有这样,本刊才能真正成为祖国抗战与台湾革命的时代的号角——这是我们热望于祖国人士及惕厉自诩的!

《台湾青年》至少发行过 63 期,出版发行数量由 500 份增至 2000 份,最后一期则出版于 1944 年 7 月 8 日。而《台湾青年》的专栏中曾刊登了吴铁城、梁寒操、谢东闵、丘念台、宋斐如等人的专论,副刊"新台湾"则提供给义勇队队员抒发意见,"习作园地"则专门登载台湾少年团的文章。① 除此之外,1943 年 4 月出版《台湾壁报》旬刊,并以木制壁报板二块,树立于龙岩闹市,以供大众阅览。该刊的宣传对象是一般社会商人、农民、工人,以宣传时事为内容,共出版十多期。②

1943 年 4 月,李友邦出版了《台湾革命运动》一书,收录了 1938 年至 1943 年 4 月的 15 篇文稿,作为《台湾革命丛书》在南平出版发行。《台湾革命丛书》之出版,其目的在于:一、对台湾社会结构作深入之研究,二、对台湾革命理论作系统之论述,三、对台湾革命史实作翔实之记载,四、对台湾风俗习惯作简明之介绍。

义勇队辗转工作在敌前敌后,工作重点不外是抗日宣传、慰问台胞军属、宣传应征入伍、献金募捐等,主要形式是演讲、话剧公演、张贴标语等。1943 年 1 月组织台湾义勇队巡回工作团数十人,到闽南沿海进行抗日宣传和慰问台胞活动。工作团分三组:第一组在漳州、石码一带活动,由李友邦亲驻漳州领导;第二组到漳浦、云霄、东山一带活动,由牛光祖领队;第三组到同安、泉州、晋江一带活动,由张士德领队。1943 年 10 月 10 日,台湾义勇队发动"双十节"大规模慰问出征军人及征属运动。1944 年 3 月台湾义勇队赴闽南沿

---

① 王政文:《台湾义勇队——台湾抗日团体在大陆的活动(1937—1945)》,台湾古籍出版有限公司 2007 年版,第 75 页。

② 福建省档案馆编:《台湾义勇队档案》,第 414 页。

海一带,对抗日部队和地方群众作巡回宣传演出。李友邦队长亲自率领个别义勇队队员和少年团部分同志从龙岩出发,经漳平、华安到漳州,赴同安、晋江、泉州,又从长泰折回漳州。这次演出是少年团成立以来到的地方最多、在外工作时间最长的,也是他们每到一处,能单独演出场数最多的一次。少年团表演了《农村曲》、《杏花春雨江南》、《台湾小主人》、《方正》、《灾民泪》、《农民舞》、《帮助咱们游击队》、《捉汉奸》等,深受当地军民的好评。义勇队还与当地政府联合开展宣传活动。1943年8月1日召开"台湾义勇队关于第三届龙岩党政宣传工作的会议",龙岩县政府代表翁玉璋、第六二路院区代表刘潮庆出席了会议。会议讨论了如何响应县政府"八一四"一县一机(一个县捐赠一架飞机)运动案,纪念"八二七"案等问题。①

　　1944年7月台湾义勇队各分队派员组织暑假宣传队,分别到各乡镇做巡回抗战兵役运动宣传工作半个多月。1944年11月为扩大巡回宣传知识青年从军运动,台湾义勇队陈唯奋率领第三区队团员21人前往雁石一带进行宣传,往返费时6天,沿途张贴标语、漫画、壁报,访问机关学校。

　　1943年4月初,李友邦又带领台湾少年团及部分义勇队队员30多人,组成筹募军中文化基金工作团,到闽南各地筹募军中文化基金,充实军中的图书文化等设施,以提高战士的素质,同时进行抗日宣传。1943年8月台湾义勇队发动团员下乡劝募鞋袜劳军运动,计募捐达2万元。1944年6月台湾义勇队全体队员响应国民节约献金运动,贡献二日所得国币4240元及节食一天计白米235斤,引起各界的响应。1944年7月7日将抗战纪念日定为献金日,发动团员配合当地各界大规模开展节约献金运动,所得献金款计60万元。②

　　除此之外,义勇队队员从小接受日本教育能使用流利的日语,所以经常派队员到各部队帮助翻译日军文件、审讯俘虏、对敌伪宣传及对台广播。李友邦于1938年、1939年及1940年曾数次接受国际广播电台的邀请,向台湾岛上的同胞及日本人民做重要的广播。他号召当时台湾岛上五百万台胞,团结一致,汇流成一股伟大的抗日力量,共同为谋求台湾民族革命的大业而奋斗。此后在浙江、福建,李友邦还亲自指导"对敌广播班",推行闽南话广播,在广播中分析敌国政治军事经济的形势,说明日寇必败的原因,加强必胜的

---

① 福建省档案馆编:《台湾义勇队档案》,第294页。
② 福建省档案馆编:《台湾义勇队档案》,第414页。

信心以及建设战后三民主义新台湾。

义勇队在前线还利用各种方式进入日本占领区调查其经济政治情况,收集情报。1944 年 2 月对敌巡回工作团协同战区政治部"战地工作团"到浙东前线开展对敌工作。根据档案的记载,1943 年 1 月至 1944 年 10 月,义勇队共提供关于日方情报 178 件,其中全厦情报 90 件,喻山岛情报 12 件,浙江沦陷区 8 件,上海情报 10 件,沿海各地情报 58 件。① 义勇队还向福建省政府提供台湾的资料,福建省政府主席陈仪告李友邦"贵处如有新得台湾问题之资料,不论英日或译稿并祈源惠,尤所企盼"。② 义勇队还筹划建立"台湾建政研究委员会",设常委 3 人,提供研究结果呈请中央参考。③

台湾义勇队除从事医疗工作外,也从事生产工作。由于队员中有部分具有专业的生产技术,所以义勇队派遣队员协助各地制药、制樟脑、生产麻拉利亚药水和皮肤病药膏、胃病特效药,等等。1939 年 4 月,协助福建建设厅在崇安设立樟脑制造厂。④

台湾义勇队的医疗工作和政治宣传,激发了台海两岸共同抗日的民族精神。义勇队的一系列演讲、公演、宣传、劳军等活动历时七年,地跨浙、闽、赣三省,无论从时间、空间,还是力度上均为台湾抗日团体之首。陈诚在《台湾革命与中国革命》一文中曾对李友邦和台湾义勇队有过如下的肯定:

> 李友邦先生是台湾革命运动的领袖,我们知道台湾革命的组织是于民国十三年在广州成立的,那时我们总理还在。这个革命组织就是李先生感受总理革命精神而成立的,现在已经十六个年头了。过去在李先生一手培育中,曾有过数次的革命运动,自"七七"抗战以后,他更组织了台湾义勇队,实际参加祖国的抗战,劳绩卓著。

日据时期,由于日本政府"以医定局"的策略,鼓励人们学医,培养了大量的医学人才,义勇队有很大部分队员具有医学背景。这些医生来自台湾本土,接受了西方的医疗教育。在为大陆人民的医疗服务中,带来了西方医术,也加深了台湾与大陆的感情,人们亲切称他们为"台湾医生"、"革命医生"。

由于台湾义勇队的工作和宣传,激发了台海两岸共同抗日的民族精神。

① 福建省档案馆编:《台湾义勇队档案》,第 94 页。

② 福建省档案馆编:《台湾义勇队档案》,第 299 页。

③ 福建省档案馆编:《台湾义勇队档案》,第 349 页。

④ 福建省档案馆编:《台湾义勇队档案》,第 349 页。

义勇队的政治宣传活动,如刊行《台湾先锋》《台湾青年》等机关刊物,并以此为基地宣传日本在台湾的殖民统治,呼吁台湾人奋起反抗。台湾义勇队抗日的民族精神受到国内外的普遍赞誉,李济深、于右任等国民党要员称赞其为"台湾先锋,民族战士,唤起国魂"、"祖国精神"、"民族精神"等。台湾义勇队是两岸人民共赴国难、同仇敌忾、团结御侮的历史见证,也是台湾人民光荣爱国传统的生动体现。

由于台湾义勇队的工作和宣传,使大陆人民了解台湾、了解台湾人,唤起了台湾和大陆同根同祖、祖国统一的精神。台湾在 1895 年甲午战争后,割让给日本,在身份上不再具有中国国籍,而成为日本籍。抗战开始后,中日两国对台湾都持有戒备心理,台湾人既不是中国人也不是日本人,处境尴尬、艰难,被称为"亚细亚孤儿"。台湾义勇队的工作和宣传,特别是医疗活动,让大陆人了解台湾人,了解了他们同样具备中华民族的血脉,同样具有反抗侵略、民族独立、国家统一的精神。

# 第三节　改革开放后闽台中医药文化交流

## 一、闽台中医药文化交流工作的开展

祖国医药学是一门经久不衰的科学,是华夏祖先遗留下的瑰宝,它为海峡两岸人民的健康繁衍立下不朽功勋。随着两岸之间气氛的缓和,岛内民众纷纷返回大陆寻医问药,中医药界人士以各种方式前来大陆切磋技艺,考察研讨,表达了两岸中医药界同行携手并进,共同为弘扬祖国医药学、促进传统医药早日走向世界的迫切愿望。为更好推动两岸中医药界的交往,以下就如何开展闽台中医药文化交流工作做一回溯性探讨。

### (一)台湾中医药发展之不足

台湾中医药底子较薄,在日据 50 年中惨遭摧残,几濒灭绝。1945 年台湾光复时,持中医师业务许可证者,全岛仅存数十人。近二三十年,台湾中医药有所发展,诸如对中药药性、药理的研究,针灸研究及标准化研究等方面有其独到之处,但总体水平仍逊色于大陆。其表现为:

1. 中医药行政管理体系尚未建立,其管理仍隶属于台湾"行政院卫生署"。该署医政、药政两处工作人员中无一名中医界人士,在考虑中医药发展上,往往不能与西医统筹兼顾,因此中医药政策的产生与实施常常出现"民促官办"的被动局面。

2. 中医教育整体比较薄弱。台湾中医教育仅私立中国医药学院一所,无中等或专科中医教育。由于中医教育没有层次结构,仅以简单的特考、检考作为划分中医师执业的标准。因此中医师水平间差距甚大。

私立中国医药学院是一所中西医合璧的学府,其办学宗旨是"融汇中西医药学术,创造最新医学体系"。中医系的教学计划及课程设置均强调中西并重。学生毕业后授予"医学士"学位,可以同时参加台湾考试院举办的"中医师"、"西医师"特种考试,取得"中医师"、"西医师"资格。据该校的一项调查统计,在 800 多名中医系毕业生中,有 600 多人取得中、西医双项执照。此虽为该校培养学生的一大特色,但亦是台湾中医教育一大弊病。据另一项统计表明,至 1989 年 8 月止,台湾地区大学中医系毕业的 1250 名学生中,执业中医的尚不到 250 人。这使得台湾中医师队伍递增缓慢,中医人才散失殆尽。

3. 台湾中医医疗机构多属私立医院、诊所,规模普遍很小,层次不高。最大私立医院是私立中国医药学院附属台中医院、北港医院两所。公立医院目前仅台北市立和平医院中医部,及高雄市中医医院两所。省立医院中仅设中医部,中医力量亦显不足。据报道,中医医院每家平均仅 5.8 名中医师,中医诊所平均仅 1.1 名中医师。在中医诊所中,未受过医学相关教育特考及格执业人员占 16%,中医系或学士后中医系毕业者仅占 2%。

4. 在开展中医药研究方面,台湾主管部门倾斜发挥西医界及科技界力量,中医处于从属被动地位,致使纯中医的思路淡化,或完全西化、变味。一批老中医对此表示强烈的不满。

基于上述原因,台湾中医药界人士把弘扬传统医学的希望寄托在大陆,因而积极推动同大陆的交往。台湾国民党元老、中医药界知名人士陈立夫先生 1989 年为台北市中医师公会赴大陆考察团一行亲拟研讨提纲,下笔伊始就提及:"中国医药之弘扬,全赖大陆,此间虽经吾人之努力,稍有进步,但主其事者持有成见,故不乐观。"他还寄希望于两岸中医团体多多取得联系,多多交换出版品,及对病理之会商等。因此两岸中医药界合作交流又成大势所趋。

### (二)闽台中医药交流的优势

闽台之间特殊的地理位置是海峡两岸交往的一大优势。闽台两省隔海相望,血缘相亲、语言相通、习俗相近,中医同源,病种相似,这是交往、合作的天时与地利。两省间的地理环境、气候条件、药用植物的分布,地方病、慢性病等诸方面相似之处甚多。因此,在探讨开发药用植物资源,扩大两岸中药贸易往来,联合开展对地方病、慢性病的中医药临床研究等均具有广阔的空间。

台湾中医界多有闽籍人士,台湾中医多由福建传入,流派同源,福建籍中医师在目前台湾中医界中享誉甚高,不少是台湾中医界上层人物。如毕业于福建三山国医专校的福州人魏开瑜先生,现任台北市中医师公会常务理事及台湾中医药学会理事长;福州人陈钦铭先生是私立中国医药学院知名教授,现任台湾典试委员、台北市中医师公会理事、卫生署中医药委员会委员;祖籍闽南的台北市中医师公会新任理事长林昭庚先生,被誉为台湾中医界后起之秀,台湾第一批中医博士,以其对针灸的精湛技艺获沙特国王颁发的"金袍奖",1987年曾获台湾第一届十大杰出医师奖,并于1989年载入美国历史保留协会的世界名人录。上述台湾著名中医人士近年陆续多次或单行,或率团前来参观考察,多次参加在福建举办的海峡两岸中医药学术研讨会。在他们努力推动下,闽台中医药交往日趋频繁。

福建台湾两地区域、风俗、民情及中医药交往间的诸多优势有利于推动两岸中医药的深化交流合作,在交往中由于创造以医会友、以友联友的和睦空间,彼此交往已超越中医药界范围。福建在对台中医药交往工作中走在全国前列乃历史及事实发展的必然趋势。

### (三)福建中医药大学开展两岸中医药交流工作

福建中医药大学特别注重对台湾中医药状况的调查了解,积累各种资讯,超前做出分析判断,不失时机地运用自身特有优势,积极主动地开展两岸中医药交流工作。其工作思路是:把握中央对台的方针政策,为统一祖国和弘扬传统医药消除隔阂,增进共识。工作原则是:以医会友,以诚相见,求同存异、增进友谊。在工作中特别注意加强领导,归口管理,情况不明时不轻率从事,没有把握的事谨慎考虑,违背原则、影响信誉的事坚决杜绝,凡看准了的事则锲而不舍,持之以恒一抓到底。逐步建立、健全了交往体系,开拓了多方位的交往空间,推动双向交流朝正常化方向发展。

福建中医药大学于海峡两岸形势缓和之初,先后组建了"台湾中医研究室"等机构,旨在广泛收集台湾中医药发展的最新动态及广交台湾中医药界人士。台湾中医研究室,担负两岸中医药交流的"先行官"。该中心已收藏台湾出版的中医药图书2万多种,台湾医学期刊50余种,其中,中医药期刊20余种,部分期刊从创刊至今收集完整,收藏量居大陆本专业之首。

由于地理、藏书及研究实力上所具有的优势,该室目前已初步发展成为大陆中医药领域涉台资料信息服务部门,是大陆同行透视台湾中医药发展概貌的窗口。该室所办3种刊物《台湾中医药动态》、《台湾医学文献索引》、《馆藏台湾中医书目》,及所编撰的大型工具书《台湾中医药概览》翔实报道台湾医药、中医药发展的最新状况,客观地反映其长处与不足。该室还就台湾中医药政策、教育、科研、临床发表论文或研究报告,对台湾中医药的发展及趋势提出分析与评论,为两岸间的交流合作前景提出参考意见。该室筹建"台湾中医药数据库",并进一步探讨两岸中医药深化合作及互补的可能,旨在作为一个桥梁,整合两岸同行共同提高传统医药的整体进步。

"闽台中医药培训交流中心"几年来以务实的态度、诚恳与热心,接待了来院私访、参观、学术交流、治病、培训等台湾民间及中医药界人士数百次,其服务宗旨是:以医会友,以礼相待,以诚相见,以情感人,尽管物质条件尚不理想,但诚心却让台胞感到亲切和温暖,在交往中逐渐拓宽了接触面,扩大了学院的影响。

两个"中心"的设立,使福建中医药大学对台工作有一个理想的空间,既能知己知彼,有的放矢,又能广交朋友消除隔阂,受到两岸有关方面的关注。1989年学校又设置了台办,使台事工作有一个管理、办事的机构,对台交往工作机制较为完善和健全。学校自上而下,在评估闽台双方中医药的进步与不足中,认识到强化自身科学化、现代化,加强中医药基础理论及临床研究的实力,是闽台中医药长交久往的关键所在。

1988年11月,学校在举行30周年院庆的同时,召开"首届海峡两岸中医药学术研讨会",率先在大陆中医药领域内突破两岸中医药交流的第一步。台湾中医师公会全联会秘书长吴正雄先生率中医师11人专程前来参加,会议收到闽籍中医界知名人士魏开瑜、陈钦铭、林良藩等联名发来的贺电,陈立夫先生也辗转寄来贺信及论文。会议标志着闽台中医交往已步入实质性的阶段。

1989 年 4 月,学校召开"第二届海峡两岸中医药学术研讨会",由台湾中医药学会理事长魏开瑜先生任名誉团长,原台北市中医师公会理事长、现任卫生署中医药委员会主任委员黄民德先生任团长的台北市中医师公会赴大陆考察团一行 50 多人,专程到福州与我院共同举办这次研讨会。双方间第一次大规模、广泛的交流,消除了历史隔阂,增进了友谊,切磋了技艺,并扩大了学校在台湾同行间的影响。之后,福建中医药大学每年均召开两岸学术研讨会,来人来函与学校交往者日渐增多。同时,台湾中医药界也开始向学校知名人士发出赴台邀请,两岸同行间的学术交流开始步入正轨。

　　两岸中医药交流的目的,旨在消除隔阂、增加友谊、促进祖国统一,共荣传统医药。实践证明,统一认识、统一领导、健全对台交往工作的管理体系,是做好双向交往工作的一大关键;加强文献的收集、加工、整理,了解台情民俗,知己知彼是开展交往的基础;完善自身建设,保持自我优势,拓宽交流层面是双向交往的要务。为繁荣、振兴传统医药学,是两岸同行的共同愿望,亦是两岸同行合作交往的一基础。

## 二、海峡两岸中医药文化交流的初步发展

　　海峡两岸隔离了近 40 年,彼此间的交流几乎断绝。20 世纪 80 年代初,中国共产党提出"一国两制"的政策,从此推动了两岸间各种交流的开展。中医药交流作为其中的一个重要部分,把海峡两岸同胞紧密地联系在一起。

　　(一)交流的起步

　　1980 年 9 月在大陆的台湾籍医药界人大代表于全国五届人大三次会议上首次向台湾医药界发出开展两岸学术交流的倡议,此为两岸医药交流之先声。1981 年国庆前夕,叶剑英委员长发表了关于台湾回归祖国实现和平统一的九条建议,而后卫生部、医药管理总局等做出了相应的措施。如医药管理总局局长胡昭衡发表谈话,做出四项决定:欢迎台湾医药界同行与祖国大陆积极开展医药品、医药科技交流,建议两岸互派医药专家讲学、互派研究人员进修、深造;欢迎台湾医药界和工商界来大陆投资兴办医药生产和科研事业。一些群众性医学学术团体向台胞发出相互交流的意愿,如大陆著名中医学家岳美中等在中华全国中医内科学会组建前,给台湾中医药界同仁发去邀请电,请他们派员参加中华全国中医内科学会会议等。大陆方面从民族大义出发,采取积极主动的姿态,极大缓和了海峡两岸紧张的气氛,这在台湾岛内

产生很大的反响。伴随着台胞回大陆探亲的潮流掀起,台湾中医药界同仁不顾国民党当局的许多限令,通过间接的渠道,以探亲名义来大陆与中医药界同道进行了相隔近 40 年后的接触。1987 年在北京召开的"世界针灸学术大会",台湾一些回大陆探亲的针灸同道以个人名义参加了大会。中医药作为传统文化的一部分,维系着两岸同胞的交流与往来。许多台胞来大陆治病养身,对大陆中医药事业产生新的认识,1987 年 11 月台湾开放民众赴大陆探亲以前,仅福建省就接待上万人次台胞寻医治病。

这时期交流有以下几个特点:中国共产党及中国政府采取积极、主动的政策,大陆中医药界积极创造有利条件,而台湾当局制定限令,阻挠两岸交流的进行。两岸中医药交流基本上是民间的、单向的,且以零散、无组织的为多。两岸中医药交流的规模不大,处于相互了解、联络感情的层次。

### (二)交流的发展

1987 年,两岸政策的调整,使得中医药的交流合作日趋频繁。1987 年后,许多在台湾有一定影响的中医药界人士来大陆参观、访问,与大陆中医药界进行交流。其中台湾自然疗法学会理事长陈紬艺先生几次大陆行,参观访问成都、上海等地中医药单位,与各地中医药团体举办学术交流;回台后,多次在其主编的《自然疗法》杂志上介绍大陆中医药状况,促进台湾中医药界对大陆的了解。另一是台湾中国医药学院附属医院副院长陈太羲先生几次访问大陆,与大陆的旧友、老同学切磋学术,交流所得。1989 年,厦门国际中医培训交流中心鉴于陈太羲先生的学识,正式公开聘请他为该中心的客座教授。台湾中医界人士除来大陆参观、访问外,一些台湾民间医家也来大陆推广各种在台湾广为流行的民间疗法,促进台湾民间疗法的推广。如"国际若石健康研究会台湾总会"执行会长陈茂松中医师于 1988 年年底到广州举办首期若石健康法初级培训班等。

随着台湾民众对大陆中医药事业的了解,台湾中医药团体深深认识到,两岸中医药交流仅停留在目前的层次是不够的,两岸急需进行大规模的中医药交流。因此,1988 年台湾中医药团体吹起强劲的"大陆风",以促使当局开放中医药团体赴大陆交流。1988 年,台湾"中华文化复兴运动推行委员会中西医合作研究委员会"首先提出组团赴大陆考察,此后,台湾中医药学会通过决议,与中医师公会共同组团考察大陆中医药发展现状。为提高两岸中医药学术交流的层次,促进两岸中医药学术发展,把台湾中医药团体的"大陆风"

引向学术交流,1988 年,厦门、福建中医学院、广州中医学院先后召开了有关海峡两岸中医药学术交流会,共计有 65 名台湾中医药界人士参加。次年广州中医学院成立了"穗台港澳中医药界联谊会";厦门国际中医培训交流中心成立"厦门台湾中医师联谊会"。1989 年 3 月,以台湾中医药学会理事长魏开瑜教授为名誉团长的访问团一行 58 人,进行大陆中医药考察,国民党资政陈立夫先生为该团亲拟考察提纲。该团先后考察了广州、福建等地,参加了福建中医学院主办的"海峡两岸第 2 届中医药学术研讨会"。截至 1989 年年底,先后有厦门、福建中医学院等 6 个单位召开两岸中医药学术交流会,参加交流会的台胞达 400 人次以上。1989 年 11 月在北京召开的"第一届国际家庭医学研讨会",台湾第一次正式派代表团参加。

伴随两岸中医药交流的进行,两岸中医药学术论文开始在对方的专业期刊上交互出现。1989 年,陈立夫的《中医之理论基础》一文首先见于《福建中医药》杂志。随后有不少台湾中医人士向大陆医药期刊投稿。《福建中医药》还从 1988 年起专设"闽台医药"栏。大陆中医人士也纷纷给台湾中医药期刊投稿,共同研讨中医药学术。鉴于大陆中医药整体水平高,台湾《台湾医药》专栏介绍"精选近年来大陆中医文章",《医药新闻》选登大陆名老中医的论文。各中医药期刊先后向大陆中医界进行广泛地约稿。有的刊物甚至一期有一半以上文章是大陆作者或介绍大陆中医药现状。正如《明通医药》社长张光雄所言:"自允许民间交流以来,加速了两岸的中医药切磋机会,《明通医药》亦扮演了积极其重要的角色,从大陆方面无论是沿海地区、内陆地区,几乎囊括了 28 所高等中医院校,只要耳闻目染者常如雪片般的来信。"

大陆中医药事业的发展,吸引着台湾人民到大陆学习中医。1988 年,台胞林氏成为第一个到大陆学习中医的本科生。1988 年 10 月厦门国际中医培训交流中心招收了 7 名台湾中医师进修。此后,应广大台胞要求,上海、北京等地举办了对台中医自考。

这时期交流有以下几个特点:由前期表面的交流发展到较深层的交流。台胞参加大型两岸中医药学术研讨,两岸中医药学术论文相互交流,及台胞赴大陆进修,自考、上学,两岸互聘客座教授等。交流的规模越来越大,交流活动日益公开化,大陆中医药单位几乎都有与台联系。台湾中医药界也积极为促进两岸双向交流作努力,以促使台湾当局开放大陆中医药人员赴台交流。

### (三)交流的逐步深入

经过前几年两岸单向中医药交流,台湾民众越来越感到无法满足现状,邀请大陆中医药专家访台势在必行。因此,台湾当局也只好允许民间团体出面邀请大陆专家访台,但也制定了一些限令。应台湾红十字总会邀请,大陆头皮针医师朱明清于 1989 年 9 月作为大陆首位访台中医师赴台讲学,此后有张大宁、韩济生等医家访台。特别是 1991 年 9 月,国家中医药管理局办公室主任王凤岐等组成的访问团,被视为开两岸医药文化交流风气之先。

这一时期大陆各地各层次的中医药学术会吸引了更多的台湾中医药人士参加。1989 年年底至 1991 年年底,台湾中医药界人士共参加了在大陆举办的地区性、全国性、国际性中医药学术研讨会达 16 届次。特别是 1990 年北京"国际中医药文化博览会",台湾中医药代表百余人参加了这一盛会,这也是台湾中医药界历来最大规模的一项集体行动。

大陆中医药学者直接赴台讲学及两岸中医药交流的深入,为大陆中医药专著在台公开出版提供方便。1990 年 2 月经台湾"新闻局"核准,大陆第一部中医临床专著《临证心语》正式在台出版,陈立夫先生为该书题写书名,台湾中医师公会联合会理事长为该书作了代序。此后便不断有大陆医著在台出版。

该期台湾来大陆学习中医的民众更多了,仅福建等 7 处先后接收了 1000 多名台胞参加短期中医药进修班。截至 1991 年,先后有上海等 7 个省市举办对台中医自考。仅上海、成都、福建 3 省就接受 380 多名台胞参加自考。自 1988 年,广州、福建、南京中医学院各自招收数名台湾本科生以来,到 1990 年年底,仅福建、广州、南京、上海 4 所中医学院在校的台湾本、专科学生就达 144 人。其中上海中医学院还招收了 8 名"中医硕士课程进修班"。1990 年,国家中医药管理局为完善对台招生及提高招生效果,规定上海等 8 所中医药学院可为台湾中医药人员举办招生。

两岸的中医药交流,扩大了台湾民众对中药的需求。台湾当局于 1988 年起准许所有中药材自大陆以间接方式自由进口。因此,输入台湾的大陆中药材比原来增加 5 倍多。由于台胞赴大陆探亲带回台湾的中药材不断增多,台湾当局决定从 1991 年起降低 200 多种中药材关税,并打算在此后 2 年完全予以免税。

两岸中医药的交流,推动了两岸中医药的携手合作,向更高层次发展。

1990年,中华医学会音像出版社与台湾鉴定合作拍一部长达15集的针灸教学录像片,并进行了其他教学片的合作。此举被台湾《新医药周刊》称为继两岸开会互访,跨海收授学生后所展开的"第三类接触"。继两岸情报、音像合作后,1990年,台湾长庚医院和北京中医药研究所合作进行中医药研究开发。这也是台湾地区医学中心首次与大陆进行学术交流及合作研究计划。

这时期交流的特点有:两岸中医药界交流逐渐从"民间、单向"的交流,向"民间、兼半官方的、双向"交流转化。两岸各类中医药交流会议更趋频繁,而且交流会的层次及涉及面越来越广。继两岸学术论文相互发表后,此期发展到大陆医著合法地在台出版。大陆中医药材扩大进台及两岸进行中医药科研等合作,显示了两岸中医药交流日益向高层次领域发展。此期尤以为台进行中医药人才培训、自考及招收台湾本、专科学生,甚至研究生为突出。

改革开放之后的十余年间,是大陆中医药不断吸引台胞,促进台湾中医药发展的十年。在两岸尚未统一的情况下,两岸中医药交流的逐渐频繁,交流层次不断提高,不但有利两岸中医药事业的发展,也对两岸人民关系的发展有深远的影响。预计海峡两岸中医药交流与合作还会有新的突破,如两岸在中医教育层面,互派学者,基础理论研究,临床、药品管制,中药厂的合作及中药品贸易等领域的合作深度与广度将向前发展。

## 三、世纪之交海峡两岸中医药文化交流的新进展

大陆与台湾一水相连,地缘相近,血缘相亲,不仅语言相通,而且习俗相同。中医药作为维护中华民族健康的主要体系之一,深受海峡两岸人民的信赖和肯定,并融入其健康理念之中。面对新世纪的挑战,如何促进海峡两岸中医药优势互补,共同发展,受到两岸同仁及有关部门的极大关注。

### (一)两岸学者互访

为了促进海峡两岸中医药学的共同发展与进步,不少台湾地区专家学者来大陆进行考察访问,寻求互补。如2002年7月,北京中医药大学基础医学院等主办的学术报告会,特邀来自台湾"中央研究院"历史语言研究所李建民副研究员就"艾灸的历史"进行了讲演。[①] 2003年11月,首届中国医学史学

---

① 梁永宣:《台湾学者李建民先生在北京中医药大学做学术报告》,《中华医史杂志》2002年第4期。

术研讨会在北京大学医学部召开,会上台湾学者李建民博士做了题为"中国医史学研究的新视野"的报告,提出中国古典医学书籍正典化的新概念,认为研究中国古典医学书籍正典化的过程,也就是明了中医产生,维系及变迁的过程。[①] 他的观点与当前大陆中医专家致力于中医规范化和标准化的研究不谋而合。通过台湾同仁的来访,使我们更加了解台湾地区中医药学的研究进展和成果。2006 年台湾中国医药研究发展基金会董事长,兼台湾阳明大学药理学教授、台湾中国医药大学教授等数职的陈介甫,参加在福建厦门举办的海峡两岸中医药发展与合作论坛时表示:"我最关心的是,我们的中医药产品如何才能走向世界。两岸中药界加强合作,我们就能让全世界都享用中药。"

大陆专家学者访台也是交流不断。其中主要的有:1996 年 5 月,《中华医史杂志》总编辑、中国中医研究院中国医史文献研究所李经纬教授应邀前往台湾,参加在台中市举行的台湾中西整合医学会第二届第二次会员大会暨学术研讨会,做了题为"东西方医学交流与中西医结合"的学术报告。[②] 1998 年 11 月,北京中医药大学副教授韩刚应台湾长庚大学邀请,赴台湾长庚大学进行为期两个月的讲学和学术交流活动,考察了台北地区的医疗状况及中医药现状。[③] 2002 年 4 月,应台湾"中央研究院"历史语言研究所的邀请,中国医史文献研究所研究员郑金生、朱建平赴台湾学术访问。在台北,他们与台湾同行就医学与社会、宗教、民俗等研究进行广泛交流,并就今后的两岸学术交流与合作途径进行商讨。还就中药史、方剂学史、中医药名词术语规范化等做了专题演讲。这些大陆专家为台湾地区带去了中医药新的研究成果和学术观点,开阔了视野,增进了交流。此外,大陆专家学者还被台湾地区有关部门和学术团体所聘请,如台湾孙思邈医学思想医术研究会先后聘请了李经纬、赵石麟、张文、张世英、苏礼等大陆学者为该会顾问。中国医史文献研究所郑金生研究员受聘为台湾"中央研究院"客座研究员,并参与了该院历史语言研究所组织的"本草药学与博物——中国医疗传统的形成"研究计划。[④]

---

① 梁永宣:《首届中国医学史学术研讨会在京召开》,《中华医史杂志》2004 年第 1 期。
② 白茅:《本刊总编辑李经纬赴台参加学术会议》,《中华医史杂志》1996 年第 3 期。
③ 郑维:《医史学者韩刚赴台讲学》,《中华医史杂志》1999 年第 2 期。
④ 白茅:《中国医史文献研究所医史学者访问台湾》,《中华医史杂志》2002 年第 3 期。

## （二）两岸学术会议交流

经过几十年的发展,祖国大陆与台湾在科技发展上形成了各自的特色,大陆已建立起一个较为完整的科技体系,造就了一大批科技人才,而台湾在多年的科技发展中也逐渐形成了自己的优势。[①] 鉴于此种情况,两岸有关部门及学术团体召开了许多学术会议,构建海峡两岸中医药交流平台,优势互补,谋求中医药共同发展。如 1996 年 8 月在西安市举行了由中华医学会医史学分会、陕西医学会医史学分会、台湾中西整合医学会联合主办的"海峡两岸中华医药文化研讨会"。[②] 1997 年 10 月,陕西医史界部分专家与台湾来陕访问的部分专家,在西安举行有关孙思邈研究的学术交流座谈会。[③] 1999 年 5 月及 2001 年 10 月,分别在古城西安和孙思邈的故乡陕西省耀县举行了第一、二届国际孙思邈学术研讨会。许多学者和专家都参加了会议,来自台湾的学者李政育、郑隆炎、陈健生等在会上做了精彩的发言。2001 年 5 月由科技部海峡两岸科学技术交流中心、上海科学技术交流中心、财团法人孙运增学术基金会主办的两岸中医药学术研讨会首次在上海召开,以基金会董事长徐立德为首的台湾中医药界专家、学者 40 多人参加了研讨会。两岸专家做了交流演讲,并就合作交流达成共识。会上签订了《两岸中医药交流开发备忘录》,备忘录对两岸中医药科技人才交流、学术研讨、人员互访、考察、长期合作设立对口机构等做了明确规定。2002 年 9 月,在内蒙古自治区呼和浩特市,召开了海峡两岸 21 世纪医药学发展论坛暨第 19 届中国医学史学术会议,包括台湾在内的 20 个省、自治区、直辖市及韩国的代表 80 多人出席了会议。[④] 2003 年在北京召开的海峡两岸传统医药特色疗法大会上,海峡两岸的专家、学者和医界同仁就专病专治方法、特色专科发展、传统医药的优势以及两岸同行的合作等问题,进行了广泛交流和有益探讨。经专家评审,大会还向在传统医学领域做出突出贡献的台湾中华自然疗法世界总会总会长陈紬

①　海峡两岸科技交流中心:《两岸科技合作与交流展望》,《海峡科技与产业》1999 年第 4 期。

②　康兴军:《海峡两岸中华医药文化研讨会纪要》,《中华医史杂志》1997 年第 1 期。

③　王明旭、辛智科:《陕西医史界与台湾专家进行学术交流》,《中华医史杂志》1998 年第 3 期。

④　张志斌:《海峡两岸 21 世纪中西医药学发展论坛暨第 19 届中国医学史学术会议提要》,《中华医史杂志》2002 年第 4 期。

艺等 11 位老专家颁发了"传统医学成就奖"。2005 年中国海峡中医药高层论坛暨医药保健品博览会在福州举行,为加强海峡两岸及海内外中医药的学术研究,促进中医药科技成果转化,积极开展医药、保健品的交流合作,弘扬中医药文化,振兴医药事业,促进并推动国之瑰宝——传统中医科学走向世界、走向现代、走向未来牵线搭桥。

1997 年 4 月 15 日至 5 月 3 日,应台中"中国医药研究院"院长郭盛助及中西整合医学会的邀请,医史学家蔡景峰对台湾进行了为期半个月的学术访问。访问期间,与台湾中医药同仁进行了广泛的接触,进行了多次演讲,并分别参加了在台北和台中市举行的"第四届海峡两岸中西医整合学术交流研讨会",发表了有关西藏医学史的演讲。[①] 2004 年 11 月,由台湾"中央研究院"历史语言研究所、"中央研究院"宗教与医疗研究计划、亚洲医学史学会主办的"宗教与医疗"学术研讨会暨亚洲医学史学会第二次年会在台北召开。[②]2006 年由台湾"卫生署"中医药委员会主办,中华传统医学会与台北市中医师公会承办的海峡两岸中医药学术论坛在台北举行,论坛就两岸中医行政管理、中医药临床疗效评估、中西医结合治疗、中医典籍研究等议题进行了研讨与交流,台北市中医师公会施纯全理事长表示:企盼两岸的合作交流,共同发扬中医药的科学内涵及医疗优势,并结合现代科技创新中医的新思维,共同造福人类的健康。

## (三)两岸人才培养

近十年里,海峡两岸的中医药交流有一个很突出的层面,即台湾青年学生到大陆就读中医药者日益增多,来大陆学习中医成为一种热门。就福建中医药大学来说,1993 年开始招收台湾研究生,1998 年实行对台单独招生。另外,还有 1000 多人次台湾中医药界学者前来学术访问、参观考察、短期培训等。2004 年 6 月,台湾中国医药大学师生到南京中医药大学参观访问,开展寻访名医古迹、实地采药等活动,给代表团成员留下了深刻的印象,加深了彼此的了解。不仅如此,连一些台湾学者专家也来大陆进修,如台湾中国医药研究所的李春兴,即前往中国中医研究院中国医史文献研究所研修博士学位。

---

① 决风:《蔡景峰赴台作学术访问》,《中华医史杂志》1997 年第 4 期。
② 白茅:《"宗教与医疗"学术研讨会在台北召开》,《中华医史杂志》2005 年第 1 期。

（四）两岸论著报刊交流

中医药学术交流中,一个很重要的方法就是以论文的形式,来表达学术思想。大陆的许多学者专家,对台湾中医药做了深入系统的研究,并撰写了一些相关的论文。如《祖国海峡两岸中医药教育发展比较》《台湾中医药概况》《台湾地区中医药未来发展之策略与展望》《台湾中医药现状调研》《2002年台湾中医药动态》《欣读〈台湾解剖学百年史〉》等。而许多台湾的学者,也在大陆的报刊上发表了论文。如台湾中国医药学院的高田、哈鸿潜的《日本据台时期之医学(下)》《明清时期的台湾医学》《台湾的现代医药卫生(上、下)》《近现代台湾的医学院校》,李春兴《台湾中医药史略(一):台湾民俗医药与巫医时期》《台湾中医药史略(二):台湾中医药发展与内陆交流》,台湾中国中医药大学的张贤哲、蔡贵花《台湾中药商保留药名汉代中原古音》。这些作品使大陆的更多学者得以全面了解台湾的中医药研究。

（五）两岸医药投资考察

随着国际竞争的不断加强,加上两岸对祖国医学的重视,大陆与台湾都认识到,必须通过两岸交流与合作,才能使祖国医学在世界医学发展中占有一席之地。2001年广东中医药技术赴台交流考察团,对台湾制药同业公会等单位进行考察并交流了相关意见。具有近200年历史的北京同仁堂,将在台北开分店,设立第一家"北京同仁堂台湾旗舰店"。以销售高级中药材为主要业务,并以养生文化概念行销台湾。2004年台资企业正华药业正式落户汕头,成立了由台湾正和集团、台湾顺天堂药厂股份有限公司、台湾郑杏泰制药公司等名列台湾药业界前十位的知名企业与潮阳南烽集团合作的汕头正华药业有限公司。2004年大陆医药期刊考察团赴台湾,先后考察了台湾地区的部分医药卫生期刊、高校和医院。

2003年台商林朝晖在湖北省薪春县投资的李时珍医药集团,年产值达40亿元,并与世界上最大的华人中药企业——台湾顺天堂结为合作伙伴,开拓了广大的海外市场,充分发挥了两岸合作的优势。2003年10月台湾世铭集团与宁夏绿苑公司签订2130吨药材供货合同。台湾台塑集团总裁王永庆来大陆考察投资。2005年以台湾中国医药大学中国药学研究所所长张永勋为团长的"大陆中医药国际之现状与政策考察团"一行,对中国科学院昆明植物研究所进行了访问。为使两岸中医药产业交流,台湾将建立中药研发管理中心,并拟推动两岸中医药产业合作。2005 年中国医药企业管理协会与海峡两岸商务协调会在京举行签约仪式,双方代表经友好沟通协商,决定携手共同推动祖国大陆与台湾在医药产业发展方面的经贸交流与合作。

### (六)海峡两岸中医药交流的意义与展望

自 20 世纪 80 年代以来,两岸中医药界的交流促进了台湾中医药的发展,不仅设立了中医研究所、中药研究所,而且在台中创建了中西医整合研究会,推动与交流中西医整合学术。20 世纪 90 年代以来,台湾"中国医药学院"已有了不少中医中药的硕士生和博士生,另外,该院还创设中医药展示馆,颇富特色。而台湾中医药期刊也逐渐增加了大陆学者的论文,使两岸中医药学术交流得到一定的发展。进入新的世纪以后,两岸的交流与合作,不仅仅局限于民间和小范围内了,而是着眼于面向世界更广泛的合作,不仅在学术上,而且在经济发展上,充分发挥优势互补,共谋中医药事业的发展。近十年来,海峡两岸中医药往来互通,相互为用,交流频繁,但是仍存在着很多不足之处,台湾当局有关政策还没有完全放开,医药标准还未达成统一,还存在着许多局限,使两岸交流不能达到更高的层面。仍需要两岸学者、同仁的共同努力与管理层的深切关注。深信海峡两岸同胞的携手合作必将为两岸中医药科研力量的聚合,提升中医药的整体水平,为人类的健康做出新的更大的贡献。

海峡两岸中医药界通过多渠道、多层面的广泛交流,深感台湾中医药与祖国大陆同宗同脉,两岸同仁对弘扬国粹都有着强烈的愿望。传统医药文化不仅密切了两岸关系,缩短了彼此距离,而且增加了两岸同胞的认同感。因此,海峡两岸中医药的交流不仅促进了中医药自身的发展,而且加快了祖国医学走向世界、走向未来的步伐;不仅增进了两岸人民的交流,而且促进了两岸的和平与统一。

# 第四章

# 闽台中医药教育

福建的中医药教育起源较早,但直至民国时期,才形成现代意义上的中医学校教育。民国时期,中医倍受歧视。国民党政府多次通告全国,限制"旧医",不许其进入公立医院,不许列入教育计划,致使中医事业每况愈下。在这危难之际,福建中医药界人士为保存、发展中医做出了艰苦的努力。明清以来,中医在台湾即有一定的发展,不过真正意义上的中医药教育则自光复以后才得以实现。

## 第一节　近代福建的中医药教育事业

### 一、三山医学传习所与近代福州中医教育

#### (一)研究缘起

清末民初,西医在中国社会日渐强势,众多中医界有识之士意识到弘扬中医首重人才培养,于是他们积极借鉴近代西方教学经验创办中医学校。聚焦到福建一地,对此时期中医办学高潮亦步亦趋,相继出现了一些中医教育组织和学校。但论及近代福建中医学校教育的肇始,福建地方医学史研究者尚未形成一致的看法,以往在此方面的研究亦存在缺失之处。

近代福建中医学校教育最早的机构是哪一个?创办时间在何时?机缘巧合,笔者偶然在上海中医药大学图书馆查阅到《组织三山医学传习所成立记》一书(后简称为《成立记》),该书将三山医学传习所这个被后人模糊记忆的医学教育机构重新呈现在世人眼前。该书的编撰者,亦是传习所的创办人陈登铠(1862—1945)在该书自序中,交待其编撰《成立记》的原因:"今开所有

日矣,特将所有办理程序辑为成立记,以饷当世。愿有心人相继而起,自福建以及各行省,自今日以至亿万年,医学渐以大昌,国粹永以不坠,是则铠所祷祀以求者已。"①因此《成立记》涵盖了传习所"所有办理程序",涉及陈氏因创办传习所与内务部、教育部以及福建省相关政府机构之间的来往文函,以及传习所办学制度章程。正是凭借这些史料,我们才得以窥视传习所创办的来龙去脉以及办学概况、特色。

笔者即凭借《成立记》这份珍贵铅印史料,并结合其他相关历史记载,着力还原近代福建中医学校教育肇始的历史,弥补过往福建省市卫生志以及相关研究文章中对此方面研究的疏漏和不足,准确界定近代福建最早中医学校创办的时间。同时,以传习所作为观察范例,管窥近代福建中医学校教育的时代特征。

### (二)三山医学传习所创办时间与创设缘由

关于传习所创办的具体时间,后世学界说法不一。兹引数个代表性说法:(1)已故医史文献研究大家俞慎初最早关注到三山医学传习所,在其撰述的《福建医药史料》文中,简略提及"中医学校最早的在福州有'三山医学讲习所'",②未再提供更加详细的信息;(2)刘德荣在其《福建医学史略》专著内整理有《近代福建中医学校一览表》,③该表将三山医学传习所列在第一位,只是创办时间、创办人栏目均留白未记;(3)萧诏玮、黄秋云等主编的《榕峤医谭》一书,参考诸多文献资料,认为"三山医学传习所设有所长,延聘教师,编写教材,其成立时间按教科书撰写和出版时间来看最迟是1912年(确切时间待再查证),远早于1929年成立的'福州中医学社',应是福州近代第一所中医学校"。④ 该书将三山医学传习所视为福州中医学校教育的开端,虽没有考证出创设的具体时间,但给出下限时间为1912年。其依据来源于三山医学传习所曾出版发行的一本教材《中西生理论略》,陈氏在该书自序中落款"民国壬子阴历荔月中浣(作者注:荔月,农历六月的别称。浣,唐代定制,官

---

　　①　陈登铠:《三山医学传习所呈请内务部立案文》,《组织三山医学传习所成立记》,1917年。

　　②　俞慎初:《福建医药史料》,《中华医史杂志》1984年第2期。

　　③　刘德荣:《福建医学发展史略》,福建科学技术出版社2011年版,第266页。

　　④　萧诏玮、黄秋云等:《榕峤医谭》,福建科学技术出版社2009年版,第257页。

更十天一次休息沐浴,每月分为上、中、下浣,后借作上旬、中旬、下旬的别称)晋安陈登铠铁生识于榕南留香精舍",①提示该教材结集成书于 1912 年 7 月。加之,该书扉页印有"总发行所三山医学传习所",于此《榕峤医谭》一书认定传习所"成立时间按教科书撰写和出版时间来看最迟是 1912 年"。

但检阅《成立记》相关记载,《榕峤医谭》对于传习所设置时间的认定与历史面貌大为不合。1917 年 7 月 3 日,身为全闽医药学会附设中西医院院长的陈登铠向福建省警察厅呈文报告:"窃登铠酌筹的款,设立三山医学传习所,于民国五年十一月呈请内务部立案,于十一月蒙批。……兹定八月五日开所,除呈报内务、教育部暨福建省长察鉴外,理合具文呈报,并附简章、课程表及职员表一本、维持会员名册一本呈送厅长察核。"②由此则文献可见,开设传习所的呈请于 1916 年 11 月得到内务部批准,其正式开所时间在 1917年 8 月 5 日。

由上得知,《榕峤医谭》书中认定传习所"其成立时间按教科书撰写和出版时间来看最迟是 1912 年",比其实际创设时间早了 5 年。他们的疏忽在于,将传习所使用教材的编撰时间与出版发行时间混为一谈。《中西生理论略》虽结集成书于 1912 年 6 月中旬,但该教材以三山医学传习所名义发行出版当在该所成立之后。关于此点,陈登铠本人在《组织三山医学传习所始末记》其实有所交待:"暇则搜集诸书并所闻见,编成医科学书若干种,以备异日教授者之取用。"③可见在传习所成立之前,陈氏早已完成若干教材的编撰,譬如该所出版发行的另一本教材——《华医病理学》(编撰于 1911 年),这些教材其后都为传习所教学所采用。

至于医学传习所的创设缘由,与近代西医日渐强势而中医发展相形落后的社会现实有直接关联。与陈登铠有同乡之谊的郑奋扬为《华医病理学》作序道:"近学者经论之道失传,致医风日驰,欧化东渐,医界竞争,天演淘汰,吾道几无以自存。"④面对近代中医发展的危机,陈登铠结合自身医学经历,深识弘扬中医唯有落实在中医人才的教育培养。1916 年 10 月,他在《三山医学传习所呈请内务部立案文》颇有感慨写就:"想人生岁月无多,当此民国初

①　陈登铠:《中西生理论略》,三山医学传习所,1912 年。

②　陈登铠:《组织三山医学传习所成立记·呈报警察厅开所文》。

③　陈登铠:《组织三山医学传习所成立记·组织三山医学传习所始末记》。

④　郑奋扬:《华医病理学·序》,三山医学传习所,1911 年。

兴,百废俱举,登铠精神尚健,犹能勉力集资,设立三山医学传习所,以冀各省同志闻风继起,互相发明,遂渐改良,则我国固有之医药学当有伟大昌明之日,而成完全之国粹。吾国得享健康,共登寿域,不无厚望焉。"①此段文字透露出陈氏晚年对于医学教育倾注全力的心迹,折射出他直面近代中医发展困境所生改革心境。

### (三)三山医学传习所概况与办学特色

1917年8月13日,被陈登铠寄予厚望的传习所正式开课。学校按照《三山医学传习所章程》的规定,"以昌明医学,养成医学人才为宗旨"。其办学地点设在福州南后街黄巷口全闽医药学会内,办学经费"由登铠出资,其经常费除学生应纳学费外,教职员愿尽义务,策力分担,更有本会会员及各界诸员同赞成维持",②透露传习所附设于全闽医药学会之下,由陈氏筹集办学经费,亦多依赖于社会各界人士捐资助学。在招生规模上,传习所原计划"每一年级暂设六十名,斟酌情形得推广至八十名为度",第一届学生实际招收了70名。针对考生报考资格条件,规定有:年龄在18~24岁之间;曾经中学校毕业或经本所试验有同等学力者;身家清白、品行方正、身体健全者等。《成立记》保存了首次招考新生的试验题目:"学然后知不足论、父母惟其疾之忧义、人皆有不忍人之心论、渴而穿井斗而铸锥论、好学近乎知论",要求考生就这些主题阐述己见。

传习所学制设置为四年,每个学年划分为三个学期,开设课程共计23门,兹列举如下:国语、医史、化学、生理学(参西实验)、卫生学(参西)、解剖学(以西证中)、病理学(中西并课)、诊断学(中西并课)、药物学(讲求中西药品异同)、调剂学、治疗学(以西导肠、通溺、注射及急救诸法为补助)、处方学、内科学、外科学(外治用西、参中经验,内服用中)、传染病学(防疫、花柳及检查微生物用西)、眼科学(外治用西、参中经验,内服用中)、喉科学(以西注射为补助)、儿科学、痘疹学(种法西用)、妇科学(附胎产)、裁判医学(参中《洗冤录》)、各种理论、各种实习临床讲义。③ 观察课程安排,既涵盖医学基础课程,又包含一系列临床理论课程。在教学过程中,除了医学理论讲授外,亦着

---

① 陈登铠:《组织三山医学传习所成立记·三山医学传习所呈请内务部立案文》。
② 陈登铠:《组织三山医学传习所成立记·呈覆省长文》。
③ 陈登铠:《组织三山医学传习所成立记·三山医学传习所章程》。

重医教结合,重视学生临床诊治能力的训练。譬如第四学年安排有实验治疗学、实习(临床讲义)课程,"学生实验,每日上午分派中西医院实习,并派各教员;门诊实习,每处约派五人,及一学期轮流调整以增知识而免固执"。①

不过,传习所课程设置最大特点体现在"以中医为本,据西医为补助",即以中医课程为主,中西医兼授。23门课程的名称以及补充说明,充分体现了传习所管理者对于西医知识学习的重视,在保持中医特色的前提之下,多有结合西医理论、诊治技术进行传授。此办学特征呼应于当时中西医会通的时代趋势,亦与陈登铠本人经历有着直接关联。他"少从名医之门,壮就海军之聘,参考西学,究心斯道已卅八年矣"。幼年从福州中医名家郑景陶学医,之后在北洋海军军舰任军医,"与泰西医士相处十余稔,观其医学于人体形质上确有实验药物,于理化上亦足证究,治法与华元化、真人诸论略相等"。② 十余年的北洋军医官经历,让陈氏对于泰西医学价值有着近距离的感知,促使他在主持办学过程中尝试进行中西医理的沟通。但我们亦能看到传习所本质上还是一个坚持中医传统的教育机构,它对于西医知识的关注多集中于具体治病技术方面,例如在课程说明中出现"以西证中"、"外治用西、内服用中"等文字即是证明。

传习所课程安排所带有的"以中医为本,据西医为补助"特征,在该所采用的教材亦得以集中体现。谈及教材编写选定事宜,尤是近代中医教育界人士办学时颇为费心思考之事项。1906年,近代中西医汇通大家周雪樵对此问题曾有专门阐述:"今之言改良医学者莫不知注重学堂矣。然医学堂有元素焉,则教员、宗旨、课本是也。教员之选尚非难事……若夫宗旨则中西医不可不通,而中医又不可不废,合中西而论又不能相通也,则课本之编殆非易矣。"③周氏一番肺腑之言,道出民国初年中医学校苦于没有合适教材可以选择,而教材编集最大困难在于合理处理中西医学知识,如何使两种异质的知识体系互相包容于一体。

陈登铠对教材问题亦十分关注,在传习所创办之前已经着手中医学教材的编著,"深虑数千年国粹与天产药物几乎无形消灭,颇费苦心,汇集各种医

---

① 陈登铠:《组织三山医学传习所成立记·三山医学传习所章程》。

② 陈登铠:《中西生理论略》,三山医学传习所,1912年。

③ 周学樵:《论宜编辑医书》,《医学报》1906年54期。

学教科书",①亲自编著诸多教材:《中医内科学》《中医诊断学》《中医调剂学》《华医病理学》《最新卫生学教科书》《中西生理论略》《中医实验治疗》等。② 可惜这些教材大部分都散佚不见,查阅《中国中医古籍总目》一书,尚有《中西生理论略》《华医病理学》两书传承存世,收藏于上海中医药大学图书馆、福建省图书馆。即以存世的这两部教材而言,亦典型体现传习所"以中医为本,据西医为补助"的办学特色。例如《华医病理学》一书,虽冠以病理学这样的西医学术名称,但其"汇集《内经》所论者十之九,引《伤寒》《金匮》者十之一",分运气、表里、虚实、阴阳、标本,汇集中医经典著作中病因病机的论述。由此,可见传习所重视经典医著教学,教材通过对经典内容的整理概括,使学生"由理解而证实验,规矩从心,镳锤在手,临床诊断不至漫无把握"。③ 至于教材编写过程对西医知识的兼容并蓄,在《中西生理论略》书中清晰展现,"是书遵《内经》所论人体生理病理,并参泰西之解剖学,互相考证"。陈登铠在该书序言中提及:在探究人体生理方面,中医相较于西医较为落后,正所谓"叩以一身之所由来,与夫皮肤骨络之所构造,筋膜、血肉、藏府、经络、精液、脑髓之关系,漫然不知"。但西医亦有其视野关注不到之处:"惟经气脉络之功用,五运六气之周行,外感内伤之变症传经,犹有未尽究极之憾。"因此,陈氏认为"当取所长而略所短,勿执偏见,寿人寿己,岂不懿与! 兹遵《内经》原理,并参西法之解剖学,编成《生理论略》",④不应固守中西医畛域之见,在教材编写中努力进行中西医会通的尝试。

　　笔者凭借《组织三山医学传习所成立记》这份文献的发现和检阅,界定其创设时间是 1917 年 8 月 5 日,从而纠正了学界以往研究论断的缺失。我们通过集中分析其创设缘由、办学概况和办学特色,使这所近代福建最早中医学校的面貌呈现于世人面前,尤其是它所带有的中西医汇通办学特征。同时,更让后人看到以陈登铠为代表的民初福建中医界开明之士,勇于改变传统中医师承教育方式,积极借鉴西方教育理念和经验,为后世福建中医学校教育树立典范。

　　① 陈登铠:《组织三山医学传习所成立记·三山医学传习所呈请内务部立案文》。
　　② 萧诏玮、黄秋云等:《榕峤医谭》,福建科学技术出版社 2009 年版,第 257、348 页。
　　③ 郑奋扬:《华医病理学·序》,三山医学传习所,1911 年。
　　④ 陈登铠:《中西生理论略》,三山医学传习所,1912 年。

## 二、厦门国医专门学校与近代厦门中医教育

20 世纪 30 年代,是我国近代中医办学教学高潮时期,中医院校在数量上呈现迅速增长态势。与全国各地中医教育事业积极试验相呼应,民国时期鹭岛厦门在此方面亦留下浓墨重彩的篇章。吴瑞甫先生(名锡璜,号黼堂,1872—1952)倾注心力创办的厦门国医专门学校(下文简称为"厦门国专")最具代表性,论及它所践行的办学理念、办学特色及培养质量,可谓民国时期福建地区中医学校教育之佼佼者,其历史影响已然突破厦门一隅,在全国范围亦有一席之地。过往对于厦门国专的关注仅限于其办学事迹的回忆,对其办学理念和教学特色尚未深度挖掘。因此,笔者通过文献史料的梳理,展示其在近代中医学校教育探索过程中的历史价值。

### (一)厦门国专之创办缘由及办学概况

厦门国专之诞生,其主持筹划者吴瑞甫先生居功至伟。他认为近代中医发展的困境不能简单归咎于西医的强势竞争,与中医从业者自身教育养成方面存在的弊端亦有重要关联。"近今社会所以不信仰中医者,以医非自学堂传授而来。且略一涉猎方书,便公然挂牌行医。品流之杂,信用之轻,厥为此故。"[1]因为严谨专业的中医教育制度之缺失,造成社会上中医师水平参差不齐,不学无术之流常常充斥其间。对此医界弊病,他进一步细致分析道:"旷睹我国,学术精到者亦恒有之,而浅率者流,稍浏览方籍,读几方歌括,便公然自命为医,甚至目不识丁,亦厕身医林。问以伤寒之病变如何,茫然不识;问以杂症之病根何在,亦无以应。……请中央国医馆令各处医生,须再入医校训练二年,以求学术之进步。盖将以增进医生之学问,提高医生之地位,保障国医之信用。"[2]吴氏认为创设医校培养正规中医师,乃是整理、提高中医诊疗学术水平的关键之处,亦是提高中医社会信任度的不二途径。

另外,此时期正值西方医学大规模传入中国之际,中西医争辩竞争逐步深化,吴瑞甫对于中医界长期存在的消极保守积习大加批判:"至于各医家,如不欲精进,故步自封,甘于任人指摘,任人唾弃,不与世界医学争存立则已。

---

① 吴瑞甫:《敬告我厦各医药界》,《国医旬刊》,1934,1(2):第 1 版。
② 吴瑞甫:《发刊词》,《国医旬刊》,1934,1(1):第 3 版。

如欲力求精进,则必须入校训练,以收互相观摩之益",①号召医师入校学习。目睹近代中医日渐衰微之势,他内怀殷忧,不断向同道疾呼:"倘犹不急自振拔,从事改进,危亡之机,间不容发,愿我医界三思之,我药界三思之。为今之计,舍医校医报,并无整理之方法,亦无与舶来品抗衡之余地,且无以唤醒国人。"②

在此危机感催发下,吴瑞甫邀同厦门地方热心社会公益事业人士,于1928年创办厦门医学传习所(1928—1931年),"本埠传习所之设,原欲使已习医之人,就其经验丰富,使精益求精,意至善也"。传习所办学地点设在本市思明东路原厦埠医师公会楼上,前后共举办两期,每期两年,安排在夜间上课,学员共有百余人。该所招收学员来源于本市开业中医师,年龄不限,故当时不少钦慕吴氏学术医技之开业医师,纷纷投至门下。传习所采用之教材,均吴氏亲自编撰,并由其上课进行讲解。每一教学单元之后,传习所出题考核,评卷选取成绩优良者十余名,将文章刊登于《厦门医学传习所月刊》上,印发给予众学员讨论切磋。传习所从严格意义而论,不能算是一所正规教育机构,但其培训了一大批"已习医之人",提高当地医师的业务水平。此外,学员之佼佼者如廖海屏、林孝德等人,后来皆成为厦门国专之骨干教员。传习所在其短暂的三年办学时间,在各个方面均勇于尝试,虽未臻完善,但吴瑞甫将其办学理念加以实践,总结其中经验得失,为其后厦门国专之创设奠定坚实基础。

1932年,吴瑞甫以厦门国医支馆、厦埠医学会、厦门中医公会的名义(吴氏担任馆长及二会会长),发起创办厦门国医专门学校,并报请中央国医馆备案。医校系民办性质,由吴氏广邀厦门各界人士参与其中,成立由当时厦门商会会长洪鸿儒为董事长、市图书馆馆长余少文、中南银行创办人黄奕住等人为常务董事的董事会,加聘福建省财政厅陈培锟、省高等法院刘通为名誉董事长,这些颇具社会影响力的知名人士在经费上不同程度地加以支持。

厦门国专校址原设在思明东路厦埠医学会二楼,1933年为扩充办学规模迁移至厦禾路154号糖油公会内。教学设施有教室、礼堂、办公室和寄宿生宿舍等,师资均由吴瑞甫亲自延聘,所应聘教员都是厦门当地名医与学者,其中有陈筱腾、林孝德、梁长荣等,尚拔擢门生中优秀者如李礼臣、陈影鹤等

① 吴瑞甫:《发刊词》,《国医旬刊》,1934,1(1):第3版。
② 吴瑞甫:《敬告我厦各医药界》,《国医旬刊》,1934,1(2):第1版。

为助教。在学制及办学规模上,据学员林庆祥回忆追述:医校"前后办了研究班两期(第一期 50 多人,第二期 40 多人),本科班一期(40 多人),共有学员140 多人。研究班学制两年,每周上课六个夜晚,本科班学制四年,全日上课。研究班学员以开业医师居多,本科学员都是高中文化程度或具有同等学力的青年,经考试及格后录取的"。①

　　学校开设的课程有:生理解剖学、卫生学、药物学、方剂学、医学史、病理学、诊断学、医经、伤寒、温病、金匮、传染病学、儿科学、眼科学、喉科学、针灸学、西医诊断学、西医药物学等,课程涵盖中医基础理论和临床应用,同时涉及西医理论知识。对应于所开设的各类课程,医校铅印或油印诸多自编教材。厦门国医专校的各科讲义,系由校长吴瑞甫一手编纂,譬如《中西脉学讲义》《伤寒纲要讲义》《中西内科学》《脑髓病讲义》《身体学讲义》《诊断学讲义》《卒病学讲义》《儿科学讲义》《四时感症讲义》等书,颇为宏富。学员陈德深日后回忆其在厦门国专两年求学时光,特别提及吴瑞甫先生不遗余力地编写教材:"他的医学论著和学术经验,多亲自编纂成讲义、印刷成册,如'卫生学'、'四时感症'、'伤寒纲要'、'传染病',等等,并孜孜不倦地传授给后学者。"②医校采用的教材,亦得到当时中医教育界的肯定。"其讲义十五种,尤脍炙人口。嘉定张山雷先生,最为心佩",③其曾在浙江兰溪中医专门学校学生毕业时致辞曰:"况迩来海内贤哲,多由伟论,表暴于各家医报,如绍兴何君廉臣,同安吴萧堂……所望同学分袂之后,留意于当世名贤新著,则日知所无,获益奚止倍蓰。"④

　　**(二)厦门国专之办学理念和特色**

　　厦门国专创办之时代背景乃"西人东渐,余波荡漾,侵及医林,此又神农以后四千年以来未有之奇变",⑤在中医学教育中如何处理中医和西医这两套异质医疗体系,亦是医校创办者必须直面的问题。吴瑞甫作为近代中西医

　　① 林庆祥:《吴瑞甫先生对中医教育事业的贡献》,福建省卫生厅中医处编《吴瑞甫学术研究文选》,1984 年。

　　② 陈德深:《忆吴瑞甫先生》,福建省卫生厅中医处编《吴瑞甫学术研究文选》,1984 年。

　　③ 吴瑞甫撰述、陈占伟参校、许云樵增注:《四时感症论》,新加坡中医学研究院,1981年。

　　④ 王咪咪主编:《张山雷医学论文集》,学苑出版社 2011 年版,第 316 页。

　　⑤ 陈邦贤:《中国医学史》,团结出版社 2011 年版,第 225 页。

汇通代表人物对此有着真切认识："洋派医有好处,亦有坏处。国医有谬误处,亦有精到处。此事重在有学问、有阅历、有经验,弥久弥精。互相攻诘,甚无谓也。……尤愿习国医者,既勤求古训,应濡染新知。凡谬误者,正之;精粹者,开发之;有明效大验者,表章之;与新学说可互相参订者,沟通之。"①彰显其摒弃门户之见、包容开放的办学理念。

因此,厦门国专办学首要特色,正如在其招生简章中所宣扬的"以研究我国医学,融汇新旧学术,养成医药专门人才为宗旨",吴氏亦一直抱持"每欲熔铸中西学说,冶为一炉"的信念,因此医校从创校之初即秉持汇通中西之理念,而不断在教学和学术研究上加以践行。这一点在学校所使用的众多教材体现得尤其明显。

譬如《中西脉学讲义》这部教材,在《内经》《难经》《脉经》《四言脉诀》等古典医籍基础上,荟萃中外学说,并结合临床经验阅历,正如吴氏在自序中所述:"予本生平所阅者,精心抉择,又以西法脉书互相参证,凡两寒暑,始成是书。"讲义客观地评价了西医在脉象观察诊断上有其长处,认为"我国医者诊病,不能如西人打诊、听诊、试尿、试血之详,仅恃诊脉、闻声、察色,故细心分别处,亦不得不求精",②因而认为中医传统脉法实有提高之必要性,汲取西医在脉学方面的长处,两者可以互相参证。又比如辑印成书于1936年的《四时感症讲义》,多次提及并肯定西医之价值作用。书中分析风温、湿温、伏暑热病化疟者甚多,引证西医理论,提及"以近世新学说考之,乃由肉叉蚊有寄生体,因刺蛰人体,传染而来。此寄生体,从患疟人之血液中,或赤血球内检查而出。其寄生体生殖时期,即为疟疾发作时期。其有一日、两日、三日之疟疾者,皆寄生体之生殖为之也。……此项论说,为今盛行,东西医学家甚为注意。附录于此,以告于我国医界"。③该讲义旁征博引中西治热各书,互为推勘,说取其长,理取其足,方取其效,援引近代医学知识扩充了中医温热学说的内容。

医校学员深受这些融汇中西医学知识教材之熏陶影响,时常思考中西两套医学体系之间的差异,比较长短优劣,启发医学智慧。医校在诸多教学层

---

① 吴瑞甫:《发刊词》,《国医旬刊》,1934,1(1):第3版。

② 吴瑞甫:《中西脉学讲义·中西脉学讲义序言》,上海文瑞楼书局1920年版。

③ 吴瑞甫撰述、陈占伟参校、许云樵增注:《四时感症论》,新加坡中医学研究院,1981年,第41页。

面所进行的中西医汇通实践,淋漓尽致地体现了该校紧跟时代风气,勇于创新的办学风格。

厦门国专办学特色尚体现在坚持不懈地自办学术刊物,追求刊学相辅。吴瑞甫认为要整理传承中医学术,"舍医校医报,并无整理之方法"。在此理念指引下,在传习所办学时期即创办《厦门医学传习所月刊》,后又举办在当时医界颇具影响的《国医旬刊》(创刊于 1934 年 7 月 5 日),其后尚有《厦门医药》问世(创办于 1937 年 1 月),并辟上海光华医药杂志月刊社厦门分社,向学生推荐、介绍医药界学术信息。关于在医校创办学术刊物以及学医者为何须关注医界报刊,吴瑞甫曾有一番阐述:"凡我医药界之有学识有经验者,亦均能出其所学,以其崇论闳议,阐发轩岐张孙之蕴奥以诱掖后进,即药物学亦有新理解之发明,是从事于医药学者,宜何如广阅医报,以增广医药之学问。"①因此医校时常敦促学员通过医学报刊及时了解学界研究动态,拓宽学习视野。

《国医旬刊》(下文简称为《旬刊》)作为厦门国专自办刊物,与医校办学相伴而行,吴瑞甫对其非常重视,倾注大量心血。在繁重的授课治校工作之余,时常在深夜赶写和批阅稿件。关于《旬刊》在医学教育上的作用,正如发刊词中揭橥其使命之一,即"荟萃国医精华,指示习医门径"。刊物通过介绍医家学术观点、中西医汇通问题争辩、教材连载、展示学员月考答卷等各类文体,为全校师生提供一个自由学习、思考及交流中医知识的第二课堂,也间接提升学校的社会知名度。

《旬刊》对于医校学员的学习帮助匪浅,此集中体现于刊物不定期刊载学员月考试题答卷。编辑部通过细致拣选个别学员的月考试题答卷,多着意同一主题不同观点的呈现,将其编辑刊载,以期师生之间互相讨论切磋。检阅《旬刊》各卷期篇目,计有:第 1 卷第 9 期刊载"桂枝汤乃和营卫之方,何以能治疟疾,试言其理",第 1 卷第 10 期刊载"冬不藏精春必病温,何以潜伏期如此永久? 与《八正明论》所言'有形无形,莫知其情',有无互相发明之处,试申其义蕴及治法",第 1 卷第 11 期刊载"小儿三岁内易起惊风者,何故? 三岁以后,凡染风温暑疟种种,感冒初起多状类惊痫,试言其原因及治法",第 1 卷第 20 期刊载"时疟与正疟之分别及治法",第 2 卷第 2 期刊载"月经异常,我国

---

① 吴瑞甫:《论今日医药界宜多阅医报以开通风气议》,《国医旬刊》,1935,2(6):第 7 版。

以为二阳之病发心脾,西医以为子宫病,治疗均能见效,试阐发其理",第2卷第4期刊载"伤寒传变已入太阳之腑,有蓄水蓄血二症,试言其病状及治法"、"三阳合病但欲眠睡,少阴病但欲寐,其分别处何在"。《旬刊》除了刊登学员月考答卷之外,还为诸学员评价当时各类中医教材提供发言空间,例如先后刊登谢铭山《驳林德星中风讲义》、陈以专《对于孙菘樵先生病理学讲义商榷》、陈影鹤《考证温热伏气新感各有不同,以正郑世隐所编温病讲义之谬误》、洪赐平《驳骆朝聘诊断学讲义》,鼓励医校学员从学术立场出发,勇于质疑老师或他人学说观点,有意识地培养学生的问题意识和学术独立性格。

除了自办学术刊物外,国医图书馆的设置亦是厦门国专办学特色之一。曾是厦门国专学员的林庆祥、朱清禄、廖碧谿撰文回忆校长办学事迹时,提及"吴老又筹建国医图书馆,累积不少典籍图书,甚至献出家藏秘本亦所不惜,当时中医界以此为切磋钻研之基地,对提高理论知识起促进作用"。因为吴瑞甫"其先祖自明至今,世代皆以医名,家传秘本甚多,至先生益搜罗医籍善本,凡中外名著为所知所闻,每不惜重赏购取,以故家尤藏书甚富",[①]吴氏将家藏诸多医籍捐献于国医图书馆,点滴积累,规模不断扩大,后惜毁于日本侵略者战火。

吴瑞甫本人曾撰述《拟设厦门医学图书馆以昌明医术利益人群》一文,祖露在校内添设医学图书馆的缘由:"届今医专创设国医馆,考订学术,吾人又有参加之机会。第讲求此道者,非博通群书,必难以广开风气。精进学识,则医学图书馆之筹设,在今日尤为切要之图。何者?一般莘莘学子,或囿有见闻无从考证,或限于经济无力购书。加以专校凡中大学毕业者,均得入此讲习。"他认为在近代医学发展日新月异情势之下,学习钻研岐黄之术需要有广博知识,医学专业图书馆的设置能极大拓宽学员的学术视野。医校创设图书馆目的在于:"为培植完全科之人才而设;为医学家广开风气,令知世界之变迁而设;为后进之优秀人才既通晓国医术之粹美,且得以东西各国较短絜长,以共臻于完善之域而设。"[②]此等宏愿体现医校办学之前瞻性,对于岐黄医术的传承学习并未固守敝帚自珍之心理,在学生培养中坚持中西会通的开放态度。

---

① 林庆祥、朱清禄、廖碧谿:《纪念吴瑞甫先生》,福建省卫生厅中医处编《吴瑞甫学术研究文选》,1984年。

② 刘德荣校注:《新订奇验喉证明辨》,线装书局2011年版,第2页。

医专第一届学员陈影鹤亦曾撰文《国医图书馆与国医之前途》,认为"挽近国医同仁,鉴于处境之艰危,爰有设立团体,开办学校,组建研究会,出版刊物,种种之进行。斯固为复兴国医之先导,发扬国医切要之图矣!惟国医生命线系之国医图书馆,则寥寥可数,提倡之声,鲜有所闻",呼吁医界需重视国医图书馆的价值,"是国医图书馆,实为国医无穷之宝藏,学术之源泉,亦即国医最高之养成机关、训练机关、研究机关也"。在创始阶段,"不必即有大规模之设备,惟管理须有专门之人才,经费须有确定之数目,乃可以谋及内容之充实,阅览之推广,循序迈进,尽量利用。使国医成为现代化,庶几固有之令誉与时俱增"。①

### (三)厦门国专之办学成就及其影响

厦门国专办学六载,筚路蓝缕,历经艰辛,展示了近代中医界勇于变革、自强不息的精神品质。医校校风优良,学习气氛浓厚,教师剖析经典簇簇生新,学员质疑辩驳百家争鸣,育人硕果累累。关于医校的育人成果,据国专第一届学员廖碧谿《回忆厦门国医专门学校》一文记述,厦门国专的学员来自省内外及海外侨胞,遍及厦门、同安、龙溪、晋江、安溪、惠安、漳平、龙岩、莆田、连江、闽侯、香港、台湾、新加坡、菲律宾、印尼等地,招生规模达百余人,声名传布海内外。② 研究班二期近百名学员有80多人结业,本科班虽因抗日战争厦门沦陷中断,亦有十余人领得毕业证书。当时在厦行医的众多医师以进修毕业于厦门国专为荣,多将此写入履历广告之中,以邀病患信任。

这些从厦门国专毕业的学员,多年之后于海内外各地中医界均有卓越建树,譬如厦门名医林孝德、李礼臣等,晋江有邱立培、蔡仲默,三明有汪洋,香港有施玉燕、曾秀华等,台湾有陈影鹤、叶振成等,菲律宾有史悠经、刘羲尊等,可谓桃李遍天下。医校虽因日军侵华于1938年被迫停办,吴瑞甫避难迁徙星洲,但仍念念不忘中医教育事业,遂将厦门国专办学经验实践于新加坡,创办星洲中医专门学校(后改名新加坡中医学院),不懈探索中医教育方法,在异国他乡延续发扬着厦门国专精神。

---

① 陈影鹤:《国医图书馆与国医之前途》,《厦门图书馆声》,1934,2(11):1。

② 廖碧谿:《回忆厦门国医专门学校》,福建省卫生厅中医处编《吴瑞甫学术研究文选》,1984年。

### 三、福建中医药界人士对中医药教育事业的贡献

（一）反对"废止中医药案"

1914年，袁世凯提出"废止中医，不用中药"的主张。汪精卫则极力提倡"不但国医一律不许执业，全国中药店应限令歇业"。1929年，南京国民政府中央卫生委员会通过余云岫提出的《废止旧医（中医）以扫除医事卫生之障碍案》，以及旨在消灭中医的"六项措施"，激起海内外中医药界和社会人士的极大愤怒和强烈反对。同年3月17日，全国15个省市132个中医药团体262名代表，在上海召开会议，成立"全国中医药团体总联合会"，福州市台江地区名中医林趋愚出席了这次会议。会议结束后组织请愿团到南京向国民党政府请愿，要求保存国医。福州中医公会推派刘通、蔡人奇、陈天尺等代表赴南京参加请愿，建瓯县也派方修甫（在上海学习）和刘春波（在上海行医）为代表，与全国各地中医药团体代表齐赴南京请愿。与此同时，各地广大人民纷纷通电抗议，福建省福州中医公会同仁高润生和郑孝铭等、东山县中医界、仙游名医温敬修、南平浦城县名医徐泰昌等均及时通电响应抗议。在全国中医药界的坚强抗争和各界人士社会舆论的声援下，国民政府被迫撤销原决案。

1930年，"全国中医药团体总联合会"建议政府设立"中央国医馆"，然而，行政院和卫生部却借口国医馆章程需要审核，拖延不予办理。1930年5月，焦易堂、谭延闿等7名国民党中央委员向国民党中央政治会议提出了成立国医馆的建议。国民党中央政治会议终于在1930年5月17日批准了设立国医馆的建议。10月19日下午3时中央国医馆发起人在南京八府塘"女子法政讲习所"召开发起人会，到会17人公推焦易堂为临时主席。这一提议获得国民党中常会审议通过，并送国民政府行政院审核。1931年国民党政府同意在南京设立中央国医馆，各省市设分馆，海外也设有分馆，县设支馆，作为整理中医学术的领导机构。1931年3月17日，中医药界人士于南京召开中央国医馆成立大会，焦易堂任馆长，副馆长为陈郁、施今墨。会议决定每年的3月17日为国医节，一则纪念1930年3月17日全国中医药界一致奋起联合悔御的既往精神；二则纪念1931年3月17日中央国医馆的成立。①

---

① 程迪仁：《三一七商一切》，《神州国医学报》，1935,3(7):2-5。

福建于 1935 年 5 月 10 日在福州成立了中央国医馆福建分馆,刘通、蔡人奇、陈天尺任正副馆长。部分县市也先后成立分馆。

中央国医馆及各分馆只能研究学术,而没有行政权。但是中医药界通过中央国医馆及各分馆团结在一起,整理中医学术,改良中药制作;兴办中医学校,编写教材,并力争中医学校加入教育系统;创办中医杂志,宣传中医药,指导民众健康常识;呈请国民政府,从速颁布国医条例。

在众人的努力下,南京立法院于 1933 年 12 月 15 日第 43 次会议通过《国医条例》十条,规定了可发予证书以执行中医业务的条件。立法院于 1936 年 1 月 22 日公布《国医条例》。中医药界同人从此得有法律地位。国医条例中还规定,中医学校毕业并取得证书者,经审查合格,可执行中医业务。这一条款实际上是认可了中医教育的合法性。然而,国民党当权者反对中医的顽固态度,并没有发生改变。国医条例中所认可的中医教育的合法地位,也仍未被国民党政府教育部所承认。直至 1938 年,偏安于重庆的国民党政府教育部在中医界人士的督促和直接参与之下,颁布了《中医学校通则》。至此,中医界为将中医学校纳入教育体系而进行的旷日持久的斗争,总算是有了一个结果。

（二）创办中医学校

民国时期,全国各地中医界人士为了救亡图存,培养后继人才,先后创办了许多中医学校。福建省中医界也不例外,相继创办了一批中医学校,其中较知名的有福州中医学社、私立福州中医专门学校、厦门国医专门学校、仙游县国医专门学校等。

**1. 福州中医学社**

1929 年,王德藩召集名中医董幼谦、黄云鹏、王叔明、陈苢洲等,创办"私立福建中医讲习所"。为了筹集办学经费,王德藩不惜变卖华林坊自己的老屋。后讲习所呈请福建省教育厅备案,于 1931 年 2 月立案,并奉教育厅令改名为"福州中医学社"。校址最初在北门夹道坊,后搬迁至南后街闽侯中医师公会内,1937 年抗战爆发后学校又迁至闽侯县厚美乡。

福州中医学社以"昌明国医学术,融会新知,造成医学高尚人才"为宗旨,招收中学毕业或具有同等学力者,报名者需经过笔试和口试且考试合格后才能进入学校学习,学期初为三年,后延至四年,1940 年起遵照教育部新颁布中医专科学校暂行课目表规定,将修业期限延长至五年。无论学习期限长短,都安排有一年的实习时间,将学生分派至福州中医学社附设之诊疗所实习,并派教员分别负责指导。学习科目既包括《内经》、《难经》、《伤寒》、《金匮》、针灸等中医经典著作及理论,也包括解剖学、生理学、病理学、组织学、胚胎学、药理学等新传入中国的西医知识,还有国文、外国文、物理、化学等基础学科,而内科、外科、妇科、儿科、眼科、喉科等则中西兼修。学习共分三个时期,第一时期为理论期,"讲习历代医学,采灌输法";第二时期为研究期,"研究诊断方略,采解释法";第三时期为实习期,"实习治疗与手术,采指导法"。

学校教师白天诊病、讲课,晚上编审教纲、教材,备受艰辛。王德藩担任班主任并教授内科、《伤寒》等,王叔明担任教导主任并教授外国文、疫症,董幼谦担任总务主任并教授热病学、医经,黄云鹏教授病理学、诊断学,陈芑洲教授针灸、体育,萧治安、陈天尺、梁肖程、郑海楼、黄萍湖等福州名中医均为学校教员,早期毕业的学生,如徐幼鸣、叶崇琳、林应芝、葛滋珊等也留校任教。

从 1929 年 8 月至 1947 年 7 月,福州中医学社共办学 10 届,培养中医后起之秀共 249 人。新中国成立后,省市各医院和闽侯、福清、连江、罗源、永泰、莆田等县市的许多名老中医,如陈桐雨、陈明藩、林伯锐、陈树榕等,均毕业于福州中医学社,他们在中医临床、教学、科研的工作岗位上均发挥了重要作用。[①]

### 2. 私立福州中医专门学校

1931 年,高润生、萧乾中、林笔邻等在福州南台大庙山创建"私立福州中医专门学校"。聘请蔡人奇担任校长,还聘林心斋、郑迈庵、姚亦珊等为教师。该校在中央国医馆立案,并于福建省政府、福建省民政厅及福建省国医分馆备案。[②] 学校建筑校舍以及购置仪器等费用均由学校董事解囊相助。蔡人奇办校重视经典理论学习,聘请名师讲授《内经》、《难经》、《伤寒论》、温病、本草等,又有所革新;衷中参西,开设生理、解剖课程;注重直观教学,购置解剖学教具,中药课无论是常见药材还是贵重药材,均由授课老师带来实物详为讲解;主张医理文理相通,因中医古籍深奥,古文一门至关重要,蔡人奇聘请前清一举人讲授古文;重视临床实习,在第三至第五学年安排学生在各名医

---

① 孙坦村、肖诏玮:《福州近代中医流派经验荟萃》,福建科学技术出版社 1994 年版,第 19～20 页。

② 福州中医专校医学研究社:《私立福州中医专门学校谨启》,《医铎》1936 年第 3 期。

诊所实习,学生毕业前还要在"福州述善社"附设诊所诊病。蔡人奇自己讲授妇科学,编著《妇科讲义》作为教材,结合自己的临床心得,条分缕析。学校管教学生甚严,每学期学生成绩表及在校学生名册,按期呈报中央国医馆,并备案存查。该校学制 5 年,前后共办 3 届,毕业者 100 多人,多为福州医林骨干。1936 年,福州中医专校医学研究社还创办了《医铎》杂志,号召中医学者钻研祖国医学,发扬祖国医学精粹,培养中医人才。[①]

**3. 厦门国医专门学校**

1929 年,吴瑞甫邀同厦门热心公益事业的知名人士,如洪鸿儒、陈培锟等,创办厦门中医传习所。1932 年,吴瑞甫报请中央国医馆备案,创立厦门国医专门学校,自任校长,先办业余研究班,后又扩充为全日制本科班,大力培养中医后继人才。[②]

厦门国医专门学校以"研究我国医学,融会新旧学术,养成医药专门人才"为宗旨,招收中学毕业及有同等程度者和曾经行医 3 年以上者,学习期限为 5 年,预科 1 年,本科 4 年。学习科目也是中西兼学,包括:药物、方剂、医史、病理、诊断、伤寒、温病、杂病、传染病、儿科、妇科、眼科、喉科、耳科、外科、伤科、花柳、针灸、生理解剖、卫生、西医诊断、西学药物。[③] 吴瑞甫呕心沥血,备历艰辛,亲自筹集经费,延聘师资,主持教务,并自编讲义《伤寒纲要》《四时感症》《中医生理学》《中医病理学》《传染杂病学》等 16 种。当时医校学员数百,遍及省内外各地,还有台湾学生亦远道前来求学。从厦门中医传习所至厦门国医专门学校,先后毕业 600 余名学生,桃李遍及国内外。1938 年 5 月,日军侵占厦门,该校被迫停办。

**4. 仙游县国医专门学校**

1933 年,温敬修邀请热心医学教育人士胡友梅、洪春魁、吴兆相、江谐、郑少斋诸位名医,共同创办仙游县国医专门学校,兼设仙游国医院为学生临床实习基地,并可方便病人就诊。温敬修捐银圆 500 元,并亲赴海外向华侨募得近 2 万之银圆,集资办起国医专校与国医院,他被推任国医专门学校校长,兼国医院院长。医校于 1933 年春季招生上课,第一期录取 39 名。国医

① 福州市仓山区地方志编纂委员会:《福州市仓山区志》,福建教育出版社 1994 年版,第 469 页。

② 厦门市地方志编纂委员会:《厦门市志》,方志出版社 2004 年版,第 3814 页。

③ 吴瑞甫:《厦门国医专门学校简章》,《国医旬刊》,1934,1(12):15。

院也于同一时期开始对外医治病人,由医校教师兼任医院诊疗,并指导学生临床实习工作。又聘请刘明庭、郭嘉华等,专门负责医院的诊疗。

温敬修教授针灸、按摩等科目,所编《药用植物学》于 1933 年 8 月印行,后经上海名医秦伯未审阅更名《最新实验药物学》,由上海中医书局出版。还有《针灸学》《按摩学》《食物疗法》等讲义,未曾出版。学校还聘请胡友梅担任教务长,并教授内科、妇科。胡友梅编写的《内科学》讲义,经修订后由上海世界书局更名《中西对照医药学》,在抗战期间及抗战胜利后多次出版,畅销国内及东南亚。该书以科学方法讲通中西医学理论,内容丰富,系统明晰,受到医药学者好评。① 当时莆田名医施启谟、江谐、郑少斋、林伯渠、郭嘉华等均为学校教师,自编讲义,悉心教学。新中国成立后,仙游中医界的支柱,如张宗本、施天河、蔡增范、岳金瑛等,都是该校培养出来的。

**5. 其他中医学校**

1934 年,张琴、魏显荣于莆田涵江紫璜山创办"莆田国医专门学校"。学校附设"涵江国医医院一所",作为学生实习的基地。1937 年抗战爆发,学校处境日益艰难,全校教师齐心协力,克服困难,至 1940 年夏,第二届学生毕业,学校才不得不停办。第一、二届共有毕业生 81 人。② 1935 年,建瓯县医士公会创立"建瓯国医传习所",由该县名中医黄焕琮担任所长,教师亦均为热衷教育事业的建瓯县名医。其中:《内经》由黄焕琮教授,中药学由陈颖谷教授,诊断学由翁翰珍教授,《伤寒论》由徐伯葆教授,内科学由佘耀宗教授,外科学由杨金镜教授,儿科学由金仞溪教授,妇科学由丁美璠教授,医学史由程才教授,解剖学由方修甫教授。新中国成立后,建瓯县医院、乡医疗站、学校卫生所等均有该校的毕业生。1935 年年底,在徐泰昌主持下,浦城国医支馆也曾办过一届国医训练班,学员 20 人,后因经费不足停办。另外,规模较小的还有 1930 年 2 月龙海陈运才设立的"中医经典学习班",莆田涵江林韬安开办的"神州国医学社",1943 年姚亦珊创办的"福州国医专修学校"等。③

---

① 仙游县地方志编纂委员会:《仙游县志》,方志出版社 1995 年版,第 1114、1116 页。
② 刘德荣、黄玉良:《近代福建的中医教育》,《中医教育》1995 年第 1 期。
③ 刘德荣、黄玉良:《近代福建的中医教育》,《中医教育》1995 年第 1 期。

（三）组建中医药社团

**1. 各地中医药社团的建立**

1931年3月17日，"中央国医馆"在南京成立，并决定在各省市及海外设立分馆，县级设立支馆，以作为管理中医学术的领导机构。福建中医药界积极响应全国中医药界的号召，于20世纪30年代先后成立了一批分馆、支馆与中医公会。

首先，中央国医馆福建省分馆于1933年5月10日成立，该馆筹备委员会公推王德藩、郑品端、孙石溪、郭云团、陈笃初等25人为董事，梁肖程、黄云鹏、高希焯、王亨瑛等9人为候补董事，常务董事由高润生、朱幼彬、林心齐、陈秋孙、郑海楼、陈永庚、郑品端担任，并推高润生为董事长；董事会聘请刘通任正馆长，蔡人奇、陈天尺任副馆长。福建省分馆职权包括"议决设立各县国医支馆并督促进行，召集各县中医公会及医药团体议决国药国医之整理方法"等。此外，该分馆还拟定了《中央国医馆福建省分馆章程》《中央国医馆福建省分馆董事会章程》《福建国医分馆秘书处办事细则》等规章制度。

此后，福建省各县市纷纷成立国医支馆及中医公会：1933年，福清县国医支馆、晋江县中医公会成立；1935年，浦城县国医支馆、平潭县中医公会、云霄县中医公会成立；1936年，永春县中医公会成立；1937年，平和县中医公会、东山县中医公会成立；1939年，安溪县中医公会、南靖县中医公会成立；1940年漳浦县中医公会成立。经过将近10年的运作，福建中医药团体渐渐形成了规模，并开展了一系列的学术活动。

**2. 审核中医从业人员**

民国时期，根据有关规定，各中医公会受省民政厅委托代为审核中医从业人员。所以，凡符合1936年1月22日公布的《中医条例》要求，[①]并正式加入各公会成为会员者，均有资格参与考试。各中医公会负责考试、评卷、审核等事项。当时考试包括内经概要、本草概要、古方概要、妇幼概要等内容。合格者由福建省政府发给"中医证书"以及营业执照。通过各中医公会的努力，一定程度上促进了中医从业人员数量的增加。以晋江县中医公会为例，截至1937年抗日战争前，晋江、南安、惠安、安溪、永春等县的中医前来入会者就

---

① 神州国医学会编辑委员会：《中医条例》，《神州国医学报》，1936，4（7）：1—3。

达 200 余人,经三批考核呈报,除个别外,均取得中医师资格。中医公会的这项工作使得相当一部分中医从业人员的行医合法化,在一定程度上保证了中医的传承与发展。

**3. 救治民众**

有些中医公会还成立施诊所,免费为群众看病,赠送防暑药茶等,并在群众中普及医药知识。

如晋江县中医公会成立后,在诊治民众疾病方面做了大量的工作:(1)成立施医义诊所。从第二届晋江县中医公会(1932—1937 年)开始,一直维持到第五届(1942—1943 年)才停办。施医义诊所由李炳坤、李法文任常务医生,魏俊甫、杨子介、谢秀荣任义务医生。(2)协助泉州花桥善举公所施医。花桥公所原办有施药局,免费施赠药物,然无施诊,病者须另外求医。晋江县中医公会乃协助其兼办施诊,由蔡德修、陈琴甫、李耀宗、伍德贤、洪丕焕等先后任施诊所医生,让病家免另求医之不便,贫苦之家深受其惠。(3)印发通俗医书。为使群众具有医药常识,临时得病知道如何处理,曾针对当时疫病流行,印发惠安名医涂去病编的治疫验方《解毒活血汤歌诀》,广为宣传。还帮助花桥善举公所印赠《验方类钞》等书。(4)开办"国难兴中医院"。1938 年 5 月,厦门被日寇侵占,难民纷纷逃亡晋江,需要医疗救助,中医公会应"抗敌后援会"要求,在泉州开元寺慈儿院内设立"国难兴中医院",具体事宜由"抗敌后援会救济委员会"主任叶青眼(慈儿院院长)主持。翁培年任医院董事,负责筹集经费药品,李炳堃、李法文、邵丕烈任医师。王德辉开办的恒美药行,派员协助办理中药房。医院施医施药的主要对象是难民救济院、开元慈儿院、温陵养老院、妇人养老院的患病者和看守所在押犯病人。到 1945 年 8 月抗战胜利,难民遣回后才停办。(5)为泉州青年服务社设施诊所。抗日战争期间,中医公会应青年服务社要求,为该社建立施诊所,免费施诊,并可凭处方往花桥施药局领药,开办时间有两年多,义务医师由会员丁逸智、蔡友敬、朱琼珍担任。(6)组织中医救护队。"晋江县抗敌后援会"组织有防护工作团,由徐承干、陈伯清分任正副团长,辖有中西医的各救护队,中医救护队由中医公会负责组织,主席黄锡福自任大队长,会员除老弱者外都参加,按城区五个角落分为东、西、南、北、中五个分队,每分队设有担架队和医疗组。并接受军事训练,举行战地救护演习。遇日机空袭时,队员随带急救包奔赴出事地点抢救伤民。其救护药品和器材由共和药行、昌隆药行负责添补。

建瓯县中医公会(1919 年成立时名为"建瓯医学研究会",1927 年改名为

"建瓯县医士公会",1942年改名为"建瓯县中医公会")在鼓楼上设立"送诊所",对贫病者免费施诊。送诊所医生轮班负责,并且公会招待午餐,来诊病人仅收挂号费。对于赤贫患者,则免费给药,处方笺加盖免费付药印章,并到指定的中药店取药,其药费由本会月底结算付清。贫病来诊络绎不绝,每年诊治病员达15000多人次,获得广大群众的称赞。每年公会同人于夏令未届之时,审拟药方,筹资配制药料,并由茶业公会赠送茶末,制成防暑药茶,广泛赠送建瓯平民以充防暑之用,同时在公会门口(鼓楼下)及交通要道"大桥头"设立暑茶饮茶处,派专人负责管理,对防暑起了很大作用,群众称善。

1936年,平潭县中医公会也成立了"施诊所",由城关会员轮流值日替贫苦渔农民看病,不收诊金,一时病者称便。

中医公会将零散的个体行医组织起来,成立施诊所等慈善团体,为民众施诊施药;并组织救护队,积极支持和配合抗战大局。这些举动使得中医赢得了社会一致的认可、理解与赞扬,显示了中医的价值,为中医的生存和发展做了最好的宣传。

**4. 创立医学图书馆**

创立医学图书馆,可为中医医家、中医院校学生等提供一博览群书的场所,有助于培养人才,精进学识。

1936年,平潭县中医公会高诚学倡议创立"医学图书馆"。于是平潭县中医公会便向各殷实户及各会员募捐,筹资购买医学书籍、报刊等。经过努力,该医学图书馆也粗具规模,方便了会员自学、增广眼界,有助于提高医疗水平。

吴瑞甫于厦门市筹建厦门国医图书馆,累积不少图书资料,甚至不惜献出家藏秘本。他在其主办的《国医旬刊》上撰文《拟设厦门医学图书馆以昌明医术利益人群》以阐述其设立图书馆的初衷:"医学图书馆之办设,为培植完全科之人才而设;为医学家广开风气,令知世界变迁而设;为后进之优秀人才,既通晓国医术之粹美,且得以东西各国较短挈长,以共臻于完善之域而设。"[①]当时中医界以此为切磋钻研之基地,对提高理论认识起了促进作用。1938年日寇占领厦门,书籍均毁于战火而散失无存。

民国时期,面对政府对中医的歧视政策、中医生存倍加艰难的困境,福建

---

①　吴瑞甫:《拟设厦门医学图书馆以昌明医术利益人群》,《国医旬刊》1935,2(1):3。

中医药界人士以创办中医学校、培养中医人才、组建中医药社团等各种形式来传承与发展中医药学。他们为福建中医药发展所付出的努力、做出的贡献将永远铭刻于中医史册之中。

## 第二节　光复之后台湾的中医药教育

### 一、光复之后台湾中医药教育概况

台湾地区中医药教育主要有两个方面：高等教育与在职教育。从发展状况分析，可分为初期的中医师特、检考试产生中医师（一般是通过祖传、师承自学成才）；发展期的私立中国医药学院高等中医药教育，在职人员培训与中医师特、检考试并存的培养模式；以及在发展期的模式上进一步完善，再加上不少民众赴大陆各中医机构求学及自学考试。

#### （一）中医师检核制度

台湾地区中医师检核考试制度源于 1946 年，至 1968 年，台湾开始招收中医本科学生，共进行了 4 次特考。由于台湾中医教育未纳入正轨，中医药教育仅有私立中国医药学院一所，每年培养的毕业生有限，而且毕业生毕业后又因种种原因大多改行，使台湾地区中医药从业人数一直上升缓慢。因此，中医师检核考试是台湾产生中医药从业人员的另一途径，它包括有"中医师考试检定考试"及"特种考试中医师考试"二种。此一制度的实施即促使台湾各地中医药培训、教学制度的发展。

#### （二）高等中医药教育

相当长时期，台湾进行高等中医药教育的只有私立中国医药学院。该学院 1958 年创立，开办之初只招医科、药学系学生。到 1966 年 8 月才增设中医学系。建校 35 年来，造就医师 4200 余人，其中 1300 余人具有中、西医师双重资格，药剂人才亦有 4000 人左右，各研究所的硕士毕业生 200 余人，博士生 8 人。从 1972 年首届中医大学毕业生至 1990 年共培养中医师 1505人，是台湾培养中医药人才的基地。以下简介该学院的中医药教育状况。

**1. 中医学系**

1966 年创设，首期只招新生 43 人，学制 6 年。1972 年，陈立夫任该学院董事长后,着手订立学院的教育方针。其中对中医药教育极为重视。是年冬将 6 年制中医学系改为 7 年制。前 5 年在学院接受中西医学双轨制教育,除学习大部分西医学课程外,还修习中医课程 20 多个科目(除无医古文这一门课外,其余科目与大陆中医学院相似)。在第 4、5 寒暑假(共 8 个月)期间,到学院附设医院中医部及台湾地区有名的中医诊所与中医院分别完成中医见习、实习,后两年在教学医院见习、实习,接受西医临床教育,成绩及格者,毕业后授予医学士学位,并可参加中、西医师检核考试。在 7 年的修业中,中医学系学生必须满 322 个最低学分,其中中医药学分为 103 个。

**2. 学士后中医学系**

1984 年开始第一届招生,这是台湾中医药高等教育的一大特色。学生入学前均已获学士学位,入学后在校学习中医药 4 年,至少应修 200 学分,第 4 学年暑假参加中医见习,第 5 学年接受中医临床实习,成绩及格,授予医学士学位。学生毕业后只准报考中医师执照,而不准报考西医师执照。至 1991 年共毕业 3 届计 132 名学生。

**3. 药学系**

1958 年 6 月创办,除一般药学系所有之教学内容外,另有中医药之教育研究,在 5 年中必修 184 个学分,中医药学分占 40 个,药学专业课程及实验占 109 个学分,依此比例,须精研西方药学又探讨中医药学的领域。中药学相关课程有:药用植物学、药用动物学、中药概论、药物化学、中药炮制学、生药学、本草学、天然药物化学、中药制剂学、中药方剂学、中药药理学、国药专书、生物药剂学等。

**4. 夜间部药学系**

1965 年 8 月创办,招收高中毕业生。每位学生必须在 6 年中修完 173 个学分及二个月的实习,才能获得药学士学位。中药学相关课程有:药用植物学、药用动物学、本草学、中药概论、国药专书、生药学、中药炮制学、中药方剂学、中药药理学等。

**5. 推广教育中心**

该中心是台湾在职中医药人才接受再教育的场所,开展对在职中医师、中药从业人员的再教育,对特考中医师(台湾地区所有行医中医师均需通过检核考试才由政府发给从业执照,否则不可行医)进行专业训练。1972 年 10 月办"针灸研习班",1987 年 9 月办"药师补修中药课程班",1977 年 2 月办"中医师现代医学进修班",旨在向中医药界介绍推广现代医学的新观念、新知识和新技术,以提高台湾中医药界的整体素质。

**6. 中医药研究生培养**

1974 年春,学院设立中药研究所硕士班,此乃台湾中国医药学院中药学高级人才培养的开始,至 1987 年,中药研究所已培养硕士研究生 63 人。该所系从事中药材之系统研究为主要目标,此一系列之研究,可以推动全面的中药现代化,促成中国药材之鉴定方法,建立中药品质管制系统,确认中药有效成分及药理作用,寻找临床应用之有效方剂,并阐明其作用机理,并从事台湾药材资源的开发,培养中国药学之研究人才及师资。该所的研究重点:中药典籍名词现代化整理研究、中药的栽培与资源开发研究、中药材真伪鉴定研究、生化合成组织培养及二次代谢物的研究、中药主成分的分离与纯化及其药理活性的研究、中国药材及方剂的药理学研究、中药对于临床应用有效方剂的研究、中药免疫增强剂的研究等方面。硕士班相关中药课目有:本草学专论、药用植物学专论、植物化学专论、生药学专论、药用动物学专论、药用矿物学专论、植物成分研究法、方剂学专论、本草学专题讨论及 40 余门相关选修课。

1975 年春,学院为适应培养高级中医人才的需要,设立中医研究所硕士班,开始培养中医研究生,其修业年限 2~4 年。1983 年,该学院又成立了药物化学研究所硕士班,以培养药学研究专业人才,促进新药开发及利用。药物化学研究所硕士班相关中药课目有天然物化学、生药学特论等。1988 年,又成立中国医学研究所博士班。

**(三)私立大仁药学专科学校中药教育**

1961 年 3 月,创校之初仅招收药学科的 300 名学生,以缓和台湾重医轻药的局势,培育药学专科人才。药学科学生修业 6 年,共应修满 260 学分。必修的相关中药课目、学分有:药用植物学,4 分;生药学,4 分;药用植物学实验,2 分;生药学实验,2 分。选修科相关中药者有:中国药材学,2 分;方剂学,3 分;炮制学,3 分;中华药典,2 分;本草学,2 分;中药概论,2 分。

**(四)台湾中医药人员的在职教育**

**1. 中医人员的在职教育**

由于台湾中医教育未纳入正轨,台湾中医师多是通过特考产生。虽然近几年参加特考的人员,其学历有所上升,但大部分文化程度仍在专科及以下,同时通过特考的人员也有相当部分临床经验不足。因此,为解决台湾中医师良劣差距甚大,提高中医师水平,于 1988 年通过《特种考试中医师考试及格人员训练办法》草案,规定应试人员在通过笔试后必须参加 1 年 6 个月的临床训练。

**2. 中药从业人员的在职教育**

1981 年台湾公布了《药师从事中药制剂之制造供应及调剂须修习中药课程标准》。该项标准规定药师从事中药的制造、供应及调制者,必须修满下列中药课程:中药概论、本草学、中药方剂学、中药炮制、生药学。为使从业人员对于中药鉴别、炮制、法令、贮藏、药性归经、用法用量,甚至经营管理能有更深一层的认识,台湾于 1986 年又通过《中药从业人员在职教育实施要点》,以推行台湾中药从业人员的在职教育。

## 二、台湾中医高等教育人才培养

### (一)台湾中医教育发展的兴衰

中国医学由于西方医学的传入而遭漠视,可以追溯至 1914 年,当时北洋政府教育总长汪大燮力主废除中医,不准中医教育纳入学制系统。1929 年国民党政府行政院长汪精卫明令废止中医中药,此风尚长,延及国民党当局迁台后的台湾地区,使台湾中医药事业受害匪浅。

1945 年,台湾中医药事业濒临灭绝,据记载,当时持中医业务许可证者仅十人。在此时期,台湾中医界意识到,要振兴中医,必须在学术上有所建树,建立中医教育势在必行。1951 年,台湾中医界老前辈开始为创办中医学院竭尽努力,筹募资金。经过长达七年的奋争,1958 年台湾唯一一所私立中医学院于台中市招生,从此才开始了台湾高等中医的正规教育。

纵观台湾中医教育发展历程,总体上可分为两个时期:一是 1958—1971 年的"艰难险阻,动荡多事"创业初期,二是 1972 年至今的"方向明确,稳步发展"的发展期。创业初期,经费紧缺,入不敷出,创始人谭勤又身陷囹圄,第一届毕业生得不到社会的承认,毕业后全部改行,此风波及属下多届。据 1985 年该校的一项统计,829 名中医系毕业生中,仅 134 名执业中医,占毕业生总数的 16%。中医教育惨淡经营,学校办学方向与创校之初的"振兴中国医学之宗旨"渐相违背。

1972 年,台湾中国医药学院第五届董事会成立,陈立夫先生任董事长。

陈立夫先生一上任即认为中医必须加强自身的科学化、现代化才能适应社会的发展,提出"中西医一元化"的办学方针,并着手兴建基础医学大楼,完善各专业学科设置,积极筹措财源创办毕业生的临床实习场所——台中附设医院等。至此,台湾高等中医教育渐入佳境,得以稳步发展。

台湾中国医药学院设有9个系:中医学系、西医学系、药学系、公共卫生系、牙医学系、护理学系、医事技术学系、夜间部药学系及学士后中医系。4个研究所:中国医学研究所、中国药学研究所、药物化学研究所、医务管理研究所。4个研究中心:推广教育研究中心、针灸研究中心、抗癌研究中心、中国药材研究中心。2所医院:台中附设医院、北港附设医院。学院院务日趋健全,学院所属中国医学研究所、中国药学研究所均分别开办了硕士班、博士班。

### (二)台湾中医高等教育人才培养的方针政策

陈立夫先生在对中西医认识上,力倡中医系将人视为一小天地,其医理为"安内攘外",西医则将人视为一机器,其医理为"就事论事";中医从"致广大"入手,西医从"尽精微"入手,两者各有所重和长处。若能精诚合作,则将陶铸世界最新、最善、最精之医学。他提出台湾中国医药学院的办学方针为"融汇中西医药学术,创造最新医学体系"。在这一宗旨下,该院的办学方向、办学形式均具中和性、包容性和创造性,所培养的中医师均具中西医学识,成为台湾中西医一元化、中医现代化的一支生力军,得到台湾社会及医界的渐渐认可,同时促进了自身的发展。其采用对策如下:

#### 1. 中西医并重的学分设置

台湾中国医药学院中医系的学生,其学制为七年,其中专业教育时间为五年,临床训练时间为二年。其课程设置由台湾"教育部"医学委员会及中西医专家共同商订,总学分为327,其中必修科目28学分,基础医学69学分,中医科目103学分,西医科目61学分,另外中医实习32学分,西医实习44学分。该系学生授课的学分数较其他医学院学生为多,他们必须修习台湾"教育部"颁布的几乎全部西医课程,同时还必须修习相当数量的中医科目,因此该系毕业生兼通中西医学,毕业后授予"医学士"学位,同时可以参加台湾地区举行的中医师、西医师特种考试,取得中医师或西医师资格。据该校的一项统计,800多名中医系毕业生中,有600多人取得中西医双项执照。此为该校培养学生的一大特色。

**2. 中西医合作的临床训练制度**

台湾中国医药学院有两所教学医院，主要担负着该校高年级学生的临床见习、实习及毕业后在该院任住院医师、住院总医师乃至主治医师过程中临床专业训练的任务。教学医院为配合学校的办学方针，制订一套较为完整的临床中医内科、妇科、伤外科、针灸科的教学训练计划，以及中西医临床交织共训制度。中西医并重的临床训练制度培养出一批中西医兼通的临床各科医师，被台湾医界誉为造就大同医学人才的培养之路。

中西医合作的临床训练制度包括两个主要内容：一是"中西医临床交织训练计划"，一是"中西医临床共训制度"。

"中西医临床交织训练计划"，实施对象为该院的住院医师，训练计划全程为五年。该项训练规定，在中医部工作期间的医师，无论兼具西医资格与否，一律不得以西医方法治病；反之在西医部工作的医师，无论兼具中医资格与否，一律不得以中医方法治病，在这种纯中医、纯西医的环境中培养、训练各自的中西医临床工作水准。该院规定依计划完成中西医交织训练的住院医师，由该院核发"中西医一元化"的住院医师证书。

中西医临床共训制度，主要在医院所设的"中西医合作医疗中心"中执行。该中心开办肾病、肝病、高血压、糖尿病等10多个特诊。在同一诊间，中医以运用中药求疗效为目的，西医以西法诊断作评估为目的，为同一病患做双重诊断，并各自书写病历，进而依患者的意愿，中医以中法辨证治疗，或由西医以西法治疗。如此互相观摩、互相学习，并且互相讨论，以及共同制订专题研究计划、撰写论文，完成对某一疾病中西医治疗、研究的全过程，并做评估。

**3. 教学相长的授教方法**

台湾中国医药学院的师资阵容日趋完善，就中医系而言，历届系主任均是台湾中医界名流，教学方法尤为注重技能训练。如该院黄维三教授在讲授"针灸科学"教材后，训练学生实地练习，"初学先以针刺棉球以练习手指感觉，次刺草纸为练习指力；然后针刺自己身上穴位，务必达到下针不痛、出针不流血的最低标准，再经过同学之间互相印证，足可针刺他人，学习方告成功"。

黄氏还建议担任针灸课程的教师，"应就各人所长，划定教学范围，长此以往，在教学相长之下，使每人都逐渐走向愈专愈精之途，如此，其受益者当非老师个人与授业学生，对针灸学术之研究发展，亦必有日新月异之进步"。

黄氏教学相长的授教方法已在该校针灸专业中运用。该院针灸专业不断涌现一批术德专精的后起之秀,大大促进了台湾针灸界的发展。

### (三)台湾中医高等人才的继续教育

学生从台湾中国医药学院毕业,并不意味着中医学程的终止。为让社会承认其学生从学识,不断充实其医学新知,提高中医素质,整合医疗技术,台湾有关部门制定了一些制度,促进中医人才的继续再教育。

**1. 特种中医师考试制度**

特种考试制度是台湾甄选人才的一种途径,各学科的特考制度均由台湾"考试院"颁订,并于每年特定日期内由考选部执行。中医师特种考试,是源于台湾当局1964年制定的中医师考试制度,它是领取中医执业执照的必经道路,也是检核中国医药学院毕业生学识水平的试金石。

"考试院"组织的中医师考试委员会定期对台湾地区中医教、考、用问题进行分析,并研定考试科目、命题范围、考试规则、参考书籍,建立题库等。七年制中医系毕业生毕业后首先面临着社会的选择,由此可见其人才培养的严谨。为使中医特考选拔出的人才确具专业知识与技能,1986年台湾"考试院"成立"中医改进小组",该小组的任务是通过广泛的社会调查,探寻完善培养中医高等人才的途径。1988年,"考试院"颁布了《特种考试中医师考试笔试及格人员训练办法》一案。该案规定,通过特考笔试的考生,还必须再接受1年6个月的训练,该项训练包括基础训练及临床训练两项。基础训练包括基础医学(含生理学、病理学业)、新医学(含各种检验报告的判读)、公共卫生及有关医疗法规等课程的讲授,为时6个月;临床训练则以临床诊疗(含一般训练及分科训练)为重点,为时一年。训练期满才能发给及格证书,然后再由"卫生署"核发中医师执照。

中医师检核制度近年来几经改革,不断完善。它将为台湾中医的现代化、中西医一元化,以及促进中医人才教育制度化起积极作用。

**2. 台湾中医师的在职教育**

台湾中医师的在职教育是台湾医学教育整体规划的一部分。早在1977年,台湾"卫生署"与私立中国医学学院合办"中医师现代医学进修班",对志愿进修的中医师,给予3~5个月的现代基础医学教育。介绍现代医药方面的新观念、新知识与新技能,使用现代医学仪器,以提高医疗技术。

1987年,台湾"卫生署"公布了《中医师进修草案》,正式将在职中医师的培训列入规划。该计划将分期轮训 60 岁以下的台湾执业中医师,规定进修时间计 430 学时,分别在周六、周日上课。执业中医师再教育所需经费由"卫生署"提供。授课内容为现代基础医学课程 220 课时,中医药课程 210 课时。该计划的实施,使台湾中医药界整体水平大大提高一步,既有现代化医学新知,又有传统中医基础的新型中医师将是台湾中西医一元化的目的。

台湾中医在逆境中发展至今,已渐得医界、社会的承认,此与台湾中医界鼎力奋争、志于改革是分不开的。他们认识到,振兴中医得创办中医教育,而中医教育能被社会认可,必须进行改革。在改革中,他们选择了中西医一元化的途径,在中医教育上采取中西医双轨制,在临床训练中创造纯中医、纯西医的环境,并以教学相长的授教方式培养中西医兼通人才,同时有关部门还制定一些制度,确保中医师的继续教育,不断加强自身的现代化、科学化的建设。

## 三、台湾中医教育的特色

台湾中医由于社会、历史等诸多原因,发展较为缓慢。1945 年日本投降时,中医教育可以说完全没有。光复初期,对中医极不重视,中医师产生的唯一途径是经由中医师检考、特考而来。这批参考者,没有任何中医学历上的证明,大部分是祖传、师承及自学而来的,后来才有学历的限制。

1951 年,台湾中医界老前辈,为振兴中医倍尽艰辛,经过长达七年的努力,于 1958 年 6 月在台中创办了一所,也是台湾当时唯一一所中医最高学府——私立中国医药学院。从此,台湾中医药才有了正规教育。

1972 年,中国医药学院第五届董事会成立,陈立夫任董事长。至此,台湾中医教育开始走上稳定发展的道路。陈立夫还提出了学院的办学宗旨——"融汇中西医药学术,创造最新医学体系"。在这宗旨下,该院的办学方向、办学形式均具中和性、包容性和创造性,所培养的中医师均具中西医学识,成为台湾中西医一元化的主力军,得到社会与医界的认定。中西医一元化的培养模式,成为台湾中医教育的特色,其主要概况如下:

### (一)在校教育

中国医药学院内,中医系的学制为七年,其中专业教育时间为五年,临床训练时间为二年。

在五年的教学训练中,学生必须修满 322 个学分,包括台湾"教育部"颁定的西医科目全部课程,同时还必须修习相当数量的中医科目。因此,该系毕业生兼通中西医学,其毕业后授予"医学士"学位,同时可以参加中医师执照检核考试及西医师检核考试,取得中医师或西医师资格。据该校统计,800名中医系毕业生中,有600多人取得中西医双重执照,此为该校培养学生的一大特色。

(二)专业训练

台湾中国医药学院有两所附设医院,即台中、北港附设医院,主要承担该校高年级学生的临床见习、实习及毕业后在该院担任住院医师、住院总医师乃至主治医师过程中临床专业训练的任务。

教学医院为配合"融汇中西医药学术,创造最新医学体系"这一办学宗旨,制订一套较为完整的临床中医内科、妇科、伤外科、针灸科的教学训练计划,以及制定了台湾地区较具特色的中西医临床训练制度。中西医并重的训练制度,训练出一批中西医兼通的临床各科医生,这些中医人才在日后工作中所具有的中和性、包容性和创造性,已渐被台湾医学界所认可。

中西医合作临床训练制度,该制度包括两个主要内容:"中西医临床交织训练计划"及"中西医临床共训制度"。中西医临床交织训练该计划的训练对象是住院医师,其在中医部、西医部工作期间,规定在中医部服务的中医师,无论兼具西医资格与否,一律不得以西医方法治病;反之,在西医部服务之医师,无论兼具中医资格与否,一律不得以中医方法治病。在这种纯中医、纯西医的环境中培养、训练,以促进自身的中西医一元化。中西医临床共训制度该制度的对象是在医院开设的"中西医合作医疗中心"服务的中医师、西医师。该中心开办肾病、肝病、高血压、糖尿病等十多个特诊。在同一诊间,中医以运用中药求疗效为目的,西医以西法诊断做评估为目的。为同一病患做双重诊断,并各自书写病历,进而依病患的意向,由中医以中药治疗,或由西医以西法治疗。如此互相观摩、互相学习,并且互相讨论,以及共同订定专题、计划、实验、完成研究、书写论文发表等。

(三)考试制度

台湾中医的考试制度源于1946年兴办的中医师考试,也是台湾中医师产生的一条途径。它包括中医师检定考试(简称检考)及特种中医师考试(简称为特考),其中,特考及格才能取得中医师执业执照。参加特考人员其资格有许多限制,且在不断修正和改善中。1986 年年底,修正公布的医师法中第三条,对特考应试人员做出新的规定,其中第二条规定参考人员资格为公立或立案私立中医专科以上学校或经教育部承认的国外大学、独立学院中医系毕业,或医学系科毕业,并修习中医必要学分者(30 学分以上)。该条文第一次开始准许西医人才,在修习相当中医课程后,参加中医师检核,吸引了西医人才参加研究中医之行列。这对提高中医整体素质,加速实现中西医一元化起积极作用。

1988 年,台湾"考试院"通过的《特种考试中医师考试笔试及格人员训练办法》一案,规定特考及格人员,必须接受 1 年 6 个月的训练,该项训练包括基础训练及临床训练。基础训练包括基础医学(含生理学、病理学等)、新医学(含各种检验报告的判读)、公共卫生及有关医疗法规等课程的讲授;临床训练则以临床诊疗为重点。该制度将增进受训人员的执业能力,提高医疗质量,亦是实现中西医一元化的一条途径。

目前台湾有相当数量的执业中医师,如何促进他们迈向现代化,促进台湾中西医尽快实现一元化,台湾有关机关现正积极举办中医师在职进修教育。中医师的在职教育,是台湾中医教育的一部分,该规定计划分期培训台湾 60 岁以下的执业中医师,以充实其医学新知,整合医疗技术,提高中医素质和地位。

1987 年 12 月 19 日,第一期"在职中医师进修班",于台湾中国文化大学正式成立开训,受训名额原定 100 名,后应学员要求增至 102 名。受训人员原规定为 60 岁以下的执业中医师,然而 60 岁以上的参训者,竟占了四分之一。该班的进修课程原订 430 小时,后经学员要求,现代基础医学及中医药课程各再增加 10 个小时,总计 450 小时,由此可见台湾中医师求知求新的精神。

随着台湾经济、科技的繁荣,中医界同仁迫切要求强化自身的科学化、现代化,以迎头赶上西医。因此中西医结合已成为台湾医界的共同愿望。在这一环境下,台湾中医教育选择了"中西医一元化的教育模式",具有特定的意义,它将加速推进台湾中医现代化、中药科学化。

## 四、台湾中医的在职教育

台湾的中医在职教育不仅系统而且形式多样。它在台湾中医人才培养过程中扮演着极为重要的角色,发挥着中医学校教育难以替代的作用。

（一）中医临床在职训练

台湾的中医临床在职训练时间长，而且十分全面、系统，不同对象（住院医师、住院总医师、主治医师）有不同的训练计划，形成了颇具特色的临床在职训练制度。

**1. 中医各科临床在职训练**

以台中附设医院"中医内科教学训练计划"为例，该计划的训练对象是住院医师、住院总医师和主治医师。

住院医师的训练。参加内科住院医师训练的资格是医学院毕业领有中西医执照，经本科甄选录取者。训练时间为 3 年。第一年进行品德与学术等医学伦理的再教育；临床四诊的复习与训练（含脉波仪、脉波图像解析）；六经、卫气营血、三焦、脏腑、六淫等症候之临床辨析训练；临床用药注意事项与常用药配伍之认识，教导独立处理住院病患的一般情况，包括书写住、出院病历要点和临床辨证；参加科内学术讨论会，每月至少担任一次主讲；协助主治医师特别门诊业务，同时收集研究报告资料；跟随主治医师参加会诊，学习电脑操作及档案处理。第二年由主治医师指导加强理法方药，辩证论治训练，参与科内及中医科际讨论会，轮流担任主讲；担任一般门诊工作，并指导实习和见习医师对简易疾患之认识；在主治医师指导下，学习处理急诊病患；协助主治医师特别门诊业务，跟随资深医师会诊，娴熟临床要点，在针灸科 1～3 个月，复习经络的认识与定位及临床用针要领；协助总医师处理科内一般事务。第三年襄助总医师处理科内一般事务、熟悉一般行政业务，负责内科学术讨论会筹备工作；参加院内部际、科际学术讨论会；协助主治医师、总医师指导一、二年住院医师及见、实习医师，并负起教学任务；经科主任同意，可在特别专科门诊从事临床研究工作，担任中医急诊工作；与主治医师、总医师研讨科内业务。

住院总医师的训练。参加内科住院总医师训练的资格是完成住院医师训练，经甄选合格者。训练时间为一年。上半年负责本科住院见习和实习医师教学计划、学术讨论会及行政业务。下半年在科主任、主治医师指导下，撰写临床研究论文；接受专科门诊训练；与科主任、主治医师研讨改进科内业务及筹划发展事宜。

主治医师的训练。参加科内主治医师训练的资格是完成本科总医师训练，表现优良，经甄选合格者。训练时间为一年。内容是负责协助及辅导总医师的工作;参与本科研究工作规划及研究计划之执行,并至少提交一篇研究报告;接受科际会诊病患,并负责床边教学任务;开设专科门诊,担任住院病患主治责任。

**2. 中西医合作临床训练**

中西医合作临床训练制度包括两个主要内容:"中西医临床交织训练计划"和"中西医临床共训制度"。

中西医临床交织训练计划。为建立中西医学兼备的临床训练制度,培养主治医师专才,台中附设医院于1987年7月1日起实施住院医师中西医临床交织训练计划。受训医师在5年时间里分别在中医部或西医部接受训练,半年轮换一次。

凡中医各科住院医师不参加中西医临床交织训练者,不得于第三年住院医师期满时晋升为住院总医师,仅发给住院医师资历证书。凡已在医院或同级以上教学医院完成二年以上之西医相关科别住院医师训练者,得视实际状况承认其西医资历,在本计划中接受中医部分之训练。专业训练由各科住院总医师安排,主治医师教学,在科主任指导下,参与诊疗工作、中西病历(例)讨论会、研习会、晨会,医院教学及研究工作。接受中西医临床交织训练的第一、二、三年住院医师一律以院内训练为主,第四年住院医师视医院实际需要,保送至台湾各大医疗学术机构及医院接受三至六个月的训练。超过半年以上者,院内中医训练时间应予补足。每年受训过程应会同各科住院总医师排定,并经科主任核转呈报院长后实施。

凡住院医师训练届满四年,其成绩优秀者,经科主任会同各主治医师选任,可为住院总医师,任期一年。总医师于任职期满时提出研究报告,经医院中西医各科主治医师及主管考核合格,在有编制情况下,可晋升为主治医师。凡依本计划完成中西医交织训练的住院医师,由医院核发"中西医一元化"的住院医师证书。

中西医临床共训制度。该制度有交织共训两条内容。一是参加中西医临床交织训练的对象是在中医部、西医部工作期间的住院医师。规定在中医部服务的中医师,无论兼具西医资格与否,一律不得以西医方法治病;反之在西医部服务之医师,无论兼具中医资格与否,一律不得以中医方法治病。在这种纯中医、纯西医的环境中培养、训练,以促进自身的中西医一元化。二是参加共训的对象是在医院开设的"中西医合作医疗中心"工作的中医师、西医师。该中心开办肾病、肝炎、高血压、糖尿病等十多个特诊,在同一诊间,中医以运用中药求疗效为目的,西医以西法诊断作评估为目的,为同一病患做双重诊断,并各自书写病历,进而依病患意向,由中医以中法治疗,或由西医以西法治疗。如此相互观摩、互相学习、互相讨论,共同制订专题、计划、实验,完成研究,撰写论文发表。

台湾中医在职训练之相对完善和颇具特色,从某种意义上说是因台湾中医学校教育临床训练之不足。受"重西轻中"的社会环境影响,台湾中医学校教育在很大程度上带有"西化"之嫌,中医学校临床训练相当薄弱。私立台湾中国医药学院七年制中医学系的中医临床实习共 32 学分,分两次进行,分别安排在四、五年级的寒、暑假,时间共 6 个月,而西医的 48 学分实习则安排在六、七年级,时间共两年。这种实习安排使中医实习在时间上无保证。而且,六、七年级全部实习西医中断了中医的学习,造成中医系学生毕业后对中医医疗经验的明显不足。然台湾社会对中医师要求之高也是众人皆知的,中医学校教育临床经验不足必然对中医临床在职训练提出更高的要求,以满足台湾社会对中医的需要。

(二)中医理论在职教育

这一教育形式是指台湾的中医师检考和特考。可以说,它是台湾中医在职教育的一种特殊形式。

"检考"即中医师检定考试。凡年满 22 岁,按照"考试院"公布的必读书籍,经自修即可报考。检考及格可参加中医业务,但没有行医执照。"特考"的报考人员必须通过中医师检定考试及格,或已具备检核考试资格。

台湾中医师特考制度是在特殊背景下产生的。1946 年医师法颁布后,当时台湾还没有设置中医院校,中医师执业人数少、青黄不接现象严重。政府应社会的需要,只得举办考试,录取一部分资优人员担任中医师。这项考试性质特殊,是政府 1947 年前举行的唯一专职人员特考。20 世纪 70 年代后,中医特考定期举行,考试制度比较完善,考试科目更加充实,尤其是允许西医人员在修习一定的中医课程后可以参加中医特考,吸引了西医人才加入中医研究行列,改变了中医师队伍的结构,提高了素质。

由于特考产生的中医师素质差异比较大,有的中医居师临床经验欠缺,台湾当局对中医师特考进行了改革,1985 年 5 月,台湾"考试院"为改进中医师检、特考试,成立了"中医改进小组"。该小组由台湾"教育部"及中医师团体有关人员组成,就中医教育的课程、教材、教学设备、中医师考试制度、应考科目、研读科目、中医人力资源的开发等项进行了调查研究,同时对中医教、考、用结合问题进行研讨,获得一致意见:尽快实施中医特考及格人员实习制度,以增强临床经验,中医人才培养应以正规培养为主要来源。

台湾中医师检、特考试作为一种传统产生中医师的途径发展了40多年,它为充实台湾中医队伍产生了较大的影响,弥补了中医学校教育培养人才数量之不足,产生了较好的社会效应,促进了中医事业的发展。特考产生的中医师大部分是自学中医的,它虽存在整体素质偏低、中医理论基础及临床执业能力欠缺等不足,但鉴于台湾中医学校教育之薄弱,它自然成为中医人才培养的主渠道,是台湾中医在职教育的一种特殊形式。

（三）中医各类在职进修班

早期台湾中医师多是特考产生的,他们的素质普遍较低,如何提高他们的素质是摆在台湾中医人才培养面前的当务之急。台湾"行政院卫生署"积极筹办中医师的各类在职班进修,以提高中医师的素质和地位。

**1. 中医师现代医学进修班**

为加强中医师的在职教育,早在1977年,台湾"卫生署"与台湾中国医药学院已合办"中医师现代医学进修班",对志愿进修的中医师,给予每期5个月或3个月的现代基础医学教育,介绍现代医学方面的新观念、新知识与新技术,使用现代医学仪器,以提高医疗技术。至1996年,进修班已开办12期,训练学员674人。

**2. 在职中医师进修班**

1986年4月9日,中医药委员会第62次会议通过了《中医师进修辅导实施要点》,该要点的第3条提出:执业中医师再教育的方式由"行政院卫生署"洽商医学院校,以合作方式设"中医师进修班"。在此基础上,1987年7月台湾"卫生署"公布了《中医师进修班计划草案》。该草案根据中医师进修辅导实施的要点,在进修目的、办理方式、负责人、师资、经费来源及教授课程上做了详细的说明。

**3. 药师补修中药课程班**

1981年3月5日,"卫生署"公布"药师从事中药制剂之制造供应及调制须修习中药课程标准"。该项标准规定药师从事中药的制造、供应及调制者,必须修满下列中药课程(共16学分):中药概论1学分;本草2学分;中药方剂学3学分;中药炮制3学分;生药学7学分。并需有公立或立案私立医学院及药学专科学校发给的证明书为凭。同年,台湾"教育部"邀请"行政院卫生署药政处"及台北医学院、台湾中国医药学院、高雄医学院、嘉南药专、大仁药专等院校共同研究补修中药课程办法。会中决定各科教学大纲由台湾"教育部"会同"卫生署"统一制订,并统一各院校补修中药课程的收费标准。规定各校每期招生名额 100 名为限,并定在每周六下午及周日上课。

1983 年 9 月 17 日,台北医学院开办的"药师补修中药课程"开班招生。招收药学系科毕业取得药师资格欲从事中药制剂制造、供应及调制者。修习期限 18 周,每周六下午及周日上课。

可以说,台湾中医在职训练囊括了中医教育的各个层面,并形成了较为完善、独具特色的中医在职教育制度。它在提高台湾中医人才素质,推动台湾地区中医药的发展和弥补台湾中医学校教育之不足等方面做出了积极的贡献。

# 第三节　闽台中医药教育的合作

## 一、闽台中医药研究生教育交流与合作模式

1987 年,台湾开放民众赴祖国大陆探亲,两岸交流也随即展开。20 多年来,海峡两岸教育交流与合作不断发展,关于海峡两岸教育交流与合作的探讨和研究也陆续展开。目前主要集中于来内地求学的台湾学生情况调查分析、两岸教育交流与合作的机制探讨、两岸高等教育转型研究、中医药文化在两岸高等教育交流合作中作用、对海峡两岸教育交流的影响因素分析等方面的研究。因受台湾当局两岸教育交流政策的影响,两岸教育交流与合作的模式主要为台湾学生来内地就读,其中以医药类和法律类专业学生为主,占台生总数 2/3 以上。内地与台湾开展研究生双向教育交流合作的研究很少,随着两岸实现"三通"等新形势的发展,为两岸中医药研究生教育交流与合作带来了新契机。

### (一)闽台中医药研究生教育合作与交流现状

福建省地处东南沿海,闽台两省一衣带水,有着地缘近、史缘久、血缘亲、文缘同、语言通、商缘广、中医同源的独特关系。中医药是中华文化的瑰宝,在港澳台、东南亚乃至世界各地具有较大的影响力,对促进两岸合作交流有

重要作用。福建省特殊的地理位置和中医药的独特魅力决定了福建开展对台教育在区位、政策上享有得天独厚的优势。

厦门大学每年平均有 120 多人次赴台参加学术会议、学术考察、合作科研和讲学等,其中仅 2006 年就有 252 人次,成为目前内地高校赴台人数最多的院校。福建中医药大学是最早招收台湾学生的高等中医药院校,于 1988 年开始招收台湾学生,1993 年首招台湾研究生 3 人,至今累计招收 100 多位台湾研究生。福建中医药大学已经与台湾中国医药大学、台湾元培科技大学、台湾大仁科技大学、台湾嘉南药理科技大学、台湾慈济大学等 5 所台湾高等院校签订教育交流协议,2009 年起开展互派本科生学习交流活动,已连续 2 年派本科生和研究生赴台湾参加多国论文发表会,与台湾中国医药大学互派研究生的协议亦已签订。

### (二)闽台中医药研究生教育合作与交流存在的不足

闽台中医药研究生教育合作交流虽然发展很快,但还主要局限于招收和培养台湾研究生,包括脱产台湾研究生插入内地研究生班和在职台湾研究生在内地单独开班 2 种类型,在招生专业上与内地学生相同,培养模式也基本一致,存在交流与合作模式较为单一等问题。总体上还属于单向交流,以台湾学生到内地学习和生活为主,而内地学生却缺乏去台湾学习交流的机会。这种交流模式也大多局限于学生个体,交流方式也以台湾学生通过入学考试后进入内地学习。因此不能适应目前战略形势,没有充分利用海峡两岸实现"三通"的机遇和先行先试的政策。

### (三)闽台研究生教育交流与合作模式创新措施

源远流长的中华文化是维系中华民族的精神纽带,是两岸和平统一的思想基础,中医药是中华文化的集大成者。以中医药文化为依托,扩大闽台中医药研究生教育交流与合作,除进一步完善现有的闽台中医药研究生交流与合作的模式外,还需要根据闽台中医药研究生教育的特点,创新闽台教育交流与合作的模式。

科研训练是研究生教育区别本专科及以下教育层次的最显著特点,基于此,闽台研究生教育与交流合作的领域应与本专科及以下教育有较大区别,本专科生及以下教育交流合作主要是课程理论学习,研究生教育更重要的是科学研究,中医药研究生教育则是中医药思辨能力、创新思维的培养。在近

年来培养台湾研究生的总结和思考的基础上,笔者认为可以通过以下措施创新闽台中医药研究生交流与合作的模式:

**1. 选派研究生赴台湾进行科学研究**

20 世纪 50 年代,台湾就已有研究生教育,目前大专院校达 163 所,研究生院更多达 700 多家,医学院含大学医学系 11 所,台湾教育界的教育理念相对超前,加之医学教育改革采取北美 PBL 教学方式,研究生教育从内涵到方法都有丰富的经验。台湾研究生教育主要在大学和独立学院中的各专业研究所实施,故当地称研究所教育。根据调研发现,近年来台湾高校数量的急速扩张和台湾岛内人口出生率的持续下降形成强烈的反差,在高等教育方面面临着资源过剩。为避免教育资源的闲置,台湾高校希望招收大陆学生。另据我们在全国各高等中医药院校调查,在中医药教育方面,与来大陆求学的台湾学生相比,大陆学生中医经典知识普遍掌握较好,但他们长期在中国传统教育束缚下,创新意识和创新能力不够,也需要进行广泛的学术交流。因此可以选派一些研究生赴台湾进行学习和科学研究。

**2. 与台湾高等中医药院校开展对等互派研究生**

福建与台湾的高等中医药院校各有各的特点和优势,海峡两岸研究生教育的交流与合作可以优良资源互补为共同发展的契机,构建开放创新的研究生培养模式,与台湾高等中医药院校开展对等互派研究生学习交流工作,具体可采取相同专业相近研究方向的两岸研究生交换导师、宿舍、学费等措施,也可采取相对独立的,不同专业之间互派,通过交换达到双方互利互惠和双赢。

**3. 选派优秀研究生导师或任课教师前往台湾交流培养研究生**

应台湾教育部门倡导的终身学习的要求,近年来福建中医药大学招收台湾研究生中以在职人员占大多数。针对台湾在职研究生工作繁忙,在人数达到一定规模的情况下,可为这些研究生独立开班。此外在保证质量的前提下,更新授课和培养方式,选派优秀导师和任课教师前往台湾授课,并指导他们在台湾进行科学研究和临床实践等工作。

**4. 聘请台湾高校名医名师到福建中医药大学为研究生开设课程或讲座**

台湾亦有不少中医药名医名师,福建中医药大学已有聘请台湾嘉南药理科技大学陈瑞龙教授特聘闽江学者来校为本科生授课,深得学生的好评。今后应邀请更多的台湾名医名师来大陆为研究生开设有特色的课程或讲座。

**5. 加强远程教学**

闽台两岸毕竟有着一定的距离,特别对在职人员,不断往返两岸还有一些困难。因此可以充分应用网络等现代技术,采取函授及远程教学的方式,实现两岸研究生教育交流与合作的多样化。

**6. 改革来大陆就读台湾学生的培养模式**

来大陆就读研究生是目前两岸中医药研究生教育交流与合作的主要模式,此模式开展时间较长,已经积累了较为丰富的经验,但也有不少方面需要进一步改进,要发挥学校特色,调整专业和课程设置,满足各类台湾学生的需求。如不少台湾考取大陆高等中医药院校研究生的学生,他们本科阶段并不是学中医药的,甚至是与医学毫不相关专业毕业的,有的年龄也较大,福建中医药大学近年来招收的台湾研究生中,除了正规中医药本科毕业生外,有银行退休的经理、私人诊所医师,还有医药企业的经营者等。他们有的只是出于对中医药的浓厚兴趣,而并非要用研究生文凭去谋生;有的既想学针灸推拿学又想学一些中医内科学、中医诊断学等内容;有的则就是要掌握一些针灸推拿或中医骨伤科的技术。因此今后可以尝试在中医学或中西医结合一级学科目录下进行招生,同时在课程设置增强教育内容的实用性和针对性。如计算机因两岸系统不一致,台湾研究生可不修。另外在本科阶段将开始尝试免试入学,研究生入学考试也可单独考试切线招收,但目前大多数院校台湾研究生的培养还是参照大陆学生来执行,使不少学生无法按时完成学业,甚至半途而废,有时难免有削足适履的感觉。因此建议在台湾研究生培养过程中也应本着"保证质量,适当照顾"的原则制订相应的培养方案,同时改革一些课程的考试方式。

**7. 加强闽台中医药研究生学术交流**

近年来,台湾元培科技大学每年举办 1 次多国论文发表会,邀请我校研究生参加,参会回来的研究生反映参加这种学术活动很有意义,但该发表会侧重应用英文,是多层次多学科的交流,今后在福建或台湾应多举办一些针对中医药研究生层面的学术交流。

闽台中医药研究生教育交流与合作前景广阔,可能还有许多可以采取的模式,各模式之间可能还可以组合优化。当然不管采用何种模式开展闽台中医药研究生教育交流与合作,都要制订具体的实施细则,避免交流与合作流于形式,保证闽台中医药研究生教育交流与合作可持续发展。同时都要执行国家相关政策,加强师资培养,完善教材教法,严格考核管理,注重质量和特色。充分利用海峡两岸优质教育资源,为海峡两岸培养优秀人才,促进两岸文化交流,加快两岸中医药事业的发展及祖国和平统一大业的早日实现。

教师和研究生往返于海峡两岸相互交流,闽台中医药研究生教育交流模式必将由单向单一化走向双向多样化,交流与合作的内容将进一步深化,研究生学术观点会越来越丰富,学术视野也将逐步扩大。在研究生高层次教育层面促进两岸文化交融,必将推动两岸中医药研究生教育的发展。

## 二、增强台湾大学生祖国认同感的对策

高校社团是基于共同兴趣、爱好、志向等因素,自愿、自发组织的以开展思想交流、学术研究、文体娱乐等活动为目的的大学生团体,是高校校园文化的重要组成部分,也是校园文化的表现载体之一。高校开展具有参与广泛、内容丰富、形式多样、机动灵活等特点的社团活动,对扩大学生求知领域、完善知识结构、丰富内心世界、培养兴趣爱好及丰富校园文化生活、推进素质教育起到了重要作用。

近年来,两岸文化交流日趋频繁,步入大交流、大合作、大发展的历史新时期。两岸高校学子的非学历短期交流学习亦从无到逐步发展壮大,特别是大陆高校学生赴台学习交流人数逐年递增。在交流互动中,了解台湾高校的社团发展状况,并与大陆的高校的社团发展状况做比较,有利于针对性地做好赴台交流学生的思想政治工作,有利于做好台湾高校青年学生的工作,增强"一个中国"认同感,有利于开展对台统战工作,为推进祖国统一大业提出切实可行的建议和对策。

### (一)台湾高校社团发展状况及特点

台湾高校经过几十年的建设和发展,特别是台湾当局推行的"本土化"政策以及长期以来采用欧美化的教育模式和发展方式,其校园文化呈现出地域性、特殊性和多元性等特征。[①] 作为校园文化重要表现载体的社团活动被誉为台湾大学生必修的学分之一,受台湾高等教育发展和高校校园文化的影响,社团活动内容和形式既丰富多彩,又良莠不齐,特别是一些涉及政治、民主思潮等内容的社团不利于交流学生的成长和发展。

---

① 左成、孙永生:《对台湾部分高校校园体育文化现状的探析》,《体育科学研究》2008 年第 1 期。

台湾高校经过几十年的建设和发展,在教育部门和高校的共同推动下,高校社团活动蓬勃发展。目前台湾高校学生社团种类繁多,内容丰富多彩,组织形式也活多样,在繁荣校园文化、维护学生权益、服务学生和社会等方面发挥了积极的作用。

重视高校学生社团建设,积极鼓励扶持。台湾地区政府部门以及县市政府和学校、社会团体为推进高校社团发展采取了许多积极举措鼓励推动校园社团建设和发展。从社团成立和管理方面看,台湾学生社团的成立通常有三个要素:[①]一是人数要求,如台湾大学、"清华大学"等规定至少 30 人,东吴大学则为 25 人,辅仁大学则不低于 20 人即可;二是社员必须志同道合,有共同的兴趣、爱好与目标;高校学生有充分的自由创办种类繁多的社团,鼓励学生充分发挥积极性和创造性,成立有创新思维的社团;三是经学校同意并履行一定的程序,尽管每个学校对学生结社门槛的宽严不一,且都抱着乐观其成的支持态度,不过都需要经学校核准,核准机构一般是学生事务处。

社团建设制度完善、管理规范、保障有力。一是开办场所有保障。院校为社团提供固定办公、活动场所,院校的公共文体设施根据社团需要免费提供给社团使用;二是活动经费有来源。院校提供给社团一定的开办经费,同时社团积极争取企业和社会团体的赞助,补充社团开办所需;三是社团活动受专业导师辅导,以及学校为社团开办专门的培训课程,为社团人员提供一个良好的学习交流平台。

完善相关奖励监督和激励机制。高校定期对社团的开展情况进行评估,并依据评估结果进行分级奖惩,同时制定相关的监督机制,对社团财务管理、刊物指导、场地管理、活动经费、海报宣传等方面予以监督,有效保证了社团的规范化发展。同时,为鼓励学生更多参与社团活动,各高校为学生免费办理"群育护照",学生参加社团活动情况将被登记在该"护照"里,并作为今后申请奖学金、升学和就业的推荐证明。

社团良莠不齐,影响学生成长。由于台湾高校学生申请成立社团的门槛很低,且校方都乐观其成,各种不同性质和功能的社团如雨后春笋般出现,有学术类、文娱类等积极向上,丰富校园生活的,但也有很多带有"政治"、"民主思潮"等性质的社团组织,甚至有些自由与权力极不平衡的社团,有学者总

---

[①] 唐德中、胡敏:《台湾学生社团磨志练才的摇篮》,《中国青年研究》2003 年第 6 期。

结,台湾的大学存在着趋向放任的自由。① 这些社团在赋予学生充分自由时,也把一些带有片面、不合逻辑、暴力、反动、煽动性的思想根植到学生头脑,容易引导学生走向极端。

社团活动实效性差强人意,影响学生积极性。台湾高校社团是非正式的组织,其社员是由一群志同道合的学生组成,这种组织对成员没有强制的约束力,管理较为松散和自由,使得一些社团活动没有详细和完整的计划与安排,活动准备不够充分,缺乏完备的策划和长效机制,虎头蛇尾,活动往往不了了之,影响成员积极性和活动的效果。

### (二)大陆与台湾高校社团文化状况及特点之比较

两岸在不同的政治体制、不同的教育方式和理念影响下,高校社团文化发展既有共性也有特性。对其特点进行比较,利于取长补短、优势互补,促进共同发展。

大陆高校社团文化重"特色",台湾高校社团文化重"文娱"。特色是一个高校的立校之本,不同的特色亦代表不同的专业特点和办学理念。大陆高校在几轮的教育部"本科教学"评估中,纷纷凸显自己的办学特色,并让其"潜移默化"的渗透到高校的社团活动中。福建中医药大学是省内唯一的一所中医药院校,中医药专业及其最早开展对台招生教育等方面成为该校的特色。有福建中医药大学特色的社团异彩纷呈,比如"本草社"、"中医四大经典社"、"伤寒论社"、"针法灸法社"、"推拿手法社"等,这些社团既丰富了大学校园生活,又在社团活动中增强专业知识、弘扬祖国的传统中医药文化。台湾高校社团是由有共同的兴趣、爱好与目标,志同道合的学生组成,深受台湾文娱界的影响,文娱类社团活动深受大学生欢迎,参与度也最高。笔者针对福建中医药大学历年赴台交流的本科学生进行问卷调查,"文娱类"社团参与和受欢迎度达到 95％以上,同时,他们学成归来后,常常为不能参加新一学期的迎新活动遗憾不已,因为,迎新社团活动又邀请了某某大明星参加。可见台湾的文娱社团已深入大学生内心,可以轻易引起共鸣,扩大社团影响力。

相较台湾高校社团,大陆高校社团有"组织性"但流于形式化。大陆高校社团开展活动往往需要有宗旨,有严格的活动计划、人员分配等,整齐划一,

---

① 顾海兵:《台湾高校的软肋与创新——基于部分高校的调研》,《复旦教育论坛》2006年第 5 期。

很有组织性与规划性,保证了活动的顺利开展以及活动的质量效果。但除了兴趣爱好类、文娱体育类社团体现出较强的"自发性"、"民间性"外,其他类型的社团较大程度上是高校相关职能部门出于落实某一政策或为达到学校某一目的而发起的带有明显的"自上而下式"、"校办性"色彩。"自上而下式"的社团活动往往共鸣性少,甚至很多社团成员不清楚要做什么、为什么而做,结果活动流于形式化,背离了举办的初衷,同时也会偏离发展的轨道。反观台湾高校社团,其大多是学生因志同道合而自发成立呈现"自下而上式"、"民间性"特点。这种特点会带动学生社团发展的自主性、积极性和创造性。在对我校赴台交流的本科学生进行问卷调查时,针对"大陆高校开展社团活动的不足之处"题目,很多学生毫不犹豫地勾选了"活动内容形式主义化",而台湾高校社团活动最吸引他们的特点是很有亲和力和感染力,更富有创造性和更能锻炼学生能力。

　　两岸高校社团功能兼具"校园服务"与"社会服务"功能,但大陆侧重前者,台湾高校偏向后者。高校社团文化在培养人、塑造人、教育人等方面发挥着重要的作用。[①] 大陆高校历来注重"德智体美劳"全面发展的大学生培养理念,因此高校社团紧密联系此教育理念,在丰富校园文化生活、培养兴趣爱好、拓宽学生知识面、锻炼领导才能和推进大学生素质教育等全面发展方面扎扎实实工作,取得很好的成绩。为了推进台湾大学生的素质教育,台湾教育主管部门规定,在德智体群美五育并重的教育目标下,学生社团活动成为各级学校训导工作的重点之一。通过推广"博雅教育"、"通识教育"、"全人教育"等人才培养理念,社团在倡导正常休闲、热爱中华文化,陶冶合群德性、涵养服务情操、砥砺学术研究、培育领导才能等方面扮演重要角色。同时,台湾高校社团在发展中融入了"参与社会服务工作"的观念,推动了服务学生学习、服务社会进步等工作的开展。慈济大学是佛教慈济慈善事业基金会创办的一所高校,以体现慈济人文教育精神为特色,以人文与学术专业荟萃为办学目标。如慈济大学在服务社会方面有很多值得大陆高校社团借鉴。慈济大学所开展的人文关怀运动,内容包括为弱势群体义卖募捐、临终关怀、感恩教师、交流生关怀、环保志工等,让赴台交流学生念念不忘,终身受益。比如福建中医药大学2008级护理学专业学生黄丽妙在回忆慈诚懿德会时写道:

　　① 周秋旭:《新媒体环境下加强高校社团文化建设的必要性》,《西南民族大学学报》2012年第S2期。

"慈济人文真的是一堂非常受用的课程,细细品味之后会在潜移默化之中提升我们个人的内在修养及改变我们原来的言行举止,让我们更加懂得如何生活,如何待人接物,如何走好我们的人生道路,希望今后我的生活中可以处处显现慈济的人文之美!"

### (三)以高校社团交流为窗口,增强台湾大学生祖国认同感

积极推动两岸高校学生交换项目,增强"一个中国"向心力、凝聚力。近年来,海峡两岸政治经济文化交流取得空前的发展,两岸文化交流日趋频繁,步入大交流、大合作、大发展的历史新时期,为两岸高等教育的交流合作,增进两岸同胞的理解和信任创造良好的机遇。"寄希望于台湾同胞"是我们实现祖国和平统一的殷切希望,特别是寄希望于充满了希望和前景的台湾高校青年学子,他们在推进祖国统一的光荣任务上负有责无旁贷的重任。以教育为纽带和窗口,以青年学子亲身交流为渠道,促进两岸学子情感融合,增强凝聚力和向心力。近年来,两岸高校学子的非学历短期交流学习从无到逐步发展壮大,特别是大陆高校学生赴台学习交流人数逐年递增,据不完全统计,继2009年福建省在大陆率先启动高校学生赴台学习项目,选派200名品学兼优的高校学生赴台学习之后,优秀本科生赴台交流呈现逐年递增的趋势。可见,福建省大学生赴台高校交流学习已成一个新的风潮。初具规模的大陆高校大学生赴台交流,同时也把不同特点的社团文化带到台湾高校,可以充分发挥高校社团文化潜移默化的隐性育人功能,[1]传递中华传统文化和深厚渊源联系,培养共识。福建中医药大学"点穴手法社"成员赴台湾元培科技大学交流学习,带去了有传统中医药文化的推拿手法,并掀起一股学习中医的热潮,既弘扬了中医文化,又增进了友谊,为推动民族整合有积极的现实意义。两岸同宗同祖,语言相通文化相同,两岸文化交流日趋频繁而热络,以高校社团交流为纽带,我们在争取"台湾民心"工作上取得很大的突破,但做得还不够,还需在交流的力度、广度等方面予以加强,特别是针对目前两岸高校学生交换学习项目,存在只大陆学生赴台学习,而台湾学生受限没有到大陆学习的没有真正意义上的"对等交换",或者说是"只交不换"的问题。

大力开展两岸高校社团交流活动,展现大陆高校社团文化魅力,引导台

---

① 路红普:《高校校园文化隐性育人功能探析》,《高教高职研究》2011年第16期。

湾大学生"一个中国"认同感。海峡两岸高校社团交流活动逐渐朝着"面广人多、运行良好、多元发展"的方向拓展,体现出"项目化、机制化和常态化"的特点。福建省历来重视两岸高校社团交流,投入大量的人力、物力、财力积极创造条件鼓励扶持,为做好台湾青年人工作做出应有的贡献。迄今已创办8届的"海峡青年论坛",是闽台社团活动的一个优良品牌,今年吸引了两岸34家青年社团,500多位嘉宾前来参加,这是两岸青年"叙亲情、话友谊、谈合作、谋发展"的最佳平台,不但筑起两岸青少年交流合作的桥梁,也使两岸更多青年在这个平台融合思想、凝聚共识,共创两岸社会、经济的繁荣。福建中医药大学积极推动闽台青年学子社团文化交流,已连续成功主办了五届"海峡两岸青年联欢节·中医药传统文化研习营",邀请台湾慈济大学、中国医药大学、大叶大学、元培科技大学、嘉南药理大学、大仁科技大学等9所台湾高校10多个社团前来参加。研习营以中医文化介绍、两岸本草传奇、中医针灸、中医推拿、养生药膳、太极拳等课程或讲座为主,并安排闽都游学、妈祖文化寻根游学、咏春拳观摩与研习、两岸学子共绘福州三宝油纸伞、参观福州同利肉燕制作及互动、与奥运冠军石智勇交流座谈等精彩内容。此外,该校也邀请台湾大仁科技大学时尚美容系的"美甲社团"前来交流,与该校"美容协会"合作举办"甲面舞绘"美甲彩绘展示会。展示会包括美甲彩绘静态展、时尚美容讲座、时尚美甲模特秀等内容。此次展演,一方面增进两校社团之间的情谊,另一方面为交流两岸高校社团创业经历和经验提供了良好契机。福建中医药大学还组织在校台湾大学生"义诊社团"赴偏远地区、少数民族地区开展医疗咨询及送医送药活动,在身体力行中,台湾大学生深感百姓的疾苦,无形中心与心相通,融化心防,拉近彼此的距离,意识到我们是血缘相亲的一家人。在社团交流活动的感召下,台湾大学生的心与大陆人民的心紧紧相连,令人感动的事情层出不穷。2013年3月,福建中医药大学台湾学生纪名扬同学成为海峡两岸媒体重磅追踪的对象,源于2013年3月18日他临危不惧、见义勇为,施救摔伤老人的义举经福州当地媒体曝光后,在网络持续发酵,被广大网民广泛传播,大家亲切地称他为"台湾温暖哥"。福建省教育厅授予纪名扬同学"福建省优秀大学生"荣誉称号;省委文明办、省委教育工委、省直文明办等部门都专门慰问了纪名扬,并对他的义举给予了高度评价。

以高校特色社团为突破口,先民族后国家认同。长期以来,我国是一个统一的多民族国家,中华民族,既是融合了居住在中国领土上的多民族整体,也是一个全体"爱我中华"的爱国主义精神的文化共同体。台湾地区向来注重中华文明传统的继承和发扬,2008 年,马英九在"就职演讲"中提出:"两岸人民同属中华民族",由此可见,两岸在同一民族的认同上有很高的共识度,先民族认同,后国家认同,是"一个中国"认同的前提和基础。用心打造两岸青少年社团文化交流,采取台湾青年学生喜闻乐见的形式,特别是有中华传统文化特色的项目交流,如中医药、传统工艺制作、戏剧、民俗、宗教信仰等,通过举办丰富多彩的活动,增进台湾青年学生对大陆的了解和认识,适时加大民族主义宣传,拉近与祖国的距离,培育情感纽带,树立民族观念和国家意识,为破解两岸政治议题奠定民心基础。

# 第五章

# 一带一路视野下的
# 闽台中医药海外交流

中国不仅是个大陆国家,同时也是一个海洋国家。中华民族的性格当中蕴含着大陆的朴实与厚重,同时也兼具着海洋的包容与宽广。海洋文明,在我们民族的文明中占有重要地位,是中华民族文明宝库中不可分割的一部分。在中华民族自身的文明发展史上,海洋文明起到了突出的作用。它的存在与发展,促进了古代中原地区华夏文明向周边地区和邻近国家的传播,推动了对其他民族和国家文明的沟通与交流,从而影响了中华民族整体文明的形成和发展。它的内容,极大地丰富了中华民族的文明,并通过直接和间接的方式,影响并作用于中华民族的文化形态。中医作为中华传统文化当中极具特色与生命力的一支,自然也从海洋文明当中汲取了生存与发展的营养,更加枝繁叶茂。

## 第一节 福建海洋文明与中医文化

福建三面环山、一面临海,兼具大陆与海洋的特性,是融合中原文化和海洋文明的最佳载体,形成了爱国爱乡、海纳百川、乐善好施、敢拼会赢的福建精神,是福建海洋文明的重要体现。爱国爱乡,体现了福建人对家国特别深厚的感情,对祖国统一大业极强烈的责任感;海纳百川,体现了福建人开放包容、兼收并蓄的宽阔胸襟;乐善好施,体现了福建人勇于奉献、乐于助人的高尚情操;敢拼会赢,体现了福建人敢冒风险、敢为人先的进取精神和自强个性。海洋文明与中医文化共同在八闽大地上存在与发展,形成了诸多的交集,散发出独特的光芒。以下将从医家、医籍、药物三个方面来阐述中医文化与海洋文明的关系。

## 一、医家与海洋文明

历史是人类所创造,人类的活动被记录下来方能成为历史。有了人物,历史才能变得鲜活。在福建对外交流史上,闪烁着众多的人物,他们的存在使得海洋文明与中医文化的关系体现得如此密切。

### (一)杏林始祖董奉

董奉(约220—280),字君异,福州长乐人,三国时期吴国医学家。自古以来,人们习惯使用"誉满杏林"来称赞医生高明的医术、高尚的医德,"杏林"也成为我国医疗行业的代名词。"杏林"一词的典故就来自于名医董奉的故事。葛洪《神仙传·董奉》记载:"君异居山间,为人治病,不取钱物。使人重病愈者,使栽杏五株,轻者一株。如此数年,计得十万余株,郁然成林。……以其所得粮谷赈救贫穷,供给行旅。岁消三千斛,尚余甚多。"董奉隐居庐山,为人治病,不计报酬,仅仅要求治愈重病者在后院山中栽杏五株,治愈轻者栽杏一株,如此数年的时间,董奉后院的山上早已郁然成林。每年货杏得谷,旋即赈救贫乏,供给行旅不逮。董奉的故事如此被后人记录下来,此后人们每以"杏林春满"来称赞医家医德高尚、技术精湛。

《神仙传》中还记载有董奉治疗交州刺史士燮于将死的故事:"燮又为交州刺史,得毒病死,已三日,君异时在南方,乃往以三丸药内死人口中,令人举死人头摇而消之,食顷,燮开目动手足,颜色渐还,半日中能起坐,遂活。后四日,乃能语,云:'死时奄然如梦,见有数十乌衣人来收之,将载露车上去。入大赤门,径以寸狱。狱各一户,户才客一人,以燮内一户中,乃以土从外封之,不复外见。恍惚间,闻有一人言,太乙遣使者来召士燮,急开出之,闻人以钎掘其所居户,良久,引出之,见外有车马,赤盖,三人共坐车上,一人持节呼燮上车,将还至门而觉。'"尽管《神仙传》中的记载近乎神奇,士燮、董奉的确是东汉三国时期实实在在的人物。只是由于董奉的医术高超,超过常人想象,传说之中又加以润色,在葛洪笔下神化而至如此。另《长乐六里志》中有记载:"唐开元十三年,因州西有福山,即长乐董奉山,改闽州为福州。福州之名,仿此。"《三山志》亦载:"吴先主时,董奉常隐此山,往来南海,以灵丹起死疾,后轻举于豫章之杏林,此山之名遂著。中有董岩,奉常于此炼丹。"可见董奉在福州当地的影响。

史实证明,在东汉三国时期的确有以董奉为代表的中国医生到越南行医。名医陈存仁《中国医学传入越南史与越南医学著作》记载:中国汉武帝时,中国文化传入越南,其中医学药物和治疗技术占着大部分。越南医学从此分为两派:一为越南派,一为中国派。中国派这时又称为"北方派",这两派医学在文化上和经济上都竞争得非常激烈。医史学家范行准先生在《中国医学史略》中亦认为:汉武帝元鼎六年(公元前111年),即有医学药物传入越南,与它们原有医学分立二派。它们自称南方派,中国医学因从它的北方传进,称为北方派。可见在汉代的时候,中越之间已经存在医药交流。

### (二)高僧拘那罗陀

拘那罗陀(约500—569),又译作拘那罗他,意译真谛。西天竺优禅尼国婆罗门族。少年出家,学通佛典三藏,世称"真谛三藏"。拘那罗陀精通大乘佛教教理,年近五十泛海至扶南(今柬埔寨)传授佛法。应梁武帝之邀,拘那罗陀于大同元年(546年)来南海(今广州),随即北上,因沿途各地停留两年,于太清二年(548年)八月至建康(今南京)。梁武帝对他深加礼敬,使住宝云殿。正着手翻译佛经,爆发"侯景之乱",不能安居,自承圣三年(554年)后辗转播迁于今江西、广东等地。陈永定二年(558年)到达福建的晋安郡(今福州),挂锡"晋安佛力寺"。《三山志》记载,佛力寺在闽县,创建于梁武帝普通五年(524年)。《八闽通志》的记载与《三山志》亦同。拘那罗陀鉴于来华以来屡受挫折,无法实现自己传道的抱负,欲往楞伽修国,由于僧人及信众的苦苦挽留,才在晋安佛力寺住下,与当时在晋安的僧宗、法准、僧忍等一同将前人译过的佛经重新翻译核对,纠正以前的一些错误。拘那罗陀在晋安佛力寺住了两年多,终因飘寓投委,无心宁寄。所以又乘坐小船到梁安郡(今南安),打算更换大船,返回西天竺。学徒们知情后竞相追逐,相继流连。梁安太守王方奢是一位大乘佛教的忠实信众,他代表人民重申邀请,得以将其挽留。拘那罗陀在梁安挂锡九日山附近的建造伽蓝(即建造寺),从五月初一日起,重新翻译《金刚经》。据传今天南安九日山的"翻经石"就是当年拘那罗陀于其上翻译佛经的遗迹。拘那罗陀在九日山建造寺重译《金刚经》的同时,又根据自己家族的佛学理论解释《金刚经》。至九月二十五日止,除了译完《金刚经》,全称《金刚般若波罗蜜经》一卷外,也形成了以其家族的佛学理论解释《金刚经》所写的10卷文字。拘那罗陀于天嘉三年(562年)九月底离开梁安郡,打算返回本国,因风向转变又漂回广州。于陈太建元年(569年)卒于广州。

拘那罗陀是中国佛教史上与鸠摩罗什、玄奘、义净齐名的四大翻译家之一。刘德荣教授认为拘那罗陀在福建晋安、梁安两地逗留三年多,他在此从事译经、著述与讲经,不仅促进了佛教在福建的传播和发展,自然也将佛教医学传入到我国。随着佛教的相互传播,佛教的经典著作、佛学哲理、天文历法、医学药物以及各种服务于宗教的建筑、雕塑、绘画、音乐等等文化艺术,也随之在福建互相交流并发扬光大。

### (三)海神娘娘妈祖

妈祖(960—987),原名林默,又称林默娘,福建省莆田县湄州屿人。传说她是宋代都巡检林愿的第六个女儿,母亲林王氏因吞食观音菩萨的赐丸而怀胎。出生时"有祥光异香"。因为她出生后不啼不哭,默不作声,父母便给她取名为林默,按当时福建的风俗习惯女孩子名字的后边加上一个"娘"字作为小名,所以常被乡亲称为林默娘、默娘。传说林默8岁从塾师训读,悉解文义,10岁喜净几焚香,诵经礼佛,13岁从师学道,16岁窥井得符,遂灵通变化,驱邪救世,屡显神异。成人后,她决心终生行善济世,矢志不嫁,父母尊重她的意愿,让她自由发展。林默不但精研医理,为人治病,教人防疫消灾,而且还通晓天文气象,熟习水性。湄洲岛与大陆之间的海峡有不少礁石,遇难的渔舟、商船,常得到林默的指点和救助,走出险境。因而人们传说她能"乘席渡海"。由于她会预测天气变化,事前告知船户能否出航,所以又传说她能"预知休咎事",称她为"神女"、"龙女"。再加上她性情和顺,满腔热情,人们遇到困难,也都愿意找她商量,请她帮助避凶趋吉。宋雍熙四年(987年)农历九月初九日,林默在海上搭救遇险船只不幸被桅杆击中头部,落水身亡,时年28岁。这一天,湄洲岛上的男女老少纷纷传说,他们看见湄峰山上有朵彩云冉冉升起,又恍惚听见空中有一阵阵悦耳的音乐。此后,航海者们传说经常见到林默身着红装飞翔在海上,救助遇难呼救之人。因此,海船上就逐渐地普遍供奉妈祖神像,以祈求航行平安顺利。

北宋宣和五年(1123年),宋朝派使者出使高丽,船在航行中遇到风暴。危难之际,人们祷告妈祖后化险为夷。为此,宋徽宗赐"顺济"庙额,即"顺风以济"之意,妈祖信仰由此得到了朝廷的承认。妈祖在大海中奔驰巡视,救急扶危,在惊涛骇浪中拯救过无数渔舟商船。为了表彰妈祖见义勇为的高风亮节,宋、元、明、清几个王朝代代都以国家名义对妈祖多次褒封,并列入国家祀典,进行春秋祭祀。自宋至清国家祀典就达36次,封号也由2字累加至最多时候的 66 字。历代皇帝的崇拜和褒封,使妈祖由民间神提升为官方的航海保护神。

随着闽人远行的足迹,妈祖不仅走向全中国也走向全世界。妈祖文化分布在世界 20 多个国家和地区。宋朝开始,妈祖崇拜由福建沿海岸线和河道,分别向沿海和内陆地区传播,并不断向台湾及东南亚地区传播。目前,世界上远的如南非、冰岛,近的如韩国、日本,共建有 5000 多座妈祖庙。

作为一种民间文化,对妈祖的信仰与崇拜是同一定的思想感情、礼仪形式、风俗习惯相联系的。这不仅表现在诸如建有妈祖庙、雕塑有妈祖神像等物质形态上,而且表现在信众们的思想意识与行为上。平日里信众把妈祖神像供奉在家里或船上,随时烧香求愿,或求佑护渔民与行船;或祈风调雨顺,生意兴隆,事业发达;或祷身体康泰,阖家平安,子嗣兴旺,吉祥如意等。尤其在女信众心目中,妈祖更是一尊多功能的神。她不仅能解除人间的诸多疾苦灾难,甚至有如观音菩萨那样的"司孕嗣"的功能。在一些供奉妈祖的宫庙当中也留存着一些药签,如位于福建东山的宫前天后宫就配有妈祖药签 120 首,因其灵妙济世为远近乡人特别是妇人小儿所崇信,常年香火频添。作为一位平常的民间女子,妈祖短暂的一生没做过惊天动地的壮举伟业,也未留下什么著作,更谈不上什么思想体系。但人们按自己的愿望和理想,为她编造了许多具体生动乃至于神奇的生平事迹,把她塑造成为一位聪慧灵悟、热爱劳动、慈悲博爱、救死扶伤、扶危济困、见义勇为、护国庇民、可敬可亲的女神。这反映了人们对一些具有鲜明民族特色的传统价值观念与道德精神的肯定、赞赏与追求。这也是妈祖信仰与崇拜作为一种文化现象得以如此久远而广阔地流行的一个重要原因。

### (四)保生大帝吴夲

吴夲(979—1036),字华基,号云冲,北宋泉州府白礁(今属漳州龙海市)村人。北宋时期闽南著名民间医生。自幼颖悟好学,因"其父母患恶疾,乏资就医",四处访师学道,寻方求药,立志以医药普济世人。因为他是土生土长的闽南人,熟悉闽南地区地理气候和民间习俗,对于本地区季节性疾病和地方常见病等,擅于运用地方本草入药治病,并精通针灸之术,针药并进,"虽沉疴奇症亦就痊愈",深得病家信赖。尤其可贵的是他对求医者"无问贵贱,悉为视疗"的高尚医德深受乡人赞颂。据《同安县志》载,他一生"以医名天下,以济人救物为念,而义不取人一钱"。宋明道二年(1033 年),泉州一带瘟疫猖獗。他奔走四方,对症下药,针到病除,救死扶伤,活人无数,倍受泉州郡人敬仰爱戴。翌年闽南瘟疫再度流行,吴氏又到处奔波,不分贵贱,不计报酬,针药并用,起死回生。宋景祐元年(1034年),闽南瘟疫猖獗,吴氏四方奔走,不计贫富,为民治病,救人无数。《泉州府志》卷六十五《方外》描述了关于他的行迹说:"不茹荤,不受室。业医济人,无贵贱,按病受药,如矢破的。"他的医术颇富传奇色彩,"或吸气嘘水以饮,虽奇疾沉疴立愈"。闽台民间中,流传着他曾以"青竹代骨"、"晨露为药"治愈很多骨伤科以及内、外、妇、儿科诸多疑难病症。甚至流传很多美丽的民间传说,如"丝线通脉"等。宋景祐三年(1036年)五月初二日,吴本因上山采药,不慎落崖身亡,终年58岁。厦、漳、泉一带乡民为了纪念这位生为名医、死为神医的"大道真人",便在他生前行医之所,修宫建庙以祀之。现存规模壮观、金碧辉煌的宫殿有厦门海沧"青礁慈济宫"、龙海角美祖庙"白礁慈济宫"以及台南学甲慈济宫。明永历十五年(1661年)漳泉先民随郑成功跨海复台,将其神像香火恭祀舰船之上,以佑风浪。闽台民众尊称他为"吴真人",俗称"大道公",历代褒封为"保生大帝",与"海神妈祖"并尊为"海峡保护神"。作为台湾开基古祖神,现存于宝岛台湾的"保生大帝"慈济宫多达337座。每逢农历三月十五日吴本生辰纪念日,台胞聚集于台南学甲慈济宫前举行清醮大典,隔海遥祭,以示不忘故土祖典。盛典延续至今已300余年,从未间断。

尤其值得一提的是位于泉州涂山街的"花桥慈济宫",以其百余年来坚持施医赠药特色,弘扬吴本仁术医德,至今亦声名远播海内外。闽南侨乡素有"佛国"之称誉,且有施医赠药之传统习俗。海外归侨每以名贵药品作为见面之礼馈赠亲朋好友,乡人也多以家乡地道中药材作为回报。这一习俗千百余年袭习相沿,遗风犹存。清光绪四年(1878年)泉州花桥慈济宫创办"泉郡施药局",以施医赠药为主,兼办施棺、"度岁"(年关救济)、"平粜"(赈灾)等慈善公益。该处曾相继易名为"泉州善举公所"、"泉州花桥爱国赠药处",现名为"泉州花桥赠药处义诊所",为遵循吴本遗志而于此赠药施医,至今已历100多个春秋。它的捐助者中有马、菲、新等东南亚各国的华侨和港、澳、台同胞以及佛教界、道教界等善信人士。他们通过该处普施患者、病家药物,捐款寄药,常年不断,以支持义诊赠药。该处常年备药近200种,其中有羚羊角、犀角、牛黄、肉桂等名贵药材。自行遵古法炮制各种膏丹丸散,还根据民间验方、秘方,自制各种地方性的中草药制剂,免费施赠。每年各地求医求药者,达2万余人次。福建省中医界名医,诸如蔡友敬、留章杰、李炳坤、林扶东等均曾在该处任义诊医师。海内外各地凡有来信问药求医者,义诊所医师均做到有问必答,有药必寄。施医赠药范围不仅在闽南泉州城乡一带,还远及江、浙、湖、广等外省和边远偏僻山乡。

随着漳泉人移居各地,保生大帝的信仰也传之四方,大凡在漳泉移民聚居谋生的地方,都可以找到保生大帝信仰的痕迹。"吴夲崇拜"亦成为两岸道教与医学文化活动最具代表性的典型。吴夲生为名医,死为神医,乃至升格为"保生大帝"。一个民间医生,从人到成为闽台乃至海外华侨的保护神,这在中国医学史上是绝无仅有的。作为同根同俗的民族文化现象,共同的信仰凝聚了港澳台及海外华侨民间交往桥梁的精神基石。

吴夲的医术精湛、医德高尚,漳州、厦门、泉州、台南等地的民众久为传颂,到供奉有吴夲的慈济宫求医赐药、祈求健康的信众更是络绎不绝,因而慈济宫中吴夲的"济世仙方药签"也颇受崇敬者的信奉。目前一些慈济宫中仍然保存着一部分冠有吴夲之名的"济世仙方男、儿科药签",是现存有关吴夲的宝贵医药资料,长期以来在民间广为流传,颇有效验。该药签总共 99 条,仅用约 2000 字阐述了男科、儿科 50 余种常见病的辨证治疗。据刘德荣教授考证出自民国时期林六善的《玄光宝镜人集》,是否为吴氏手创现已无从考证。刘德荣教授《福建医学史略》认为:药签虽是以祷告求医方式来施药治病,然而这些"济世仙方药签",充分体现了祖国医学辨证论治的内涵和用药特点,至今仍然具有很高的整理研究价值。

（五）福建医家在朝日行医

宋元时期,泉州港已有稳定的开往高丽的航线,福建与高丽的交往相当密切,海上贸易和文化交流非常频繁。苏轼《论高丽进奉状》中记载:"泉州多有海舶入高丽往来买卖。"运往高丽的货物有转口贸易的香药和本地产的茶叶等,从高丽运往福建的货物中亦有人参、茯苓、硫黄等药材。随着两地药物贸易的日常化,当时已有闽籍医生随商人前往高丽行医,泉州商人黄文景、萧宗明前往高丽经商,同行的就有医生江朝东等人。

江朝东,生卒年不详,是中国宋代移居高丽的医士。据杨保筠先生主编的《华侨华人百科全书》记载,北宋嘉祐三年（1058 年）即高丽文宗时,江朝东与泉州商人结伴前往高丽,次年行将返回之时,因文宗挽留,继续在高丽行医,后定居高丽。同一时期与江朝东一样在高丽行医的中国大夫还有很多,正是因为他们的存在,使得中医文化与技术在高丽得到更广泛的传播。

在福建与日本的医药交流中，同样有部分中医人员前往日本行医，传播中医医术，较有影响的有：

许仪后，福建（一说江西）医生，自幼喜爱医药知识，学习中医医术，约于明隆庆五年（1571年）被日本人携至日本九岛萨摩。由于许仪后精通医药之道，乃以医为业，因而得到萨摩藩主岛津仪久的信任，成为岛津仪久的近侍医官，并娶妻生子，加以扶持，不让其返回中国，从而成为居留日本中国侨民中较有声望的成员，在中日医学交流方面做出一定贡献。明万历十三年（1585年），以萨摩为根据地的一伙倭寇多次偷袭福建商船、渔船，对我国人民的正常生活产生了很大的影响，许仪后利用自己与岛津仪久的密切关系，使其下令处死了这群倭寇，至今为福建人民所传诵。

陈冲一（？—1624），福建漳州龙溪人，以医为业，因医术高明，为萨摩藩主赏识，遂聘其供职为侍医。后移居日本鹿儿岛，娶日人为妻。元和（1615—1623年）中，以出任唐通事之故，携子道隆移居长崎。死后葬本莲寺，1734年移至福济寺后山，墓今犹存。福济寺是以当时在日本的明僧觉海为开山，入籍日本的陈冲一为施主首领，在日本修建的一座寺庙，又称为漳州寺。是当时中国人在日本建造的"唐三寺"之一。

马荣宇，福建长乐人，东渡前为药种商，为避兵乱，于日本元和年间移居日本。日本宽永四年（1627年）任唐通事。其子北山道长，精通中国医学，医术精湛，在大阪一带行医，享有盛誉。著有《北山医案》《北山医话》《方考评议》《删补众方规矩》《名医方考绳愆》《医方大成论抄》等，为中医药学在日本的传播做出了伟大贡献。

朱子章、朱来章兄弟，福建汀州人，出生医学世家，自幼习医，至康熙末年医术已闻名于当地。受日本幕府聘请，兄弟二人于康熙六十年（1721年）乘商船抵达日本长崎。在日期间，治愈大量患者，得到患者及医界的高度评价。于雍正元年（1723年）离开日本，隔年再次东渡。此次东渡受到日本幕府首脑德川吉宗的高度重视，向各藩发出通告，凡医界想与中国医生切磋医术者，可直接与其往来。朱氏兄弟此行还带来了中国版刻书籍76种作为商品出售，其中就包含了诸如《医宗必读》《张氏医通》《本草纲目》《本草备要》《医方捷径》《医统正脉》《药性赋》等医学书籍。为中医药学在日本的普及，发挥了重要的作用。

（六）琉球人来闽学医

琉球自明洪武五年（1372年）以来，多次派遣留学生来中国学习各种先进的科技文化知识和技术，中医学是他们来闽学习的重要内容。琉球当时的医学很不发达。明嘉靖年间，陈侃出使琉球考察时说过，琉球"国无医药"。然而明以后在与福建建立起长期亲密的交往后，中医很快传入琉球。据李经纬先生《中外医学交流史》，清康熙二十七年（1688年），精通中文的琉球名医高岭德明在福州居住期间，得知汀州府上杭县黄会友医师精通唇裂修补术，又因琉球王子唇裂影响继承王位，特受命前往汀州师从黄会友学习此术。黄会友考虑到事关琉球王命运，而破例向德明传授了唇裂缝合术，并于康熙二十八年（1689年）亲自指导其为一位13岁孩童施行唇裂修补手术，数日后痊愈。高岭德明学成回国后，先后为3人手术修补唇裂均获痊愈，又经尚纯宫亲自观察两例手术成功后，始请德明进宫为尚益王子手术缝合唇裂，并获成功。据《那霸市史·资料篇》第一卷记载：琉球王子经治疗后"三昼夜痊愈无痕"，"从此补唇之医法国中广焉"。乾隆八年（1743年）琉球晏孟德来福建学习口腔病治疗技术，拜福建当地名医为师，并获得部分中医书和治病妙方而归。

据记载，清代来闽学习医学技术的琉球人有7人。琉球地区的人员来闽学习中医内科、外科和防疫等各种医学技术，又通过他们将中医知识传入琉球，同时促进琉球本国医学的发展。

历史上众多的福建医家通过航海到达国外，亦有众多的国外学者跨越远洋来闽习医，他们将我国博大精深的中医药文化传播至周边国家乃至世界各地，所形成的影响、发挥的作用一直延续到现在。

## 二、医籍与海洋文明

福建是中国古代著名的刻书中心之一，刻书业十分发达，福州、建阳、汀州、泉州、莆田等地刻书均以数千、数万卷计。建阳书坊更是久负盛名，所刻书籍风行全国，更在国外广为流传，在中国古代出版史和印刷技术发展史上占有极其重要的地位。医籍作为其中的一部分，也同样为中国传统文化以及中医的传播发挥着巨大的作用。

### （一）福建古代刻书

福建刻书业始于五代初。五代文官徐寅《自咏十韵》诗中有"拙赋偏闻镌印卖，恶诗亲见画图呈"的描述。他生前自己听到有人在印卖他的赋，由此可知福建在五代初已有书商在刻书、售书，这是五代时福建刻印书籍的重要记载。到了两宋时期，刻书业就已相当发达和繁荣了。两宋是福建古代刻书业的发展兴盛时期，其主要标志是刻书机构众多，官刻、私刻、坊刻三大系统已经形成，刻书地点分布广泛，刻印书籍数量居全国之首，是宋代著名的三大刻书中心之一。宋代福建刻书的中心是福州和建阳。福州以寺院刻印和官刻闻名，建阳则以坊刻著称。北宋时期缘于福州刻印技术和经济基础的雄厚，福建刻本享誉海内。南宋时，由于闽学的兴起，刻书中心开始向建阳转移，尤以麻沙、书坊两镇为盛。宋代祝穆《方舆胜览》中记载："建宁麻沙、崇化两坊产书，号为图书之府。"《福建通志》中也提到"建阳、崇化接界处有书坊，村村皆以刊印书籍为业"。许多人由此以刀为锄，以板为田，赖此谋生。许多刻书大族均子承父业，世代相沿，苦心经营，历久不衰，因而形成了以建安余氏为首，以熊、陈、郑、叶、刘、蔡、虞为代表的诸多刻书世家。这些书坊集编、校、刻、销于一身，除出版经史百家和唐宋名家诗文外，亦常和当地文人合作，编印许多适应科场需要的大型类书和市民阶层日常参考的医书、百科全书等。元代福建刻书业仍处全国领先地位，尤以建阳坊刻为最盛。但由于战乱饥荒，与宋代刻书相比，无论在刻书区域的分布，还是刻书的内容、种数、卷数上，都无法与宋代相匹敌。进入明代后，福建刻书业又迎来一个书籍出版的高峰期。此时期，从官府到地方，刻家星罗棋布，刻书蔚然成风。明代不仅刻书内容丰富，数量惊人，而且在活字、套版、版画等方面的技术都有长足进步，较之宋元朝有过之而无不及。明代著名文人胡应麟对明刻书业的分布有过专门研究和评论。他在《少室山房笔丛》中说："凡刻书之地有三：吴、越、闽。其精，吴为最；其多，闽为最；越皆次之。"清代，刻书中心又向福州转移。福州的官私刻书最多，坊刻至清咸同间也十分兴盛，书院、寺院刻书亦不甘落后，形成了官、私、坊刻全面发展的新局面。到了清代中后期，由于建阳坊刻的衰亡，全省刻书业逐渐集中到福州。至四堡刻书业在清咸同年间衰落后，福州已成了全省刻书的中心，并向南延伸，推动了闽南刻书业的发展。

上下相沿近千年的福建刻书业闻名海内外，出版了浩若烟海的雕版印刷书籍，是福建古代文化一个极具特色的组成部分，在保存、发展和传播中华文化典籍方面做出了巨大的贡献。

### (二)福建医书刊刻

在福建历代刊刻的众多书籍中,医书也得到大量刊刻印行。据刘德荣教授《福建医学史略》记载,宋代闽刻医书有 27 种,至今尚存 15 种,其中影响较大的有《图经本草》《卫生家宝方》《卫生家宝产科备要》《集验背疽方》《伤寒百问歌》《洗冤集录》《仁斋直指方》《仁斋小儿方论》等。元末明初,因战乱破坏成都和杭州的刻书业逐渐衰落,唯独建阳书坊因位于闽北群山之中而免于战乱逐渐发展,并在明代迎来了它的黄金时代。医书是建阳坊肆刊刻的重要组成部分,医书的大量刊行,对医学知识的普及发挥了极大的作用。刘德荣教授据谢水顺等《福建古代刻书》所集材料整理明代建阳书坊刊刻情况。明代建阳书坊总计 10 家刻书商刊刻出版了 98 种(次),合计 814 卷的中医书籍。当时建阳各家书坊在以熊宗立为代表的熊氏种德堂的带动下,刊刻出版了大量中医古典医籍,并在社会广泛流传。

据林应麟先生《福建书业史》统计,宋代福建出版的医书有《洗冤录》《伤寒类书活人总括》《医学真经》《新刊晞范句解八十一难经》《经史证类大观本草》《新编类要图注本草》《太平圣惠方》《诸家名方》《类证普济本事方》《活人事证方》《十便良方》《卫生家宝产科备要》《妇人大全良方》《小儿方论》等 14 种之多。元代福建出版的医籍有:《宋提刑洗冤集录》《经史证类大观本草》《本草衍义》《本草药性总论》《新编类要图注本草》《校正千金翼方》《新刊仁斋直指方论》《医脉真经》《新刊王氏脉经》《新刊续添是斋百一选方》《如宜方》《刘河间伤寒直格方》《类编南北经验医方大成》《三因极一病证方论》《伤寒金镜录》《针灸资生经》《新编西方子明堂灸经》《鼎雕铜人腧穴针灸图经》《针灸指南》《世医得效方》《新编妇人大全良方》《新刊惠民御院药方》《类证普济本事方》《太平惠民和剂局方》总计 24 种。明代刊刻数量更是达到 96 种之众,如《勿听子俗解八十一难经》《新编名方类证医书大全》《新刊王氏脉经》《王叔和脉诀图要俗解》《医经小学》《新刊医学杂著》《孙真人备急千金要方》《太平惠民和剂局方》《世医得效方》《山居便宜方》《类编活人书括指掌方》《伤寒活人指掌图论》《祈男种子书》《类证陈氏小儿痘疹方论》《丹溪治痘要法》《针灸资生经》《针灸四书》《铜人针灸经》《鼎雕铜人腧穴针灸图经》《东垣十书》《古今医鉴》《乾坤生意》《万病回春》等。清代福建出版的医书亦达到 80 种之多,如《金匮方歌括》《金匮要略浅注》《伤寒十书》《伤寒论浅注》《长沙方歌括》《医学正宗》《医学三字经》《医学金针》《医宗金鉴》《医宗舌镜》《笔花医镜》《活幼心法大全》《保赤指南》《保婴全书》《医方集解》《验方新篇》《时方歌括》《十药神书注解》《随园食单》《遵生八笺》等。

在福建历代刊刻的如此众多的医籍当中,也有很多颇具代表性著作,下面做简单的介绍。

现存最早的《伤寒论》注解本。东汉名医张仲景的《伤寒杂病论》是我国医学史上一本伟大的著作,与《黄帝内经》《难经》《神农本草经》并称为中医学的四大经典著作,被后世医家尊为"方书之祖"。《伤寒杂病论》分为《伤寒论》《金匮要略》两部分,现存最早的《伤寒论》全文注解本是金代名医成无己所著的《注解伤寒论》。成无己(约1063—1156),山东聊城人,出身医学世家,所著《注解伤寒论》成书于金皇统四年(1144年),现存最早的刻本是元至正二十五年(1365年)建阳西园余氏刻本,现存于国家图书馆和北京大学图书馆两处。行款为半叶12行,每行24字,细黑口,四周双边。全书以东汉张仲景撰、晋王叔和编《伤寒论》为蓝本,逐条注释,阐发仲景之论。前人所论同而异者,明之;似是而非者,辨之。所据多《黄帝内经》《难经》之理,并旁征博引古代名家之论,用以阐释《伤寒论》之奥义。此书当时即为医家所重视,至今仍为研究《伤寒论》必读的历史文献。

现存最早的脉学专著。我国现存最早的脉学专著,是西晋名医王叔和的《脉经》。王叔和(180—270),高平人,因医术精湛被朝廷任命为太医令,所著《脉经》集汉代以前脉学成就之大成,确立了中医学上著名的"寸口脉法"。《脉经》现存最早的刻本是元天历三年(1330年)建安叶日增广勤堂刻印的《新刊王氏脉经》十卷本。行款为半页12行,每行24字,黑口,左右双边。序后有"天历庚午仲夏建安叶日增志于广勤书堂"的牌记。《中国版刻图录》著录此书云:"广勤书堂为元时建阳名肆,刻书甚多。此本文字较《守山阁丛书》本颇有胜处。《四部丛刊》印本,即据此帙影印。"该本现藏于国家图书馆。

现存最早内容比较完善的妇产科专著。我国现存最早内容比较完善的妇产科专著是南宋陈自明所著的《妇人大全良方》一书。陈自明(1190—1270),江西临川人,曾任建康府医学教授,精通妇产科与外科,为我国古代著名的妇产科专家。所著《妇人大全良方》成书于宋嘉熙元年(1237年),全书24卷,分调经、众疾、求嗣、胎教、妊娠、坐月、产难、产后8门,每门又分若干病症,共260余论,论后又附方药。《四库全书总目》评价其"提纲挈领,于妇科证治,详悉无遗"。总结了宋以前妇产科学的临床经验与成就,也奠定了中医妇科学发展的基础。此书现存最早的刻本是元建阳余氏勤有堂刻本。行款为半页 12 行，每行 20 字，黑口，左右双边，现藏于国家图书馆。

### （三）流传海外的福建医籍

中医药古籍浩如烟海，其中蕴藏着博大精深的中医药理论和丰富的临证经验。两千多年来，在我国同周边各国的文化交流过程当中，中医以及医籍也传入了这些国家，对其医学发展产生了一定的影响。有些国家甚至出现过引进医学著作的风潮，因此这些国家至今仍保存着诸多国内业已散佚的珍本、善本医籍。福建作为中国古代著名的刻书中心之一，所刻书籍风行全国，同时也享誉海外，医籍作为其中一部分，同样在海外广为流传。

其中，颇具代表性的即是日本翻刻的第一部中医典籍《新编名方类证医书大全》。这本书的原刻本就是一本地道的建本，其编纂者和刊行者是明代建阳著名的医学家和刻书家熊宗立。

熊宗立（1409—1482），福建建阳人，出生于医学、刊刻世家，其曾祖熊天儒、祖父熊彦明均为医家，熊彦明还编有医方类书《南北经验医方大成》。熊宗立继承祖业从事医学，又拜入当时博学不仕，以刊校刻书为业的刘剡门下学习校书、刻书。熊氏将二者相结合，从而成为一位专刻医经典籍的刻书家，是一位兼刻书家、医学家双重身份的历史人物。熊宗立从明正统二年（1437年）至成化十年（1474 年）37 年间，以鳌峰熊宗立、熊氏种德堂、熊氏中和堂等名号刻印医书 20 余种，内容以自编自刻为主，是福建历史上自编自刻医书最多的人。他的主要刻本有《王叔和脉诀图要俗解》《妇人良方补遗大全》《勿听子俗解八十一难经》《名方类证医书大全》《类编伤寒活人书括指掌图》《增广太平惠民和剂局方》等。熊氏所刻医书多以类编、俗解、注释等形式刊行，并广泛运用了图要、图括等插图示意的方法。明晰易懂，便于初学，对明代医学的普及起到了重要作用。他刻印于成化三年（1467 年）的《名方类证医书大全》是一部中医临床医方的类编，是其在元·孙允贤《医方大成》及其祖父熊彦明《南北经验医方大成》诸书的基础上，进一步博采众方，分门别类编辑而成。此书出版后广为流传，东传日本后，亦深受欢迎。熊氏刊刻该书 61 年后，被日本医家阿佐井野宗瑞翻刻。日人小曽户洋在《中国医学在日本》一文中认为，这是日本首次自行印刷出版的医学书籍，是日本医学史上值得大书特书的要事，15—16 世纪对日本医学以重大影响的人物中，无人可与熊宗立比肩。熊宗立因此也以兼被儒、医以及出版业的多栖形象，被阿佐井野宗瑞奉为人生典范,并启发了吉田宗恂等人从事活字医书的出版活动。

熊宗立的另一代表性著作和刻本是《勿听子俗解八十一难经》,是学习《难经》的入门书之一。《难经》约成书于汉代,由于年湮代远,传抄或刊刻过程中难免有鲁鱼豕亥之误,且文字古奥艰涩,给后世学者造成很多学习上的困难。熊氏据《难经》原文逐条注释,文字通俗浅近,释义中每参以己见,且于卷首冠图 28 幅,便于初学,至今仍有一定的参考价值。此书东传日本后,于1536 年也被日本学僧谷野一柏翻刻,成为日本第二本自行印刷出版的医书。

福建医籍伴随着中国书籍在海外的流传,逐渐被当地人民所接受,与当地的医药文化形成了碰撞与交流,有些国家甚至掀起了医学知识普及的高潮。书籍的传播代表着文化的交流,福建医籍刻印出版、流传四方的过程,更体现了福建人民秉承海洋文明海纳百川、有容乃大的气魄,作为文化的承载者与传播者在世界文明史上不可磨灭的伟大贡献。

### 三、药物与海洋文明

药物对外交流与贸易,是中国药业的优良传统,具有开始早、历时长、品种多、数量大、地域广的特点。开展中药交流与贸易的原因有两种:一是随着中医学的传播、接受而需要。东亚的朝鲜、韩国、日本,东南亚的越南、新加坡、马来西亚等国,属于这种情况。这些国家所在的地域在唐代以后就基本引进了中国的医药学理论,因而中药的需求量大,品种多。同时在吸收了中医药理论后,他们也向中国输出本国的道地药材。二是作为特效药物或其他用途的商品接受。对欧美、非洲等其他国家的出口,属于这种情况。

#### (一)贡药

《汉书·江都易王传》记载:西汉初年,江都(治于广陵,即今扬州)王刘建"遣人通越繇王闽侯,遗以锦帛奇珍。繇王闽侯亦遗建荃、葛、珠玑、犀甲、翠羽、蝯熊奇兽,数通使往来,约有急相助"。其中珠玑、犀甲、翠羽都是来自海外的产品,据《后汉书》记载:"旧交阯土多珍产,明玑、翠羽、犀、象、玳瑁、异香、美木之属,莫不自出。"旧交阯指的是日后安南、占城之地,即今越南北部和中部,说明在公元前 2 世纪,福建南与越南、北与江淮都有了海上交通,并且与海外有了初步的贸易往来,而其交易的物品在当时应属于奇珍异宝之类,却也可以归入医药之属。

隋唐时期,国家强盛,百业兴旺,促进了中医药对外交流的发展,福建成为我国对外贸易的三大区域之一。由于航海业的发展,福州、泉州和甘棠港成为海上对外交通的重要港口,船舶南航,远达东南亚诸国。外商来福建沿海贸易也为数不少,据《文苑英华》卷四七五记载,当时已出现"闽越之间,岛夷斯杂"的景象。在中外贸易中,我国对外贸易主要是出口茶叶、瓷器、丝绸等手工业品,在进口货物中,主要是从东南亚各国进口的药物。当时福建从国外输入大量乳香、沉香、龙脑、玳瑁、珍珠等珍贵药品。输入的药品数量,可从闽王向朝廷进贡的礼品中窥见一斑。如《旧五代史》卷四《太祖纪》记载:后梁开平二年(908 年),王审知向梁王朝进贡"玳瑁、琉璃、犀角器并珍玩、香药、奇器、海味等,色类良多,价累千万";同光二年(924 年)的贡品有象牙、犀珠、香药;天成二年(927 年)又向朝廷进贡犀角、香药等海外珍品;天成四年(929 年)再次进贡犀角、玳瑁、珍珠、龙脑、香药等;后晋天福元年(936 年)闽王向后晋进贡象牙 20 株、香药 1 万斤;后晋天福六年(941 年)闽王又进贡象牙 20 株及较多的乳香、沉香、玳瑁。

五代时期,福建的主要对外贸易港仍是福州,与此同时,泉州、漳州也相继兴起,尤其在王延彬治泉,留从效和陈洪进任泉、漳二地地方官期间,两处的海上交通和贸易都很有起色,成为新兴的对外贸易港。南唐保大十六年(958 年),三佛齐国镇国李将军,贩卖香药至漳州,还建有一座普济院。显德元年(954 年),留从效向北周"贡牲犀獬豸通腰带一条、白龙脑香千片";建隆元年(960 年)北宋建立,留从效又"奉表称藩,贡獬豸犀带一、龙脑香数十斤"。宋开宝九年(976 年),"泉州节度使陈洪进遣其子漳州刺史文颢⋯⋯奉表乞朝觐,贡瓶香万斤、象牙二千斤、白龙脑五斤";太平兴国二年(977 年)四月,"陈洪进贡银千两、香二千斤⋯⋯龙脑"等;八月,又贡"香千斤"等,其子文颢进"香万斤、象牙二千斤,又乳香二万斤、牙五千斤、犀二十株共四十斤、苏木五万斤、白檀香万斤、白龙脑十斤、木香千斤、石膏脂九百斤、阿魏二百斤、麒麟竭二百、没药二百斤、胡椒五百斤",以及真珠、玳瑁、水晶棋子等海外产品;九月,"陈洪进贡助宴银五千两、乳香万斤";同月又进"乳香二万斤、牙二千斤"等;十一月,"陈洪进贡贺开乐,乳香五千斤,牙千斤"。可见当时福建在对外经济文化交流中,从海外输入了大量的奇珍异宝,这些奇珍异宝同时也是珍贵的药材,很好地补充了我国中药的种类与数量。

(二)香药

香药主要指香料,多含挥发性芳香物质,来自植物的居多(如丁香、木香、乳香、没药、檀香、降真香、安息香、豆蔻、肉桂、藿香、冰片等),也有来自动物的(如麝香、龙涎香、灵猫香等),还包括人工的加工品(如蔷薇水等)。香药不是医家专用,宋代更多的香药是社会时尚的消耗品(如祭祀、朝拜等场合的焚香)、个人清洁或化妆的奢侈品(熏衣、洗浴或喷洒香身,辟口气、腋气等)、食品加工防腐剂,也有卫生学的意义(如熏香以辟秽气)。从使用方法来分,又可分佩香、熏香、药用香药。药用香药,其内容比一般香料概念更广,它包括某些气味虽不是很香(如香附子、郁金、姜黄等),但性质却属香燥之列的药物。少数进口的药物(如诃子),从气味性质来看并不属于香药,但在史籍中也经常列入香药的行列。

宋元时期,福建在中国对外贸易中占有重要地位,泉州港成为东方第一大港,海上丝绸之路的中外交流得到较大发展。在泉州港日益发展的海外贸易中,医药交流是其中的重要组成部分。东南亚诸国的药物通过海上丝绸之路从泉州输入并运往福建各地。当时,进口的药物以香料药物为多,据《诸蕃志》《闽书》记载,当时从海外输入福建的主要物品中,香料药物有乳香、胡椒、木香、降真香、沉香、檀香、龙涎香、鸡舌香、丁香、茴香、安息香等;珍贵药物有犀角、珍珠、象牙、玳瑁、琥珀、鹿茸、牛黄等;一般药物有没药、芦荟、血竭、豆蔻、硫黄、荜茇、苏木、阿魏、硼砂、姜黄、荜澄茄、栀子花、没食子、朱砂、大黄、杏子、益智、赤白藤、大腹子、桂皮等。

查阅《宋史》等相关史籍,中外香药贸易的次数和规模已经大大超过前代,尤其是在与南蕃诸国的贸易中占了很大的比重。据载有个大食蕃客啰辛仅贩卖乳香一药,就价值30万缗。由此可以推想当时整个香药的进口量之庞大。宋代政府专门有"香药库,掌出纳外国贡献及市舶香药、宝石之事"。政府可以通过海关征收香药进口税,故"宋之经费,茶、盐、矾之外,惟香之为利博,故以官为市焉。建炎四年(1130年),泉州抽买乳香一十三等,八万六千七百八十斤有奇"。可见香药已经与盐、茶、酒、矾等成为政府垄断经营的专卖品和国家财政收入的重要来源。市场上的香山药海,折射出了社会香药需求的极度旺盛。

宋代朝野上下皆好香药,宫殿寺庙,无不香烟缭绕。沈括在《梦溪笔谈》当中记载"三省故事,郎官日含鸡舌香,欲其奏事对答,其气芬芳"。虽然用鸡舌香治口臭早在汉代已有前例,但像宋代这样纯粹为了在皇帝面前营造芬芳环境而口含香药,还很少见。宋代世风侈靡,据描写北宋京城繁华景象的《东京梦华录》记载:"四月八日,佛生日,十大禅院各有浴佛斋会,煎香药糖水相遗,名曰浴佛水。"另端午节需要的物品中,亦需要将紫苏、菖蒲、木瓜切细,以香药拌和,用匣子盛裹。香药铺在京城繁华地段是必有的店铺。半壁河山的南宋,同样盛行香药,如陆游《老学庵笔记》记载:"京师承平时,宗室戚里,岁时入禁中。妇女上辇车,皆用二小鬟持香球在旁,而袖中又自持两小香球。车驰过,香烟如云,数里不绝,尘土皆香。"官僚阶层好香之风非常普遍。据载大臣梅询"性喜焚香。其在官所,每晨起将视事,必焚香两炉以公服罩之,撮其袖以出。坐定,撒开两袖,郁然满座浓香"。其时君臣之间,以香药作为赏赐或供奉非常频繁。例如嘉祐七年(1062 年),宋仁宗以金盘贮香药赐韩琦。元祐二年(1087 年)宋哲宗诏赐御筵于吕公著私第,遣中使赐香药等物,这是一种特殊的恩遇。臣下进奉皇家的贡品中,奇香异药更为常见。如《武林旧事》载:绍兴二十一年(1151 年)清河郡王张俊进奉高宗"镂金香药",其中包括脑子花儿、甘草花儿、朱砂圆子、木香、丁香、水龙脑、缩砂花儿、官桂花儿等香药。其他奢华的物品中还有香药木瓜、香药藤花、香药葡萄等。世风崇尚香药,也就促进了香药方的流行。

宋代医药书中,含有香药的方剂大行于世。泉州名医李迅在其《集验背疽方》中就采用了来自东南亚诸国的木香、沉香、乳香、麝香、丁香、没药等配置方药。福州名医杨士瀛《仁斋直指方论》中也使用了输入福建的香药 40 余种。最能反映宋代用药特点的《太平惠民和剂局方》中,香药使用的频率远远高出其他朝代。如麝香天麻圆、藿香正气散、沉香降气汤、丁沉圆、檀香汤、木香汤等方剂,所含香药是其主要的成分。这些方剂又多集中在"治一切气"、"治痰饮"、"治诸虚"等类方中。有人统计,《和剂局方》中应用香药的方剂有275 个,约占全部方剂的 35%,其中直接以香药命名的方剂有 55 个,占全部方剂的 7%。此外,《和剂局方》还将几个供熏烧的药方(芬积香、衙香、降真香、清远香)也附在书末。该书使用的香药种类之多是历代方书所罕见的。木香、沉香、藿香、丁香、麝香、冰片、檀香、茴香、乳香、安息香等药物的使用极为普遍。由于该书系官修,其中多为有效成药,具有较高的权威性,百姓可以直接在药店购买。故该书所载的香药方,流传极广。香药确实具有较好的理气调中、开窍醒神等治疗作用,而且见效比较迅速,这也是香药方深受民间欢迎的一个原因。

(三)留存药物

1974 年,泉州后渚港发掘出一艘宋代海船,船残长 24.2 米,残宽 9.15

米,共有 13 个隔舱,载重约 200 吨,从中可想原船之巨大。据考证,发掘的这艘古船是 13 世纪在福建建造的。在出土沉船的船舱中发现有降真香、檀香、沉香等大量香料木,未经脱水重达 2000 多公斤,还有乳香、胡椒、槟榔、玳瑁、龙涎香等。这些药物大多来自东南亚诸国,进一步反映了当时福建海外商业贸易的医药交流盛况,成为研究中外医药交流史的重要见证。

唐至德元年(756 年),日本圣武天皇逝世,光明皇后将天皇在世时所用的一部分遗物施献给东大寺,东大寺将其存放在正仓院,正仓院是奈良时期东大寺存放宝物的仓库。这次施赠的遗物其中就包括纳入药账的中药材 60 种,账外药材 20 余种,共 7 柜,21 盒,以及药物容器 10 余种。这些药材至今仍然完好如初地保存在正仓院。从时间上估计鉴真和尚于 754 年到达日本,756 年 5 月圣武天皇逝世,光明皇后于 6 月将其生前未用完之中药材施献东大寺,光明皇后于 760 年也逝世,正仓院所藏中药材恐怕主要还是由鉴真东渡带至日本的。唐代传入日本的中药材有一部分至今还珍藏在日本著名的皇家文物宝库——正仓院,这的确让人感觉十分钦佩。

鉴真(688—763),唐高僧,亦称过海大师,唐大和尚,本姓淳于,广陵江阳(今江苏扬州)人。除佛学外,他对医药、建筑、文学、艺术也颇有修养。唐天宝元年(742 年),他应日本僧荣睿、普照等之邀请,东渡日本传经,经过前后 6 次航行,历尽千辛万苦,终于天宝十三年(754 年)抵达日本今九州南部鹿儿岛大字秋月浦,次年到达奈良,天皇派专使迎接,被迎入东大寺。在日本,鉴真因治愈光明太后宿疾,更受日本朝野的信赖,影响也日益扩大,在讲经、授戒、看病、施药以及传播盛唐文化艺术直到逝世,时间达十年之久。鉴真对日本医药学发展有着很大的贡献,无论医学、药学方面,还是其所授之生徒门人都有着广泛的影响,据说《鉴上人秘方》即鉴真所传授者。另如《医心方》所引用之脚气入腹方、诃黎勒丸、鉴真服钟乳随年齿方等,亦来自鉴真医方。直到德川幕府时代,日本的药袋上还贴印有鉴真的图像,或印有奇效方图样者,可见鉴真和尚对日本医药学影响之深刻。据张慰丰、耿鉴庭所著《鉴真东渡》记载,鉴真东渡的一部分物资和船只来源于福州。

(四)特效药物

宋元时期,南洋的胡椒产量很大,中国成为世界胡椒销售的主要市场,胡椒运抵的港口是泉州。据旅行家马可波罗记载:"运到那里的胡椒,数量非常可观。但运往亚历山大供应西方世界各地需要的胡椒,就相形见绌,恐怕不过它的百分之一吧。"与此同时，从泉州输出的一种中药的销量剧增，那就是川芎。《岛夷志略》记载："胡椒……其味辛，采椒者多不禁其味之触人，甚至以川芎煎汤解之。"《诸蕃志》亦载，苏吉丹（今爪哇中部）地区"采椒工人为辛气熏迫多患头痛，饵川芎可愈"。川芎因成为治疗采椒人头痛职业病的特效药而销量剧增。

查阅古代文献，明清本草学专著《本草纲目》《本草求真》《本草述钩玄》等书亦多有引述宋元医家"头痛必用川芎"之论，可见川芎作为特效药治疗头痛，其言不虚。因为中医的对外传播，中药亦成为海内外人民共同的防病祛病必需品。

宋元时期从泉州港向世界各国输出的中药材种类繁多，当中还有一味药物被普遍运用治疗梅毒等皮肤病，那就是土茯苓。当时一位交阯药商到临安（今杭州）采购土茯苓，引起京城药价上涨数倍之多。并不值钱的土茯苓是当时治疗梅毒最有效的药物。早在隋唐时期，土茯苓即已出口阿拉伯国家。大约 9 世纪，阿拉伯人依本·库达物拔（Ibn Khurdadhbah）所著《省道记》一书记载土茯苓一药，将其称为"中国根"。明代《本草纲目》中亦记载："治杨梅疮及杨梅风，并服轻粉成筋骨疼痪瘫痫疽，为必用之药。"民国名医张山雷在其《本草正义》当中记载："其解水银、轻粉毒者，彼以升提收毒上行。而此以渗利下导为务，故为专治杨梅毒疮，深入百络，关节疼痛，甚至腐烂及毒火上行，咽喉痛溃一切恶症。虽西学亦以为梅毒惟一良剂。"

药物作为中国海洋对外贸易重要的物资之一，在中外双边交流中发挥了重要作用，对世界贸易交流的进一步扩大也发挥了一定的推动作用，在中国海洋贸易史上书写了光辉的一页。

## 第二节　闽台中医药文化的海外传播

中医中药是中华传统文化的组成部分。它不仅对中国人民的医疗保健事业起到了重要作用，而且对很多国家的医学产生了影响。本节从历史的角度，对中医中药在东南亚和西亚地区的传播与影响，进行一些探讨。

## 一、中医中药在东南亚的传播和影响

### （一）传播历史概况

中医中药传入东南亚国家的时间很早。由于越南曾经处于中国封建王朝的直接统治之下，因此最先接受中国医药的东南亚国家，就是越南。秦汉时期，中医中药已传入越南北部地区。三国时，中医董奉游交趾（今越南北部），曾为交趾太守士燮治病。南齐时，中国"苍梧道士"林胜也曾到交州（越南北部）采药治病。唐代中医申光逊用中药治好了交趾人孙仲敖的脑痛病。据史籍记载，唐代商人贩运到越南的货物中，就有中药材。①

随着海外交通的发展，中医中药在东南亚地区的传播范围日趋扩大。968年，越南成为独立自主国家。但是，中医中药在越南传播的势头不仅没有减弱，而且得到进一步的发展。越南李朝时，中国高僧明空曾治好越南李神宗的重病，为此被封为越南李朝的"国师"。13—14世纪，中国的针灸疗法在越南广泛传播。越南人常来中国购买药材，中药大量输入越南，中医中药在越南得到广泛的重视和应用。

宋代以后，中国医药开始传入新加坡、缅甸、泰国。中药里的大黄、麝香、人参、茯苓、当归、远志等，随着华侨的移入，被带到了新加坡，由于疗效显著，获得"神州上药"的美誉。宋崇宁二年（1103年），缅甸曾遣使节来华，除了索求经籍外，还得到药书62部。② 泰国早在素可泰王朝时期，即有中医中药传入。当时，除了旅居泰国的华侨普遍使用中药治病外，当地居民也非常重视中医。在泰国古都阿瑜陀耶城，最受尊敬的医生来自中国，国王的御医也由中国医师担任。

郑和下西洋时，每次都有中医师随船队前往，并带去人参、麝香、大黄、茯苓、生姜、肉桂等中药。明清时期，中国药材通过官方遣使赠送和民间贸易两种方式，大量进入越南。由于华侨不断增加，新加坡的中医师也随之增多，他们开设医院和药铺，治病救人。与此同时，中国医药也由华侨带到了马来西亚、印度尼西亚、菲律宾等国，并受到当地人民的喜爱和信赖。

近代以来，西方殖民主义势力侵入亚洲国家。在这个时期内，虽然西医

---

① 《旧唐书》卷十九上《懿宗本纪》。
② 王介南：《中国与东南亚文化交流志》，上海人民出版社1998年版，第172页。

西药在东南亚国家得到了提倡,但是中医中药仍在进一步传播和发展,并超过了以往任何时期。

越南沦为法国的殖民地后,尽管有殖民统治当局的限制,但是民间治病仍以中医中药为主。据统计,19世纪末,仅越南北部地区输入的当归、川芎、白术等中药材,就年约10万担。[①] 1935年,越南的西医师黄博良在《印支医药报》上发表论文,提倡西医向中医学习。1950年,越南成立医药会和华侨中医师公会,开办东医学院,出版《东医杂志》。

早在1867年,新加坡华侨何道生、梁炯堂等人便创办了同济医院,促进了中国医药在新加坡的传播和发展。接着,又先后建立了善济医院、广肇方便留医院、普救善堂等中医院。第二次世界大战后,中医药事业得到更大发展。1946年,成立新加坡中医师公会。先后建立中华医院、中医学院、中华医药研究院、中华针灸研究院等,出版《中医学报》,开展中医门诊,培养中医师,与中国中医学界建立联系,参加国际中医药学术交流活动。20世纪80年代中期,新加坡的中医药商店已达千家以上,并且成立了各种医药团体,出版中医药期刊。新加坡成为东南亚中医药业的发展中心和中医药学的科学研究中心。

马来西亚华侨古石泉于1796年在槟榔屿创办仁爱堂药材店,从中国采购中药运到马来半岛出售。这家药材店一直保持到今天,仍由古家后人经营。1881年,华侨叶观盛在吉隆坡创办中医院,名为“培善堂”。1894年,培善堂改名同善医院,规模不断扩大。1924年,华侨又在柔佛邦的麻坡市成立中医药研究所。第二次世界大战后,马来西亚的中医师先后建立起许多中医药团体,开办了马华医药学院、槟城中医学院、霹雳中医学院、沙捞越中医学院、柔佛中医学院、诗巫中医学院和霹雳针灸学院等。其中,以马华医药学院最为著名,它是由全国性的中医药团体“马华医药总会”创办的。[②]

泰国华侨刘继宾等人于1905年在曼谷创办天华医院,并布施中药,治病救人。1922年,黄其璋、郑鸿逵等人又创建中华赠医所,既研究医术,又赠医送药。20世纪50年代,泰国约有中医师2000名。20世纪90年代,仅曼谷就有百余家中药店。在众多的中医院中,最负盛名的是天华医院。泰国重视

---

　　①　周一良主编:《中外文化交流史》,河南人民出版社1987年版,第697页。

　　②　梁英明:《近代马来亚华人移民与文化交流》,载《亚非研究》第4辑,北京大学出版社1994年版。

中医学研究,成立了中医药团体,创办了《暹罗中医周刊》等医学刊物,出版了《中医历史》《中医基础学》《实用草药》《针灸学手册》等中医学书籍,发表了大量中医药学术论文。1983年11月,曼谷举行了"中国今日中药展览会",邀请中国专家、教授与会。他们在会上就中医中药方面的学术问题做了专题报告,在泰国医学界引起很大的轰动。①

中医中药在缅甸的传播,与华侨有着密切关系。著名中医胡子钦侨居缅甸时,曾以中成药"玉树神散"为民治病。他还在仰光开设永安堂,行医售药。随着中医药事业的发展,中医师日益增多。1968年,缅甸成立中医协会,拥有会员400余人。

印度尼西亚华侨和当地居民都非常喜爱中医中药。当地居民尊敬中医师,通常称之为先生。针灸疗法在印尼得到了广泛的运用。在各个大医院,均设有中医针灸门诊。中草药传入印尼后,成为印尼草药的重要组成部分。华侨华人开办了很多草药店,用中草药配制各种丸散,为人治病。早在1640年,巴达维亚(今雅加达)就建立了一家华人医院。19世纪末,雅加达经营中药的行会建造了药王宫,将药王奉为保护神,常年祭祀。

菲律宾华侨习惯于用中医中药治病。中药店遍及全国各大城市。旅菲华侨很早就成立了中华医学会和中华药商会,推广中医中药。1961年3月,马尼拉市成立中国医药研究社,免费培养中医人才。1982年12月,联合国世界卫生组织在马尼拉召开针灸穴位标准化会议,极大地推动了中国针灸疗法在菲律宾和东南亚国家的传播。

在柬埔寨,金边华侨于1906年创办中华医院,免费为人治病。为了从财力上支持中华医院,华侨华人又于1961年成立中华医院医疗协助会。这个团体定期捐款资助中华医院,并组成董事会管理该院事务。

(二)著名中医事迹举例

从古代到近现代,有很多医术高超的中医师曾在东南亚国家治病行医,深受当地政府和人民的尊敬和爱戴。这里,仅介绍几位有代表性的中医人物。

董奉。三国时期,名医董奉游历交趾(今越南北部)。在这期间,交趾太

---

① 王介南:《中国与东南亚文化交流志》,上海人民出版社1998年版,第171页。

守士燮病死,可是董奉将他救活,并且治好了他的病。据葛洪《神仙传》载:士燮任交趾太守时,曾"得毒病死,已三日。君异(即董奉)时在南方,乃往,以三丸药内死人口中,令人举死人头摇而消之。食顷,燮开目动手足,颜色渐还,半日中能起坐,遂活。后四日乃能语"。① 这一记载虽带有神话色彩,但亦可从中看到董奉医术之高明。

李松青。旅居泰国的华侨李松青,是一位中医师,祖籍广东汀海县东里乡。他在泰国首都曼谷行医时,不仅免费为患者诊断疾病,而且还帮助病人煎药。据说,李松青是"第一个代客煎药赠医药施诊"的泰国华侨。随着中医的传播,需要中药配合治疗。于是,药材业在泰国兴起。李松青在曼谷创办了一家药材店,名叫"李天顺堂",出售中药。李松青去世后,其后人继续经营药材业,成了远近闻名的"药业世家"。②

周光美。近代时期,印度尼西亚有一位著名的华人中医师,名叫周光美,有的书中译称周美爷。由于他的医术高明,荷兰殖民当局给予他优厚待遇和尊重。凡是总督及高级官员有病时,都请周美爷医治。周美爷治好了很多人的病,被称为巴达维亚(今雅加达)的"第一位神医"。荷兰驻印尼总督范·霍恩聘请周美爷为他的私人医生。1709 年,范·霍恩因病退职。这年 10 月,他带着"已多年照顾他的周美爷"一起回国。在前往荷兰的航海途中,周美爷曾在船上向总督夫人传授中医知识。1710 年 7 月,他们到达荷兰。不久,周美爷又返回了印度尼西亚,继续行医。③

胡子钦。他是近代时期侨居缅甸的著名中医师,曾以具有清热解毒功能的中成药"玉树神散"为当地人民治病,疗效显著。胡子钦在缅甸仰光开设永安堂,行医售药,深受欢迎。1908 年,胡子钦去世。其子胡文虎、胡文豹兄弟继承父业,经营永安堂。他们改良"玉树神散",制成以老虎图案为商标的五种中成药,即万金油、八卦丹、头痛粉、清快水和止痛散。这些"虎标良药",不仅畅销缅甸全国,而且畅销东南亚。

苏必辉。他是菲律宾著名华侨中医师,祖籍福建省南安县。其父苏应时,为当地著名中医。苏必辉继承父业,早年曾在家乡行医。1920 年,他 38 岁时到菲律宾挂牌行医。由于医术高明,声名日著。两年后,他在马尼拉创

① 《影印文渊阁四库全书》第 1059 册,台湾商务印书馆 1986 年版,第 307 页。
② 周一良主编:《中外文化交流史》,河南人民出版社 1987 年版,第 513～514 页。
③ 包乐史:《巴达维亚华人与中荷贸易》,广西人民出版社 1997 年版,第 235～250 页。

办鹤寿堂药店。该店不仅售药,而且设有诊所。又一年后,苏必辉组织了菲律宾中华医学会,并任会长。求医者纷纷慕名而来,苏必辉享誉遐迩。苏必辉除了行医治病,还热心公益事业,因而成为菲律宾的华侨名人。[①]

(三)中国医药学的重要地位

中医中药在东南亚传播的过程中,中国历代的一些医药著作也传入了东南亚国家,对当地医药学的发展起到了重要推动作用。

传入越南的中国医药著作种类最多。隋唐时期,《内经》《脉经》等中国医书就已传入越南。明清时期,李梴的《医学入门》、李时珍的《本草纲目》、张介宾的《景岳全书》、冯兆张的《锦囊秘录》等医药书籍,也先后传入越南。《内经》《脉经》成为越南医师诊治疾病的理论根据,其他医药学著作也备受推崇。19世纪越南阮氏王朝时期,曾建立“先医庙”,祭祀历代有功于医学的中国医师。阮氏王朝嗣德三年在越南京城内建立的“先医庙”,除正中设立太昊伏羲氏、炎帝神农氏和黄帝轩辕氏的神位外,还配祀很多中国医学家。左间有岐伯、仓公、皇甫谧、刘完素、李明之;右间有俞跗、扁鹊、张机、葛洪、孙思邈、张元素、朱彦修。由于李梴、张介宾、冯兆张三人有功于医学,因此又将李梴、冯兆张列在李明之的后面,将张介宾列于朱彦修之后,同享祭祀。[②]

越南医师学习中医中药著作,并加以研究发挥,写出了不少著作,例如《本草拾遗》《中越药性合编》《南药神效》《仙传痘诊医书》《医书抄略》《海上医宗心领全帙》等。这些医学著作,都以中国医学著作为主要参考资料。最明显的例子就是黎有卓的《海上医宗心领全帙》一书。黎有卓生活于18世纪,又名“海上懒翁”,是越南历史上最著名的医学家,号称“医圣”。他所著的《海上医宗心领全帙》,共66卷,内容丰富,被誉为越南第一部内容完备的医书。其实,黎有卓的医学理论,来源于中国的《内经》;他在临床诊断方面非常重视冯兆张的《锦囊秘录》;至于用药方面,除越南药物外,几乎有一半采用中国药物。他所开列的药方如桂枝汤、人参败毒散等,也都是中医的方剂。

除越南外,中国医药著作在东南亚其他国家的流传情况,由于史料较少,无法详尽叙述。但是,中医中药著作流传到这些国家,则是可以肯定的。例

---

① 陈衍德:《变迁中的文化,现代中的传统》,《南洋问题研究》1997年第4期。

② 陈修和:《中越两国人民的友好关系和文化交流》,中国青年出版社1957年版,第63～64页。

如：宋代崇宁二年(1103年)，缅甸使节到达中国，求得很多中国经籍，并有药书62部。1795年，缅甸使者孟干来华，将《康熙字典》《渊鉴类函》等大批中国古籍带回缅甸，其中就有李时珍的《本草纲目》。在马来西亚，据统计有中草药456种，其中包括冬葵子、川加皮、牛七、菖蒲、沙参、党参、益智子、白豆蔻、白芷、苏木、柴胡等。《马来亚医药书》开列的马来药方中，也引用了不少中草药，如茄根、良姜、甘草、大茴、川芎、桂皮等。同样，许多中草药也成为印度尼西亚草药的组成部分，如大茴、胖大海、蕲艾、蓖麻子、佛手、菝葜、当归、桧叶、杜仲、藏红花、白花菜、茯苓等。这些中药材的采用，明显地反映出受到《本草纲目》和其他中国医药书籍的影响，说明中国医药学在东南亚国家医药史上有着重要的地位。

### (四)多方面的深远影响

中医中药在东南亚国家长期传播所产生的深远影响，表现在许多方面。

首先，推动了当地医疗卫生事业的发展。在古代，东南亚社会经济发展缓慢，医疗卫生事业长期处于落后状态。中医中药通过华侨带到东南亚国家后，极大地提高了这里的医疗水平，对当地医疗卫生事业的发展起到了推动作用。

中国医师在为当地人民诊治疾病的过程中，也传授医药知识和技术，从而培养了当地的医药学人才。在中国医学的影响下，越南产生了一些著名医师。前面提到的号称"医圣"的越南名医黎有卓，就是其中的代表人物。越南医学家撰写的一系列著作，如潘学光著《本草植物纂要》、范百福著《仙传痘诊医书》、武手府著《医书抄略》(针灸书)、黎有卓著《海上医宗心领全帙》等，都是受中国医学影响而写成的。这些医学著作，在越南发挥了重要作用。又如，中医传入泰国后，泰国医师亦学习并采用中医的望、闻、问、切的诊治方法，提高了诊断的准确性和医疗效果。

古代越南还仿照中国建立医疗机构。越南陈朝时期，仿照中国设立太医，专为王公等上层人物治病。与此同时，又建立管理百姓医疗事务的机构，名为"广济署"。后黎朝时期，又成立太医院及其所属的济生堂。越南的这种官医制度，一直沿袭到阮朝时期。

近代以来，中医中药在东南亚国家传播得更快更广，对当地医疗卫生事业发展起到了更大的推动作用。1975年，泰国学者洪声锐用泰文编著出版《针灸学手册》，有30多万字，向泰国人介绍和推广中国的针灸疗法。这部医学著作,以其较高的实用价值,不仅获得泰国医学界的好评,而且在实践中发挥了很大的治疗作用。新加坡独立后,中医药事业得到很大发展。中医院、中医科研机构、中医药院校、中医药学术团体纷纷建立起来。1979年建成的"大巴窑中医院"最为著名。1981年,新加坡五个中医药团体(新加坡中医师公会、新加坡中药公会、新加坡针灸协会、新加坡中医药促进会、新加坡中医中药联合会)共同发起成立新加坡全国中医最高理事会,决定出版中医药刊物,录制中医药电视节目,举办中医药展览等,并且将3月17日定为中医节。马来西亚以前的中医师多来自中国,后来自办中医教育,培养医药人才。1955年,在吉隆坡成立了马来亚华人医药总会,1964年改名为马来西亚华人医药总会。其宗旨是联络全国中医中药团体,共同促进中医学发展,并致力于社会慈善事业。据统计,20世纪90年代,马来西亚共有中医师1500余名,中药店近千家。

其次,促进了经济联系和文化交流。随着中医中药在东南亚国家的传播,中国与东南亚国家的药材贸易显著增加。在历史上,无论是官方还是民间,中国与越南之间的贸易,中药材都是一种主要货物。宋代以后,中国封建王朝政府在接受越南贡物的同时,常常回赐大量礼品,其中就有药物。明清两代,越南所需要的药物,都依靠中国供应。中国运去药材、布匹、丝绸等物,交换越南的大米、珍珠和宝石。自郑和下西洋后,中国与东南亚国家的经济联系和文化交流日渐增多。在贸易往来中,中国运到这些国家去的虽然不完全是中药材,但是中药材成为重要货物。这正反映出东南亚国家对中国药材的迫切需求。也可以说,对中医中药的需求,推动了多边贸易的发展。在贸易过程中,中国向东南亚国家输出很多货物,同时也输入了东南亚国家的不少货物,包括药材在内。例如,越南运往中国的货物中,除了珍珠、玳瑁、犀角、象牙等物之外,香料香药类的物品也不少,如沉香、檀香、苏合油等。泰国运往中国的货物中,除玳瑁、槟榔等物品外,也有许多香料药,如降真香、乳香、胡椒等。李时珍《本草纲目》中列有许多来自东南亚国家的药物,作为药物使用的乌爹泥、苏木等,就产自泰国和印度尼西亚。

经贸往来是互利的,文化交流也是双向的。中医中药在东南亚国家的传播,推动了当地的医疗卫生事业,而东南亚国家运来的药材,也丰富了中医中药的内容。例如,清代从越南运来的丁香油、水安息、胖大海等药物,很快为我国医师所采用。越南医学家陈元陶著《菊堂遗草》、阮之新著《药草新编》等医药著作传入中国后,也对中国医药学产生了一定的影响。

特别是在现代,东南亚出现了经久不衰的"中医热"、"中药热"和"针灸热"。值得一提的是,为了推广中医中药,东南亚国家先后举办了一系列的学术活动。从地区来说,东盟国家已多次召开中医药学术大会:第一次于1983年在新加坡举行,第二次于1986年在吉隆坡举行,第三次于1989年在曼谷举行。从国别来说,泰国于1983年11月,在曼谷举办了"中国今日中药展览会",新加坡在1992年召开了以"中医与针灸走向世界"为主题的学术研讨会。所有这些活动,对于中国与东南亚国家的医药文化交流,无疑起到了重要的促进作用。

再次,增强了中国与东南亚国家的友好关系。中医中药在东南亚国家的传播,以及由此而促进的经贸往来和文化交流,必然对增强各国人民之间的友谊做出积极的贡献。由华侨创办的新加坡第一家中医院同济医院,对新加坡的医疗卫生事业和人民的健康做出了重大贡献,因此独立后的新加坡政府将这所具有100多年历史的中医院旧址列为重点历史文物单位,加以保护。1905年华侨在泰国曼谷创办天华医院时,得到泰国国王拉玛五世的支持,赐泰国银币100斤作为建院基金,并亲临主持这所医院的落成典礼。1983年11月,泰国邀请由10名中医药专家教授组成的中国代表团,到曼谷出席"中国今日中药展览会"。在此期间,他们报告了9篇学术论文,不仅在泰国医药界引起轰动,而且加深了泰国人民对中医中药的喜爱和信赖。华侨在马来西亚吉隆坡创办的同善医院,历史悠久,深受当地人民欢迎,政府也极为重视。1983年8月,马来西亚卫生部长特别准许该院中医部免受私人医院法令的限制。1991年,马来西亚中医师公会与中国广州中医学院合作,在吉隆坡创办马来西亚中医专科研究院,培训当地中医人才,提高医疗水平。这些事例表明,中医中药成为友谊的纽带,对于增强中国与东南亚国家之间的友好关系,具有重要的意义和作用。

## 二、古代中国与西亚的医药文化交流

### (一)历史概述

中国与亚洲西部地区各族人民的交往,有着悠久的历史。早在公元前2世纪张骞通西域时,西汉王朝就已同西亚各国建立了联系。张骞带回了西亚国家大夏(今阿富汗北部)、安息(波斯,即今伊朗)等国的很多信息,汉武帝也曾向安息等国派出使者。东汉时,甘英曾出使大秦(罗马帝国)。他虽未能到达大秦,但却到了西亚的大月氏(今阿富汗)、安息(今伊朗)、斯宾(今伊拉克巴格达东南)和条支(伊拉克波斯湾处)。随着丝绸之路的开辟,中国与西亚各国展开了广泛的经济文化交流。于是,医药的交流也就开始了。

公元2世纪,安息王子安世高弃位出家,来到中国。他既通梵文,又通汉文,在中国定居期间,不仅翻译佛经,还对古代印度的医学做过一些介绍。与此同时,伊朗药物已开始传入中国,中国药材也运到了伊朗。如中国的肉桂、生姜具有祛寒止痛作用,早已为伊朗医生所使用。①

隋唐时期,西亚国家药材大量输入中国,很多药材商人在中国开设药铺。如《旧唐书·李汉传》中所载的李苏沙,就是出售香药的波斯(伊朗)人。在长安,还有阿拉伯人开设的药材店。《酉阳杂俎》在记载药物时,常提到"亦出拂林"。②"拂林"也写为"拂菻",指拜占庭帝国(即东罗马帝国),7世纪以后的东罗马帝国已退至小亚细亚,即今日的土耳其。拂菻药物"底也伽",是一种解毒剂,于667年由其使者带至中国,进献给了唐高宗。

宋代输入中国的阿拉伯、伊朗药材,如大食(阿拉伯国家)乳香、没药、血竭、丁香、木香、阿魏、芦荟等。③ 阿拉伯医生还创制了许多中成药传入中国,为中国医学界所接受。据有关资料记载,宋真宗曾以苏合香酒、苏合香丸赏赐近臣,以作养生和急救之用。

唐宋时期,中国的很多医术已传到西亚地区。如盛行于唐代的炼丹术,在8—9世纪已传入阿拉伯。对当地用化学制药方法产生了一定的影响。还有华佗的外科医术及其"麻沸散"(麻醉剂)。④ 10世纪,中国的脉学也传到了阿拉伯国家。

元代中国曾设立"京师医药院",专门从事药剂制造和疾病治疗。至元十年(1273年),改名为"广惠司",主持人是侨居中国的拂菻(今土耳其)人爱薛。⑤ 他在主持广惠司期间,用阿拉伯方法配置药物,并用以治疗疾病。1322年,原有的两个"回回药物院"并入广惠司。在传播阿拉伯医学方面,广惠司起着重要作用。

---

① 沈福伟:《中国与西亚非洲文化交流志》,上海人民出版社1998年版,第130~131页。
② 段成式:《酉阳杂俎》卷十八。
③ 沈光耀:《中国古代对外贸易史》,广东人民出版社1987年版,第318页。
④ 宋大仁:《中国和阿拉伯的医药交流》,《历史研究》1959年第1期。
⑤ 张俊彦:《古代中国与西亚非洲的海上往来》,海洋出版社1986年版,第171页。

元代在中国行医的阿拉伯医生,曾编撰《回回药方》医学著作,书中引用了不少阿拉伯和伊朗的医药学著作。如阿维森纳的《医典》、伊本·贝塔尔的《医方汇编》、穆罕默德·本·宰凯里雅·拉齐的《医学集成》、阿里·本·阿拔斯·麦朱西的《医学全书》等。《回回药方》早已译为汉文,全书共 36 卷,现仅存残本 4 卷。从这 4 卷残本看,其内容十分丰富,包含内科、外科、妇科、儿科、正骨、针灸及药剂等多门学科。这部医书是生活在中国的伊斯兰学者所写,其中既有阿拉伯、伊朗等的医药学成就,也有中国的医药学成就。

明代中国有"回回医官",他们可以进行外科手术。郑和下西洋时,祖法儿(在阿拉伯半岛南端)人民拿出当地香料和药材与之进行友好贸易。朱橚等人编撰的《普济方》中,不仅介绍了许多产于阿拉伯、伊朗等的"胡药",而且记载了西亚药材治疗眼病的药方。至于李时珍《本草纲目》中载入的西亚药物和药方,尤其是从阿拉伯传来的药物和治疗方法,内容更为丰富。

## (二)著名人物及其著作

在古代中国与西亚医药交流史上,有几位具有代表性的著名医药学家。从他们的医药学著述中,可以看到很多医药交流的历史实例。

王叔和编撰《脉经》十卷,是我国现存最早的脉学专著。其中很多内容传播到西亚地区。如,阿拉伯名医阿维森纳曾接受中国脉术。他在其《医典》中,论及脉有浮沉、强弱,与《脉经》所说相同;诊脉在"寸关尺"上,也与中国医生相同。阿维森纳所列 48 种脉法中,有 35 种脉法与中国《脉经》相同。此外,伊朗名医拉施特(也是一位著名政治家和史学家)在其编撰的《中国医药百科全书》中,高度评价了王叔和的《脉经》一书。[①]

李珣(约 855—930),字德润,五代前蜀时人。其祖父为波斯(伊朗)人,来华后居四川梓州(今四川三台)。李珣作为波斯人后裔,在中国以香药贸易为业。他不仅擅长诗词,而且精通医理,撰著《海药本草》六卷。宋代唐慎微的《证类本草》、明代李时珍的《本草纲目》,多引用《海药本草》。由于《海药本草》原书已经散佚,现仅能根据《证类本草》和《本草纲目》,窥知其内容。《海药本草》共收"海药"124 种,绝大多数来自外国。其中,多为波斯药材。[②] 李珣在撰著《海药本草》时,引用参考书达 210 多种,其主要依据为陈藏器的《本

① 张俊彦:《古代中国与西亚非洲的海上往来》,海洋出版社 1986 年版,第 171 页。
② 朱杰勤:《中外关系史论文集》,河南人民出版社 1984 年版,第 82 页。

草拾遗》。书中除记载有关药物的产地、形状外,还补充了药物的气味和主治,并纠正了前人的一些错误。因此,有学者评价《海药本草》有"一些新的见解",有"许多新的发明","充实了《神农本草经》《名医别录》《唐本草》《食疗本草》《本草拾遗》等书所说的不足"。由此可见,李珣及其《海药本草》,在中国医药史和中国与伊朗医药交流史上,均占有重要的地位。

阿拉伯著名医学家伊本·西拿(980—1037),欧洲人称他为阿维森纳。有的书中说他是"波斯医学家"。阿维森纳系统总结前人的医学成就,不仅集古希腊和阿拉伯医学之大成,还吸收中国的某些医学成果,编撰《医典》五卷。阿维森纳丰富和发展了内科学和药物学,被誉为"医中之王",其《医典》对西亚乃至欧洲的医学都产生了重大影响。值得注意的是,从阿维森纳的《医典》中,可以看到古代中国与阿拉伯之间的医药交流。该书吸收了中国的医学成果,列举的48种脉法,有35种与中国的《脉经》相同。所列药物800余种,其中很多产自中国,如巴豆、大黄、肉桂、牛黄等。在诊治上,阿维森纳也采用了中国医学的许多方法。例如诊断糖尿病、鉴别麻疹、判断濒死证候、用烧灼法治疗疯狗咬伤、灌肠术、水蛭吸毒等,在《医典》中均有记载。中国医药界也从《医典》中汲取了一些知识。如宋代以前,阿维森纳首创用金银箔包裹药丸,此法不仅美化药品外观,而且可保护药效。这种方法很快传到了中国。据《和剂局方》记载,当时在以朱砂、青黛等制备丸衣的同时,也采用金银箔为丸衣。

拉施特(1247—1318)曾任伊儿汗国(即今伊朗)的御医和首相,著有《史集》一书。他非常重视中国医学,于1313年编撰《中国医药百科全书》(亦称《伊儿汗的中国科学宝藏》)。这部书除了介绍中国晋代名医王叔和的《脉经》外,还介绍了中国的脉学、解剖学、胚胎学、妇科学、药理学等。值得提出的是,这部书有三幅插图。有学者介绍说,这三幅图完全采自中国医书。第一幅图将八卦分成24等分,配以昼夜,用来表示病人体温的升降;第二幅图画出了人体内的心脏、横膈膜、肝脏和肾脏;第三幅图画的是手掌和腕部,并显示经脉。显然,编撰这部中国医药著作,绝非拉施特一人之功,肯定会有不少精通中国医学的医生参加,方能完成。这部著作,是古代中国与伊朗医学交流的生动反映。

(三)药物交流

随着双边贸易的发展和人员往来的频繁,中国与西亚各国之间互通有无，其中一项重要内容，就是药物。从西亚国家运入中国的药物很多，如乳香，亦称薰陆香，是一种小乔木茎皮渗出的树脂凝固而成，产于阿拉伯半岛的红海沿岸，具有活血、行气、止痛之功效。宋代广泛应用，并制成各种丸散，治疗腹痛、跌打损伤等症。在《证类本草》中，收录了很多以乳香为主药的方剂。

没药是阿拉伯语 murr、波斯语 mor 的译音。是没药树渗出的树脂，在空气中变成棕红色，并凝成坚固的圆块，是香料的一种。原产地在非洲，阿拉伯半岛也有分布。没药最初是经过波斯、阿富汗等地转运到中国来的。因此，《证类本草》中所收《海药本草》引徐表《南州记》称：没药"生波斯国，是彼处松脂也。状如神香，赤黑色，味苦"。①

苏合香树为落叶乔木，原生小亚细亚（今土耳其），在阿拉伯半岛上亦有生长。其树脂称"苏合香"，能提制苏合香油，具有通窍醒脑功能，多用来治疗中风昏迷、惊痫、气塞、痰壅等病证。在古代中国，苏合香也称"还魂香"。《唐本草》《传信方》《广济方》《外台秘要》《千金翼方》等书中，均有关于苏合香药的记载。

阿魏为多年生的草本植物，生长于伊朗、阿富汗等地。这种植物含有丰富汁液，切断根茎，即有乳状汁液流出，待其干后，可以入药。阿魏性温，味辛，有毒。中医用于消积、杀虫、解毒，治疗积滞、痞块等病证。

胡黄连产自伊朗，唐代输入中国。在《唐本草》《酉阳杂俎》《胡本草》等书中均有记载。胡黄连性寒、味苦，功能清热解毒，多用于治疗小儿疳积、痢疾、黄疸、目赤肿痛等证。

除药物外，还有一些药方，也随着药物一起传入中国，如《千金翼方》中收入一种波斯药方，名为"悖散汤"。此方可以"补虚破气"。据说，悖散汤曾治愈唐太宗的痢疾。又如，《外台秘要》载有一种从阿拉伯传入的药方，可以治疗毒肿。再如"补骨脂方"，服用后可以"延年益气，悦心明目，补填筋骨"。据考证，这一药方是由波斯传来的。

从中国传入西亚的药物也很多，如肉桂是樟科常绿乔木，其树皮含挥发油，香味很浓。原产于中国的两广、云南等地。很早以前，肉桂树便被移植于西亚地区。肉桂皮性大热，味辛甘，有温肾补火、祛寒止痛之功效。因此，入药后主治肾阳虚衰、心腹冷痛、久泻等病证。肉桂作为一种中药材，传入西亚

---

① 唐慎微：《政和证类本草》卷十三。

后,受到珍视。

牛黄是黄牛或水牛的胆囊结石。性凉,味苦甘,具有清热解毒之功。中医用牛黄治疗高热、神志昏迷、癫狂、小儿惊风等证,亦可外治咽喉肿痛、口疮和疔毒。牛黄最初传到西亚,后又转入欧洲和非洲。阿拉伯医生称牛黄为"解毒石"。在西亚地区,牛黄广泛应用于医疗之中。

大黄主要产于青海、甘肃、四川等地,为多年生高大草本植物。中医以其根状茎入药。大黄性寒,味苦,具有攻积导滞、泻火解毒、行瘀通经的功效,因此多用于治疗实热便秘、目赤口疮、痈肿等证。很早以前,大黄便运到了西亚地区。虽然伊朗也出产大黄,但是中国产的大黄在西亚使用范围更广,更为著名。

黄连为多年生草本植物,生长于我国西部至中部东部的山区。其根状茎可以入药。黄连性寒,味苦,功能泻火解毒、清热燥湿。中医用来治疗高热烦躁、胸满呕吐、目赤、口疮、痈肿等证,亦可用于治疗痢疾。中国黄连运入西亚地区后,广泛应用于治疗多种疾病,特别是用来治疗眼疾,效果尤佳。

麝香是雄麝腺体中的分泌物,干燥后成为一种香料,称为"麝香"。麝香是一种极为名贵的药材,性温,味辛,可以开窍、通络,中医用来主治中风痰厥、神志昏迷、恶疮肿毒等证。麝香是我国陕西、甘肃、四川等地特产,起初输往阿富汗、伊朗,后来逐渐遍及西亚地区。

(四)相互交流影响

综上所述,古代中国与西亚国家之间在医药方面取长补短,互通有无,进行了长期的友好交流。

从中国对西亚的影响而言,首先是炼丹术。炼丹术起源于中国,是现代化学的前驱,也可视为用化学制药方法最早的规程。传入西亚地区乃至欧洲后,对当地的药物制造无疑起了某种启发和促进作用。其次是脉术。脉学产生于中国,依据脉象诊断疾病,是中医的一种基本方法。中国的脉学传入伊朗、阿拉伯等之后,产生了重大影响。如前所述,阿维森纳所著《医典》中关于诊脉的理论和方法,绝大部分都与王叔和的《脉经》相同,这显然是西亚国家接受中国脉学的明证。中国药物的输入,增加了西亚国家的医药品种,扩大了治疗范围,起到了良好作用。

从西亚对中国的影响来说,通过来华经商的阿拉伯人、波斯人等,将西亚地区的传统医术带到了中国。特别值得提出的是元代的医疗机构广惠司。

这个医疗机构由阿拉伯医生主持,这一史实本身就反映出阿拉伯医学在当时中国医疗事业中所占的重要地位。广惠司所配置和使用的也多为"回回药物",即阿拉伯药物。1292年,元朝又在大都(今北京)和上都(故址在今内蒙古正蓝旗东闪电河北岸)建立专门配置阿拉伯药物的"回回药物院"(1322年并入"广惠司")。与此同时,元代编成的《回回药方》一书,广泛引用了阿拉伯、伊朗等的医药学名著。再有,阿拉伯、伊朗等的很多药物,载入了中国古籍尤其是医药学著作之中。如唐代段成式《酉阳杂俎》、宋代赵汝适《诸蕃志》、明代马欢《瀛涯胜览》等书以及《唐本草》《证类本草》《本草衍义》《汤液本草》《救荒本草》《本草汇编》《本草集要》《本草纲目》《本草经疏》等书之中,皆载有不少西亚地区的药物。所有这些,都反映出西亚医药对中国医药的影响。

## 三、马来西亚华人文化与中医药文化传承

中医药文化是中国传统文化的瑰宝,它植根于中国传统文化的土壤之中并深受其浸染。因此,在其生长与传播的过程中,必然要打上中国传统文化的烙印。随着中国与马来西亚贸易的发展,华人移居马来西亚的规模化,以及双方文化交流的频繁,有着华人文化印记的中医药文化漂洋过海,逐渐在马来西亚扎根发展。这一方面与马来西亚特殊的气候条件和丰富的中草药资源有着很大的关系,但更重要的是马来西亚社会中相对独立发展的华人文化为其提供了近似中国国内中医药发展的文化背景。推动着马来西亚中医药文化从无到有,从区域性向全国性、从基础性向理论性、从个别性向有组织性发展。

### (一)中医药文化在马来西亚传播的文化背景

中医药文化在马来西亚的传播,与中国传统文化的特质有着很大的关系。华人向来都有一种依恋故土的情怀,这表现在其移居他国时往往仍较多地保存着祖国的文化传统。早期移居马来西亚的华人大多是农民。他们大多在国内生活窘迫,有独立的小圈子。这样一来,整个华人社会就呈现出由多个相对独立的小圈子构成的特点。"他们盲目地忠于传统,固执地保持着

由他们的祖先传下来的已有几百年历史的风俗习惯。"①华人对中华传统文化执着的固守,主要体现在其组建的会馆、宗祠和庙宇中。会馆是华人在马来西亚最早建立的地域性组织。自清嘉庆六年(1801年)在槟榔屿成立最早的仁和公司和广东暨汀州会馆起,华人会馆即伴随着华人社会的发展而不断发展。至19世纪末,顺应东南亚"海外华人会馆文化"的勃兴,马来西亚华人会馆也蓬勃发展,形成了福建、广东、潮州、客家和海南5个大帮。各帮所属会馆多达百家。② 这些会馆是移居马来西亚的华人依靠强烈的地域认同感,即包括方言、风俗、习惯在内的地域文化而建立的互济互助的组织。它们发挥着"联乡邑之盛情,谋桑梓之幸福,推而进于社会之提携、国民之结合"的作用。在这些会馆内,中华传统文化的习俗,特别是方言的同一性得到了最大程度的强化,具有相对的排他性。而这也为中医药文化在特定时期特定地点的传承,提供了一定的空间。如1878年,居住在吉隆坡的大埔人成立了一个团体,名叫"茶阳公司",坐落在吉隆坡的洛士街附近,作为同乡联络感情和急难互助的机构,茶阳公司附设一间留医所。供患病的同乡治病和殓葬不幸去世的同乡,内有一名中医师在留医所驻诊,这就"回春馆中医留医所"创立的开始。

宗祠或氏族宗亲组织以血缘关系为基础,它源于中国传统的宗法社会,一方面体现了华人慎终追远,"使后嗣勿忘其之所出"的独特气质;一方面也反映了"互惠互助,敦睦亲族"的文化精神。因此,宗祠在保存宗族的伦理道德、风俗习惯等华人文化方面,具有非同寻常的意义。马来西亚华人社会中较为著名的宗祠有福建人邱华东、邱心美在槟榔屿建立的龙山堂、邱公司(1835年);广东华侨建立的伍氏馆(1848年);福建人林清甲在槟榔屿建立的林开勉述堂、林公司、敦关堂;陈金钟、陈明水的陈颍川堂(1875年)等。这些以"堂"或"馆"等命名的宗祠或宗亲组织,由于其身处异乡,而进一步强化了对华人文化的认同。这种宗族文化不但因其有别于马来西亚社会的其他文化而独树一帜,其内部也由于以不同血缘关系为基础而显得相对独立。此种同族、同乡聚居,讲同一方言,操同一职业的习惯,也造就了中医药业在当地发展的独特模式。华侨、华人经营的药店、药行就是一种典型家族式、同乡式的,他们逐步形成了独立于当地社会行业的华人药业,即使是大企业家胡文

① 颜清湟:《新马华人社会史》,中国华侨版公司1991年版。
② 贺圣达:《东南亚文化发展史》,云南人民出版社1996年版,第471页。

虎的各大药业分行几乎都是用胡氏家族的人。[①]

　　庙宇是马来西亚华族社会中以神缘为基础的组织。佛、释、道长期影响着中国人的日常生活和传统思维,是中国传统文化的核心之一。因此,移居马来西亚的华人一方面由于传统文化的深刻影响已深入骨髓;另一方面由于身处异乡,需要寻找心灵的寄托,必然需要宗教崇拜,随之产生的庙宇就是这种宗教崇拜的空间载体。在庙宇内部,以中国传统的宗教神灵、崇拜仪式、崇拜理念等为主体的文化组成部分被顽强地、几乎不变地复制了下来。其中,由于崇拜主神的差异,形成了不同的庙宇,而这又与地域差异有着很大的关系,也因此具有相对的独立性。马来西亚华人崇拜的神灵主要有四种:一是中国沿海尤其是南方沿海居民的妈祖崇拜,这是早期华人最为信仰的神之一,马来西亚的吉隆坡、彭亨、柔佛等地都有庙宇奉祀;二是大伯公,即当地的保护神,类似土地公,槟榔屿、北根、大山脚、沙巴等地均有大伯公庙;三是中国民间主要是福建、广东的地方神崇拜,其中崇奉的神灵各异,如陈氏宗祠奉开漳圣王陈元光等;四是关帝、观音菩萨等,也是马来西亚华人普遍信仰的。尽管在各方言团体中宗教崇拜有所不同,但其作用是基本相同的。它超越了经济利益和社会地位的差异,为人们提供了一个共同的宗教信条,从而把华人社会的不同集团聚合在一起。信仰作为一种纽带,联结着海外华人与祖地从精神到行为的方方面面,中医药这一传统瑰宝自然也成为海外华人难以割舍的一种看待疾病的思维方式,一种与疾病做斗争的行为方式。

（二）中医药文化在马来西亚的传播

　　中医药文化在马来西亚的传播不仅与中马两国间的关系密切相关,还与中国国内形势有着很大的关系。综观中医药文化在马来西亚的传播,其途径大致有三:

**1. 贸易**

　　贸易是中医药文化在马来西亚得以传播的最初载体。中马间零星接触性的中医药文化交流最早可追溯到公元前 1—2 世纪,中国僧人、商船经马来半岛到印度的居间贸易和文化交流。较大规模的贸易是在 15 世纪。明朝郑和七下西洋,五至马六甲,带去不少中药材与中成药,主要是茶叶、生姜、肉

---

　　① 华碧春、杜建:《闽籍华侨与东南亚中药业》,《中华医史杂志》2000 年第 4 期。

桂、大黄、茯苓等，①留下医生、匠人，其中就有著名中医师匡愚。② 那时的马来西亚由满剌加王国统治，与明朝交好，进贡朝拜、商务往来、文化交流都很频繁。贸易所带来的中医药在马来西亚的传播，严格地说，主要是中药的传播。

### 2. 移民

由于华人移居马来西亚是一个连续性的历史过程，并自其于唐代肇端后，就一直延续至今。因此，以移民为载体的传播方式必然带来经常的持续的影响。早期移民主要为劳工型，他们在马来西亚主要从事采矿、种植等重体力活，生活水平相对较低。他们或许是出于对西医疗效的恐惧与怀疑，或许是出于对中医疗效的信任与中医治疗手段的依赖，或许是出于经济原因，他们的医疗保健世代主要靠传统的中医药，治疗手段主要是服药和针灸，尤其是劳作在吉保山区的采矿工人和种植园的劳工，更是依赖中药、针灸来繁衍生息。由于华人居住区的相对集中与封闭，这种对中医药的传承就以一种世代相传的方式在异域保存下来，并伴随着移民过程的持续而延续。

随着马来西亚当地社会对中医药文化的逐渐接受，清代就有移民看好中医药在马来西亚的发展前景，开始酝酿在马来西亚开设专门的中药店和中医诊疗机构。清嘉庆元年（1796年），广东梅县人古石泉在槟城创办首家中药店——仁爱堂，其后裔敦守祖训，经营药业百年不衰。光绪七年（1881年），华人叶观盛在吉隆坡创办中医机构培善堂，光绪二十年（1894年）扩大院址，增建楼房，更名为同善医院。光绪十年（1884年），黄进聪等人在槟城创办的南华医院开业。这2家医院的开设标志着马来西亚中医事业正式开始。20世纪20年代，华人在马来西亚各地先后建立医院、诊所近20家。后出现了中医药组织，以1924年成立的麻坡中医药研究所为最早。此期，中药店增至数百家，仅吉隆坡、槟城2市各有200个中药店铺，一般是家庭式经营，规模较小。1929年，Hooper调查马来西亚中药店经营情况，发现药店常经销近500种药物。其中植物类占90%以上，也有数十种动物药与矿物药。店家内设小作坊，进行粗加工或调制药茶4～6种，如田七人参茶、清凉菊花茶、苦味中药茶（成分不详）等，均沿街兜售。当地气候潮湿炎热，四季如夏，用中草药保健甚为普遍，以祛暑胜湿，解毒辟秽。专门的中医药店及医疗机构的开设，

① 余思伟：《中外海上交通与华侨》，暨南大学出版社1991年版，第51～66页，
② 李经纬：《中外医学交流史》，湖南教育出版社1998年版，第242页。

扩大了中医药在马来西亚的影响,独特的中医药文化渐为当地社会所接纳。

**3. 文化交流**

在马来西亚,中医师的专业地位向来都受主客观因素的影响,使中医研究深受限制而无法得到充分发展。正式地科学化地将中医中药纳入发展轨道做的还不够,但中医中药在民间仍取得广泛的支持和爱护。因此,中医在马来西亚各地均有发展,许多城市如槟城、吉隆坡、怡保、马六甲、诗巫等地中医院、中药店堂林立,每城在百家以上,有的街道甚至开设七八家,如祛暑的六一散、菊花茶等家喻户晓。由此可见,中医药虽未取得官方的正式身份,但已是马来西亚民间社会医学体系中不可或缺的部分。随着中医医疗、学术研究和教育机构的发展,中药的生产与贸易,以及中医药学术期刊的出版发行,中医药文化在马来西亚的发展进入了自觉的文化交流阶段。

中医医疗机构,1955年,马来西亚华人医药总会(或称马华医药总会)成立,下辖30个分会,统管华人医疗行为。到1976年,全马登记中医师797人,中药商1958家,中医药院校7所。至1982年底,中医药团体30个,其中有中医师团体8个,中药商团体10个,中医药联合会12个。到1986年,中医医疗机构已逾2500家,中药店堂3000多家。此外,马来西亚与中国联合开办的中医药机构不断增多,起着示范作用,推动中医业的发展。如1992年贵州航空工业总公司302医院与马来西亚北京医疗保健(马)有限公司联合开办的吉隆坡中医医疗中心。中医研究机构与学术组织,马来西亚中医药研究机构与学术组织多为民办,规模不大。至1985年有32个,其中9个中医师团体,11个中药商团体,12个中医中药联合会,均属马华医药总会领导。

中医药教育,马来西亚中医、中药教育的发展呈现阶段性特征。1955年前,继承中国医学教育传统,重视家传、师承或私淑名医,多有较好的中医基础理论,但知识面往往较窄。20世纪50—80年代中期,开办中医学院、针灸学院,开展学校教育,但受中医药无合法地位、从业人员总体素质不高这一大背景影响,又因生源与经费不足,教学体系尚未形成等因素,导致不定期招生或停办,30多年培养的毕业生不足千人。20世纪80年代后期以来,与中国中医院校联合办学,成绩显著,教学质量不断提高,促进了在职教育。比如到中国进修学习,请专家讲学与开办短训班,学术交流已启动。

中医药学术交流,20世纪80年代以来,马来西亚中医界重视国内外沟通,频繁组织来华参观访问与医疗考察。1989—1991年,中国大陆共有14批40余位中医人员赴马参观访问、考察讲学或开办训练班。期间安排医疗咨询活动,间或商谈联合办学、中药贸易实体,推动了马来西亚中医药事业的发展。

中药生产与贸易,马来西亚中药店数千家,街头随处可见中药商店的招牌。据1993年统计,马来西亚从香港与我国大陆进口中药及中药制品达2000万美元,居东南亚第二。

中医药出版物,马来西亚中医学术团体出版了一些中医药刊物,如《医药之声》《医学新声》《医铎》和数种业务通讯。1995年创刊的《马来西亚中医杂志》,由30余位中医药名家组成编辑委员会。该杂志设有理论探索、各科临床、专题讲座等重要栏目,为马来西亚中医界的全国性刊物。

### (三)马来西亚华人文化与中医药文化之间的互动关系

由于中医药文化独有的文化内涵和有别于西医的独特医学功效,加之华人在文化上强烈的认同感,因此凡有华人的地方,必定有中医药文化的存在。作为华人重要移居地的马来西亚也是如此。中医药文化在马来西亚的传播,最初是借助于两国间的贸易关系而进行小规模交流,随着华人大批移居马来西亚,这种传播呈现出了持续性和深广性的特点。这种文化传播也从最初的低层次的中医药物的被动交流和华人基于经验的自我医护,向更高层次的中医人员、医学理念的融合,这既体现了中医药文化的强大魅力,也体现了中马两国交流的日趋频繁和文化认同感的进一步加强。在深入探寻马来西亚华人文化与中医药文化之间的关系时,我们不难发现其中存在的并非单向的施因关系,而是相互促动的双向关系。一方面,马来西亚华人文化为中医药文化的植根与发展提供了土壤。诚如前述,会馆、宗祠和庙宇承载着强大中华文化的传统基因,由它们构建的相对封闭、独立的环境为传统中医药的最初介入与发展提供了相对独立封闭和不受西医介入的生存环境。华人历来深厚的文化、民族认同感和中华民族长期形成的经验主义处世哲学,以及在封建时代中华民族"天朝上国"的民族自信心,也使得千百年来一直依靠着疗效打动国人的中医药有着无可替代的作用。而身处异域的华人也想通过中医药文化来实现与祖国文化的丝缕联系,抒发对故国的情感。当然,马来西亚的气候条件也为中医药的传播提供了契机。马来西亚四季如夏,多雨潮湿,故多病暑,暑性火热、升散,甚易耗气伤阴,身多夹湿,每感重着乏力,粘腻难去,故当地居民常服中药菊花、葛根、五味子、六一散、荷梗与芦根之属,以益气养阴,清热祛暑。其中,最便捷的是选购药茶,故清凉菊花茶随处有售,内含白菊花、金银花、连翘、香薷、荷叶、芦根。另一方面,中医药文化在马来西亚的发展也影响着当地华人文化的发展,它丰富了华人文化的内涵。中医药文化是祖国文化的瑰宝,它所倡导的养生、辨证施治、循序渐进等哲学思想,不仅影响着医学文化,也影响着华人的为人处世,是华人文化的重要组成部分。

通过对马来西亚华人文化与中医药文化互动关系的个案分析,我们至少可以得到两点启示:一是中医药文化的交流与发展,不仅有其自身的医学因素,更重要的是需要有适合的文化氛围。因此,身处异域的华人要始终保有中华传统文化的精髓与特质,才能为中医药文化的发展奠定扎实的文化基石。二是祖国传统的中医药文化具有强大的生命力和有别于西医的一整套医学理念,其文化的传播固然要强调自身的个性,但也要寻求与当地国情民意相契合的层面,才能在当地文化中不被同化和削弱。同时,要善于吸纳、学习与交流,才能在不断地丰富、充实与完善中实现新的突破,并保持永恒的生命力与魅力。

## 第三节　福建医药界与中医药文化的海外传播

### 一、福建医僧对东南亚佛教医药事业的贡献

近现代福建赴东南亚地区传播佛教的法师中,有转道、转武、常凯、广树、性愿、妙抉、广仁、寂晃、宗圣、提润等,分别在新加坡、菲律宾、马来西亚、印度尼西亚和泰国等 5 个国家弘扬佛法。他们在传教之余,有的兼行医以治病救人,有的于寺中种植中草药以供患者治病的需求,有的创办佛教施诊所为贫苦患者施诊赠药,有的创办中医骨科研究班为当地培养中医人才,有的创办佛教护理安养院收容孤苦无依的老妇人院颐养天年。凡此种种,均为佛教在社会上塑造了良好的形象,受到世人的赞叹。

（一）对新加坡佛教医药事业的贡献

据收集的资料表明,自 1913 年以来,福建佛教界赴新加坡传播佛教的法师计有 20 多人。其本人参加行医而为佛教医药事业做出贡献的高僧有转道、转武、常凯和广树等 4 位法师。下文对这 4 位法师仅做简介,而侧重论述他们对佛教医药事业的贡献。

**1. 转道和尚及其行医贡献事迹**

转道(1872—1943),俗姓黄,法名海清,字转道,福建南安县桐林人。19岁落发为僧,受具足戒后,外出参学 10 年。曾任厦门南普陀寺代理住持。1913 年南渡新加坡弘化,募建普陀寺(与转岸、瑞等二法师合作)、普觉寺,曾任天福宫住持并于该宫行医,收入颇丰。数度回国,重兴泉州开元寺、漳州南山寺,创办泉州开元慈儿院、妇女养老院及漳州南山小学等,建树甚多。1943年圆寂于新加坡普陀寺。

转道和尚治疗小儿科病症疗效卓著。初抵星洲时,受到侨胞的欢迎。有一刘姓信众捐献一块三亩多的土地,作为建设道场,转道即与转岸、瑞等两法师合作建成现今的普陀寺。在建寺期间,转道又应福建同乡会聘请任天福宫住持。由于转道精岐黄术,尤其是擅长治疗小儿科疾病,为方便度化,乃于弘扬佛法之余,即于宫中行医,与病者结缘。因其认真诊断,对症下药,所治病例多数妙手回春,而被誉为“儿童活佛”。为星洲的医疗事业特别是治疗小儿科的病症,做出了积极的贡献。转道又本着佛陀慈悲济世的精神,遇贫苦患者,不但施医免收诊费,而且赠药,闻名遐迩。于此可见其医德高尚、医术精湛,故各界士女归信日众。他自奉俭朴,积蓄了不少钵资,常用于布施国内外名刹道场的资粮,德誉远播。

**2. 转武和尚及其行医贡献事迹**

转武生卒年代、籍贯、俗姓俱未详。昔年在厦门南普陀寺住持喜参和尚座下受具足戒后,应请至晋江安海龙山寺为住持。1913 年,转武带着龙山寺供奉的观世音菩萨之香火南渡星洲弘扬佛法兼行医,创建龙山精舍。至1923 年,因年纪老迈,乃退位让其门人瑞等法师接任住持。其本人圆寂后被尊奉为龙山寺开山祖师。

转武为福建早期赴星洲传教的高僧。他兼精究岐黄术,夜间虔诚修持大悲咒,日间行医治病救人,尤其是擅长治疗眼科疾病有特效。他大发慈悲心,遇贫苦患者概予施诊赠药,经其治愈病人甚多,每年略得些酬金,克勤克俭,经过几年后,积蓄钵资数千元,遂于 1917 年在新加坡东部的黎士哥斯律购得一地皮,面积一万六千多英尺。转武即于其地先因陋就简,架茅屋数椽,中间放置莲花宝座,供奉观音大士圣像,作为修持道场及行医诊所。为纪念他从祖国的安海龙山寺带着香火分衍该处,乃题其道场之额曰“龙山精舍”,以示不忘祖庭,为后来改建龙山精舍为龙山寺奠定良好基础。

**3. 常凯法师及其行医贡献事迹**

常凯(1916—1990),俗姓洪,法名即禅,字常凯,福建省晋江县英林人。12岁时剃度出家,礼元镇上人为师。随师学习佛法、医学与武术,深得其师之真传。后赴江浙参学,1940年回闽,任泉州崇福寺监院,于寺中教授拳术兼行医。1949年南渡新加坡弘扬佛法、教授国术、治病救人,对佛教的慈善、医疗、教育、文化与佛教社团组织等方面均有出色的成就。曾蝉联新加坡佛教总会主席,先后荣获新加坡总统授予公共服务星章的表彰、新加坡教育部颁赠的教育服务奖。1990年,常凯圆寂于伽陀精舍。

常凯于1949年抵星洲驻锡普陀寺弘法和行医,并与中医师公会同仁创办中华施诊所。1954年购置伽陀精舍作为弘法道场,内设诊所,并于房屋四周种满一盆盆中草药。他禅修之余,为病黎服务,医药并施。受惠患者视为再生父母,誉声载道。著有《骨科心要》,被推为"骨科圣手"。1958年,于精舍内开设中医正骨研究班,每周定期上课,并指导临床见习,培养学生数十人,皆成为中医界精英。同时出任新加坡中医专门学校委员及讲导师、新加坡中医师公会名誉顾问、药物研究院院长。并受聘任历届东南亚国术擂台邀请赛医师,为比赛而受伤者治疗。

常凯于1967年在新加坡佛教会宏船、广洽和演培诸长老的鼓励与支持下,利用1966年普觉寺举行水陆道场律义学会结束时的存款,作为创办新加坡佛教施诊所的基金。经过筹备、申请终于在1969年5月间获政府批准,即组织董事会,选举常凯为秘书长,负责处理诊所日常事务,借用普陀寺为施诊所地址,于1969年11月1日开始施医赠药。

施诊所在常凯领导下,业务迅速发展,患者日增,为应付需要,于1972年在印度士路增设第一分诊所。但求诊人数仍在激增,于1979年在宝胜寺旧址(在龙芽廿三巷,系贤达法师提供)建成第二分诊所,并将初办的诊所改称总所。该施诊所是以施诊赠药、福利贫病大众为宗旨。据1988年统计,三个施诊所在19年中计义诊526万多人次,共施出药费487万多元,为新加坡的医疗事业做出卓越的贡献。常凯因参与创办并领导施诊所成绩斐然,于1985年新加坡国庆日,荣获总统颁赠其BBM公共服务勋章。常凯于1990年圆寂,其原任施诊所秘书长职务,由妙灯法师继任。

**4. 广树法师及其对医疗事业的贡献**

广树(1914—1979),俗姓吴,法名照松,字广树,福建省晋江县人。童年时到厦门禾山普光寺依瑞枝上人落发出家,17岁赴泉州开元寺在转道和尚座下受具足戒后,回普光寺从其师父学习正骨手法与中医内科学。1951 年至翌年,先后在厦门国医研究班、福建省中医进修学校深造,毕业后回普光寺以医术救人。其间曾担任厦门南普陀寺监院与养真宫住持,先后于其间治愈患者无数。1958 年,应邀赴南洋弘法行医。一生对闽南与新、马的佛教医药事业均有所贡献。本文着重论述其对马来西亚与新加坡佛教医药事业的贡献,其余从略。

广树于 1958 年应其师兄广馀法师之邀请,赴马来西亚吧生及槟城等地弘法行医(将在下面详述)。迨 1965 年,广树应新加坡龙山寺住持广洽法师的邀请,移至该寺襄理法务,他于弘法修持余暇,仍以医术济世活人,与患者广结善缘,感其救死之恩者颇不乏人,受到社会的好评。广树法师正拟续展"以佛法医人心之疾,以医术治人身之病"的宏愿,可人命无常,1979 年 4 月 2日,广树圆寂于新加坡龙山寺,享年 66 岁。

### (二)对菲律宾佛教医药事业的贡献

据掌握的资料统计,自 1937 年以来,福建高僧赴菲律宾定居弘法,并对当地医药事业做出贡献的高僧有性愿、妙抉和广仁 3 位法师。

#### 1. 性愿长老及其对中药与保健事业的贡献

性愿(1889—1962),俗姓洪,法名古志,字性愿,晚年改为乘愿,别号檀莲,又号安般,福建省南安县华峰人。1901 年至南安石井东庵依德山上人落发为僧。翌年赴厦门南普陀寺在喜参和尚座下受具足戒。1909 赴江浙诸名刹参禅学法首尾十载。1919 年,应闽南佛教界师友之请回闽弘法,先后在厦门、泉州和漳州等地佛教名寺历任要职,曾一度代理过南普陀寺方丈。1937年,应邀赴菲律宾岷里拉市传播佛法,先后住持信愿寺和擘画新建华藏寺,厥功甚伟。对佛教医药事业亦有所贡献,一生为闽南与菲律宾佛教事业贡献极大,圆寂后被尊奉为菲律宾佛教开山祖师。

性愿长老曾于信愿寺与华藏寺种植民间草药"一见喜",以赠送病家。治愈了不少患者,受到社会的好评。1958 年菲岛流行性感冒,患者服之无不回春。还有值得一提的是,性愿种植的一见喜,未几即由华侨传入中国厦门,经厦门老中医陈焕章居士首先应用,再由其推广传遍中国各地。

性愿创建了华藏寺,于寺内辟大雄宝殿、祇园楼、双莲池等建筑群,还擘画将原有地皮,拟建一座安养院并配备中、西医护人员,以收养孤寡老人使之安度晚年。讵料其素志未遂,性愿竟安详示寂。幸有性愿徒孙妙抉法师,秉承其师祖遗志。

**2. 妙抉法师及其对医疗事业的贡献**

妙抉(1918—1990)，俗姓王，法名腾捷，字妙抉，号二悲，福建省福清县人，自幼旅居印尼。1934年，随其父回国探亲观光，在南安丰州莲花峰不老亭，礼觉空和尚落发为僧。翌年，赴泉州承天寺在转尘和尚座下受具足戒。1937年，到厦门南普陀寺佛教养正院学习。后因家长欲迫其还俗，遂与同学前往上海经武进抵常州天宁寺。中日战争爆发后，回闽南永春普济寺弘法。翌年，弘一大师到普济寺避难，妙抉遂得亲近弘一大师学习律仪。1950年，往香港大觉寺挂单。1957年，东渡菲律宾抵信愿寺，甚得寺主性愿老和尚的器重，委其负责华藏寺基建工程，寺宇建成后，即任该寺监院，直至1990年圆寂于寺中。

在华藏寺创办佛教施诊所，在他的苦心计划经年，内部设置最新式医疗器材，并聘请医师与护士，常驻院内为病者服务，受到当地政府和人民的好评。

**3. 广仁尼师及其对医药事业的贡献**

广仁(1925—2013)，当代比丘尼，在俗姓名黄慧清，福建省晋江县人。其父早逝，她三岁时即随其母林畔治到泉州宿燕寺。童真时依其外祖母嘉姑在宿燕寺带发出家为清修女(闽南俗称为菜姑)。1958年东渡菲律宾抵岷里拉市宿燕寺，协助寺主文莲姑襄理寺务。后在菲都信愿寺依住持瑞今长老落发为比丘尼，法名慧清，字广仁。1959年，文莲姑升西后，广仁继承文莲姑遗志，担任宿燕寺住持职务。她是一位有胆略、有远见、和蔼可亲、才情卓越的女法师，曾为菲都宿燕寺购地增建地藏殿，与重建佛殿。还先后到过美国、意大利、日本、韩国、马来西亚、新加坡、印度和尼泊尔等国家考察。并为泉州宿燕寺与菲都宿燕寺创办佛教医药事业努力不懈，成绩斐然。尤其是为泉州宿燕寺兴建大悲殿、大雄宝殿、天王殿、钟鼓楼和山门及配套等一系列浩大工程做出了卓越的贡献。

广仁认为佛教应为社会多做贡献，才能获得社会人士的理解和支持。而创办佛教施诊所，最能帮助人们脱离病苦的需要。为此，她遂发动菲都宿燕寺董事会筹办施诊所。在老夫人苏满治的支持下，与信众热情捐助下，遂建成了四层大厦的施诊所。为纪念该寺开山祖师优婆夷文莲姑的功德，并实践文莲姑济世的凤愿乃命名为"宿燕寺文莲施诊所"。于1978年10月30日，邀请岷里拉信愿寺住持瑞今长老，碧瑶普陀寺住持如满法师，以及香港超尘法师、元果法师莅临举行开幕剪彩。该施诊所全部现代化设施、聘请西医负责医疗。因系初创财才薄弱,每周仅施诊两次。除为当地贫苦患者施诊赠药外,还多次派出医务人员携带药品到边远灾区为菲华病家施诊赠药,如1986年往描达安即支难民营施诊470余人次;往描述安第一难民营、万德寺举行义诊300余人次。嗣后往拉名隆、三巴乐、巴兰王等地义诊;远涉礼智省独鲁社、鹿朗曼、利济示,还到内湖、仙沓戈律示等地义诊计达一万余人次,各地黎民反映很好,说这是佛教慈悲为怀的爱心表现。又菲地前几年曾发生过海难,伤残人员颇多,义诊所亦派出医护人员积极为之抢救疗伤,誉声载道。

### (三)对马来西亚佛教医药事业的贡献

福建高僧赴马来西亚弘法的虽不少,但若兼对佛教医药事业有重大贡献的则为数不多。现就所掌握资料分述于下:

**1. 寂晃法师及其对医疗事业的贡献**

寂晃法师,俗姓黄,法名体明,字寂晃,福建省莆田县(今莆田市涵江区)人。1920年出生,1931年赴本县囊山慈寿寺依妙喜上人披剃出家。1933年于本寺受具足戒后,历任寺中副寺、监院,以及莆田县佛教支会文书等职。1952年应马来西亚马六甲青云亭住持金星法师的邀请,出国赴该亭担任佛事部主任。1959年赴吉隆坡马华医药学院攻读中医本科与针灸科毕业后,回青云亭开设诊所,又与教友发起创办槟威赠医施药所,并被委为主治医师。1970年于森美兰州芙蓉坡创办妙应寺,而于寺中创办佛济诊所,行医济世。现任马来西亚佛教总会主席、森美兰州佛教分会主席、妙应寺住持、佛济诊所主任。还帮助福建莆田市涵江区囊山慈寿寺及莆田城厢区云门寺的重建。

寂晃医僧对马来西亚佛教医药事业做出了重大的贡献。与人创办马来西亚佛教总会槟威赠医施药所。寂晃于1965年8月间,与马来西亚佛教总会(以下简称马佛总会)热心公益的如贤、祥空、果真三位法师及郑又弘姑娘,共同发起创办马佛总会槟威赠医施药所,并被委为主治医师,每日诊治患者100多人次。就诊对象有政界人士、教师、护士与工商界人士,门庭若市,声名远播,南至怡保,北至吉打州,距槟城100多英里,每日都有患者赶至法师处求诊。翌年,施诊所一切走上正轨后,寂晃因操劳过度,身体有些不适,乃暂回青云亭休息,另聘当地名医应诊。

创办诊所,行医济世。寂晃于1970年协助马佛总会雪兰莪州分会创办雪州佛教施诊所,并担任义务医师,还安排两位徒弟配药。两个月后,他又回青云亭自开诊所,因就诊患者日多,诊所不能容纳。他为求发展起见,即于森美兰州购买芙蓉坡拉坑花园的地皮,兴建妙应寺,并于寺中创办佛济诊所,行医济世。

创建马佛总会森州佛教分会并附设施诊所。1987 年秋,寂晃筹建马佛总会森州佛教分会会所,建筑费多达马币 50 多万元。并于会所附设佛教施医赠药所,为贫病患者提供免费医药及针灸服务。他筹建之佛教分会会场与施诊所开幕之日,除收各方惠赐贺仪达马币 22 万元外,还收到当地政府特拨 1 万元充作施药基金。

**2. 广树法师及其对医药事业的贡献**

1958 年,马来西亚吧生龙华寺住持广馀法师,因需管理寺务骨干,乃邀请其师兄广树法师南渡担任该寺监院。广树法师经向政府申请出国应聘手续后,即前往担任其职。嗣后又应请至马来西亚槟城在会泉大师创办的妙香林寺弘化。他先后在这两座佛寺弘法之余,亦以所学岐黄术济世活人,治愈患者甚多,为佛教在社会塑造良好的形象。此为其对马来西亚佛教医疗事业一大贡献。

**(四)对印度尼西亚佛教医药事业的贡献**

福建高僧赴印度尼西亚(以下简称印尼)传教的不多,若兼对佛教医药事业有所贡献的更少。现据有关资料报道的个别事例叙述于下:

宗圣法师及其对医药事业的贡献。宗圣为当代法师,现年 70 多岁(具体出生年间未详),福建省莆田县(今莆田市)人。早年于莆田城内梅峰光孝寺落发为僧(其家庭情况与师承世系俱未详)。后来赴印尼弘扬佛法,现为印尼廖内岛圆光讲堂住持。

宗圣法师住持圆光讲堂弘法之余,关心群众疾苦,乃发起筹办佛教施诊所,以为贫苦居民提供免费的中医中药服务。该所经数月之筹备,于 1977 年 6 月 30 日开幕,正式开始为岛上居民实行施医赠药服务。每月求诊人数平均为二三百人次,获得岛上居民交口的赞誉。

**(五)对泰国佛教医疗事业的贡献**

据有关资料报道,福建著名治癌医僧提润法师,曾应邀赴泰国治疗癌症患者,现将其事迹介绍于下:

提润(1922—2001),俗姓林,法名凤义,字提润,福建省福州市人。1936

年,时年15岁,至闽侯雪峰崇圣寺依道果和尚落发为僧。翌年,于福州鼓山涌泉寺受具足戒。1941年赴闽东寿宁县三峰寺向寺僧明洁法师学习岐黄术。先后亲近过虚云、圆瑛两大德,并于圆瑛创办的楞严专宗学院攻读,毕业后受圆老之委托,于鼓山创办佛学院。1956年至1958年于福州金山寺和开元寺行医,擅长应用中草药治疗早期癌症,疗效显著,因而声名远播,被誉为"治癌高僧"。慕名邀请出诊者不绝,其行医足迹遍及祖国大江南北,远涉美国与东南亚和我国的港澳台地区。他将患者及信众的供养数百万元,全部捐作佛教的教育慈善和建设寺庙等事业,并影印回流失于日本的《毗卢大藏经》。

1990年,提润老法师荣任福州开元寺方丈,当选福建省佛教协会副会长,并应聘兼任菲律宾岷里拉普陀寺、碧瑶普陀寺住持。后又兼任古田县极乐寺住持。被推选为福建省政协第六、七届委员。2001年2月13日,提润老法师圆寂于福州开元寺。世寿80岁。

1988年12月间,泰国中华总商会常务董事、介寿堂慈善医院主席李光绛先生之夫人患晚期肝癌,他通过中国驻泰大使发出邀请提润法师赴泰为其夫人诊治。提润医僧应邀于1989年1月4日抵泰国时,患者已成膨胀伴腹水,肝部疼痛不能食,奄奄一息,经医僧对症下药治疗后,不仅腹水消退,肝痛消失,且能进食。患者家属与泰国医生无不赞叹老法师医术高明。后来,因病人亲属未按老医僧所嘱服药,致使病情反复,无法抢救,老法师对此深感遗憾。然而提润医僧在泰期间,却治愈一例年仅31岁的男性血癌症患者,该例患者曾在泰国多家医院诊治,均认为无法治愈。可是经老医僧为其精心治疗月余,症状终于消失。后再至医院复查,未见癌细胞,一时传为佳话。

综上所述,可见福建高僧对东南亚地区的五个国家佛教医药事业的贡献是多方面的,不但有中医内科、小儿科、眼科、风伤骨科和针灸科,而且还有种植中草药治病的,并设有西医内科和西医护理等。既有个体医僧行医济世,也有佛教寺院及佛教总会创办的佛教义诊所与施诊所,且治疗效果令人满意,声誉远播。

## 二、吴瑞甫对新加坡中医事业的贡献

吴锡璜(1872—1952),字瑞甫,号黼堂,以字行,福建同安县人。生于世代医家,少时习文,尝中举人,年弱冠,秉承庭训,弃儒从医,博览精思,上至《灵枢》《素问》《伤寒论》及清代名家著作,研究尤深。一生著作如林,著有《校正圣济总录》《评注陈无择三因方》《中西温热串解》《四时感证》《伤寒纲要》等几十部，凡数百卷。20 世纪 30 年代初曾于厦门创办"医学传习所"、"国医专门学校"，并任厦门中央国医馆馆长。抗日战争，厦门沦陷后，日伪诱逼，欲其出任要职，先生大义凛然，威武不屈，不惜以古稀之年，毅然徙迁星洲，在星洲继续传播中医学术，培育中医人才，为新加坡的中医事业做出积极的贡献。兹就新加坡有关史料及吴老在新加坡门人所提供的资料，略作论述。由于资料及水平之限，难免挂一漏万，谬误之处，敬希斧正。

（一）组会办刊，传播国医学术

新加坡中医迄今有 100 余年的历史，然据报道，"1945 年日本投降后，新加坡尚无中医药团体的存在"。1938 年吴氏徙迁新加坡后，除致力于中医学之研究外，并积极会同当地名流一起组建中国医学会（即中医师公会的前身），据《中医师公会组织经过和背景》一文说："1946 年，中国著名中医吴瑞甫，因在中国抗日战争中，避难于新加坡。当时，新加坡名中医游杏南、曾志远、陈占伟三君，在吴瑞甫先生的领导下，认为在有一百万人口大城市的新加坡，应成立一个联络中医界人士和从事发扬和研究中医学术的团体。……1946 年 8 月 18 日，假座南洋上杭同乡会，召开新加坡中医界同仁第一次筹备座谈会。会中推举吴瑞甫为主席。是日筹委会通过重要议案如下：筹备成立新加坡中国医学会。"[①]"次年，中医师公会成立，吴师被选为理事长，蝉联六载。"为了提高中医学术之水准，针对当时医会存在的问题，吴老认为必须设立学术股，召开学术座谈会，创办刊物。尝云："余以各处成立医会，多数有名无实，须设立学术股，相观而善，于医学前途，方资实益。"[②]因此，先后在《南洋商报》主编《医粹》，在《星洲时报》主撰《医统先声》等专刊，传播国医知识，提高中医威望，诚如陈氏所云："由是星马医风，为之转移，使社会有识人士多转信仰中医。"中医师公会成立二周年纪念日，吴瑞甫汇编出版《医粹》上下二集。该书内容十分丰富，全书计分 15 章，一百余万字，除包括内、外、妇、儿各科外，尚有专题论文如脑病、肺病、血症等，形式多种多样，有综论、医案、信件、杂俎、座谈会、专著等。该书的出版，对于促进新加坡中医学术交流起了积极的影响。当时我国著名中医任应秋在为该书题词云："科学之义，舍此

① 《中医师公会组织经过和背景》，《新加坡中医学报》1980 年第 2 期。
② 吴瑞甫：《星洲中国医师公会〈医粹〉合订本序言》，《医粹》，第 3 页。

靡他,翘企海外,吾道实多,异军突起,惟新加坡。"新加坡同济医院主席吴胜鹏在题词中云:"集思广益,温故知新,救时之术,载道之文。"对其给予极高的评价。

除此之外,吴老还定期召开座谈会,以交流学术经验,促进医学进步。尝云:"本坡自中国医学会成立后,会中设立学术股,于每星期共同研究,以收互相观摩之益,意至善也,成立以来,诸会员皆知医学精深,力求进步,每星期投稿,登载极端,诚可谓医界中一大光明。"①据《医粹》记载,座谈会内容均针对当时新加坡社会之流行病、传染病及危重病,诸如肺痨、脑膜炎、疟疾、痹症等,在当时社会上产生了积极的反响。诚如吴老在"湿热症之研究"座谈会上所云:"在吾人座谈会所讨论诸问题,为南洋疾病最主要之问题,自本会将吾人讨论之所收获,公之报端,不但国医之水准,日见提高,社会人士之视线,亦大见转移。"②比如肺痨病,当时在新加坡约每七人中即有一人得肺病,据当时同济医院统计求诊者中肺病患者约占75%强,针对社会这一严重情况,中医师公会在吴老亲自主持下先后召开数次座谈会,将之视为自己的职责,吴老云:"当兹本市肺痨蔓延,市民健康极受威胁,吾辈身居医林,难安缄默。……极盼诸君发表意见,各抒伟论,匡时卫道。"③并就肺痨的病因、治疗、预防及社会因素等做了深入的研讨,同时向社会提出呼吁:"使人人具有预防肺痨病常识,及使已患肺病者如何以求疗养,盖一般人对于肺病的知识,如不能提高,便不能战胜肺痨。"又如"风寒湿痹之研究"座谈会,即根据当时医界对此三症混淆不清之弊端而召开,吴云:"痹、脚气及痛风,在这三种的病状,各有不同之处,但亦有类似之处,所以有些医生,对于这三种的病状,罕作细详的分析……其中虽有获效者,可是不获效者占大多数,这些的责任,完全是为医者对此三症的异同之处,不作详细的分析,以使药不对症。南洋地方卑湿,此三症痹、脚气、痛风特多,吾人身为中医,负有病者生命之寄托,此三症详细之分析,实为吾人当前之急务。"④

在座谈会上,吴老谆谆教诲诸同仁应自尊自强,努力上进,尝云:"诸君幸勿因处此风雨飘摇之危机,而意冷心灰,须知国药之价值,社会上自有定评,

————————————

① 吴瑞甫:《对星洲医学界之期望》,《医粹》,第27页。
② 《湿热症之研究》,《医粹》,第267页。
③ 《肺痨病之检讨》,《医粹》,第257页。
④ 《风寒湿痹之研究》,《医粹》,第271页。

吾人惟勤求古训,博采众方,时作学术上之切磋耳。"①

（二）纠正"毛丹",阐发湿热真谛

　　新加坡地居热带,四面环海,天气炎热,地气潮湿,病湿热者尤多,然当地中医因受温补派之影响,用药或偏于温散,或偏于温燥,或偏于温补,相习成风,而对于新加坡最多之湿热病,则茫然无所适从。病家一见发热,便称"毛丹",医者杂药乱投,百无一效,搞得人心惶惶不安。正如吴老所云:"本坡医家,于外感等病,开口便说毛丹,余八年前初到时,见病家无论何热病,便言毛丹,几于谈虎色变。"何谓毛丹者,据云:"病家一见发热,即取熟鸡蛋或面粉调水搓成团,以布包裹擦全身,见蛋中或面粉中有毛,便认为毛丹之确据。"对此,吴老认为病家之脱毛,乃生理现象,尝云:"不思人有新陈代谢之作用,无论何日,皆脱皮脱毛,试以面布洗身,其盆水皆有细毛细皮浮出,特百姓日用而不知耳。"并对毛丹病进行细心诊察,乃悟出此病"不过薛生白医书所言之湿热症耳,在南洋四时发见此症,较之上海、厦门尤多,依薛氏治法,百治百愈"。② 于是,凡遇此症经吴老治疗,无不效者,"一时医界风从,流风所被,三十余年,全活甚众",从而使新加坡中医界纠正了所谓毛丹之谬说,陈氏云:"今则毛丹之名,已不复为人所提起矣。但在吴师之前,并无一人能指出为湿热病者。"所以陈氏赞誉吴老:"慧眼灵心,洞见症结,其功不在叶天士之下。"

（三）仁心仁术,拯救黎民疾苦

　　吴老秉承家传,朝夕精研岐黄之学,寝馈华扁仲景之术,阅历覃深,识验俱丰,立论常超出前人,临证屡起沉疴痼疾,在星马一带深孚众望。兹引吴老高足,现任新加坡中医学研究院院长陈占伟回忆三则,以资佐证。

　　其一曰:"时医多执小青龙汤以治风温,劫液伤肺或致吐血。而执景岳法者,又以穷必及肾立论,六味、八味、八仙、都气随手滥施,以致迁延日久,肺损成痨。吴师认为熟地、萸肉、麦冬、五味滋腻留邪,正风温症之大忌,而主轻清宣肺,豁痰消食,取得极高的疗效。"

　　其二曰:"时医痿痹不分,常用滋补,吴师认为痹症乃由湿热阻滞经络肌肉……治法必须分解湿热,通络蠲痹、流利气机、活血化瘀……常用滑石、海

①　《风寒湿痹之研究》,《医粹》,第271页。
②　吴瑞甫:《医粹略谈》,《医粹》,第27页。

桐皮、姜黄、生薏仁、防己、薢薢、桑枝、乳香、没药等，而所投辄应。"

其三曰："时医一见产后发热便用生化汤，以为既可补血又可行瘀，一举两得。吴师认为产后阴气已虚，孤阳独旺，虽石膏、犀角，对症亦是良药。并引吴鞠通产后宜补心气说，凡遇产后发热、头眩、心悸、舌绛、脉弦数，用吴氏加减复脉汤救全甚多。"

由于吴老医术精湛，故"来新加坡不久即名噪一时，闽人且以医圣呼之"。吴老不仅医术高明，医德也十分高尚，据陈氏回忆云："有富人患肝肿瘤，经吴师治愈后，欲求贵重补剂，此事在时医必以为赚钱之机会，而吴师婉言拒之，并说多吃莱菔，便是补药，其崇高之医德，与徐灵胎拒贵公子求长生不老秘方之事，如出一辙。"吴老对富者不阿谀逢迎，对贫病之人，则发恻隐之心，尽管吴老诊务十分繁忙，仍兼任厦门公会施诊义务医师，并精制家传喉科秘方赠予贫病之患者。晚年其仁义之心尤醇，协同新加坡中医界同仁积极筹办"中华施诊所"，虽然当该所于1952年"三一七"国医节成立时，吴老已不在人世，但其生前为之操劳奔波之情景，永远铭刻在中医界同仁心中。

（四）融中西法，促中医现代化

吴老认为中西医各有所长，各有所短，主张互相参订，取长补短。他认为中医之长处就在于重视气化，尝云："我国之医学，发源于气化。"①而西医忽略了人体气化之作用，乃其不足之处，但其重视形质解剖也有可取之处，他说："西说注重形质……虽未能达经气以活法通变，而能就形体病处以求实验，于审证用药，未始无补。"②因此吴老极力主张中西会通。但他认为中西会通应脚踏实地，反对停留在表面上之常渲染，他曾主持座谈会讨论有关中医科学化的问题。据报道说："主席吴瑞甫云及现下新中医之欲科学化中医，非徒喊口号或东抄西袭而曰科学化，其实欲科学化中医非有高深之中西医学基础，则无力以任。倘有此基础而无使其融会贯通，而徒东抄抄西抄抄，亦无达成功之境，故不科学化中医则已，否则本会会员非加深研究中西医学，为将来科学化之基础不可，日后本会座谈会亦应一本此旨进行。"并具体制定实现中医科学化的二步骤。第一步，加深中医学之研究，方法如下：甲、于每月一日之座谈会以研究广义伤寒为中心，乙、于每月十五日之座谈会以研究临床

① 吴瑞甫：《厦门公会成立赠医之宣言》，《医粹》，第237页。
② 吴瑞甫：《六经病论》，《新加坡中医学研究院第七届毕业纪念刊》，1982年，第52页。

治疗为中心。第二步,对现代医学必需之理化学识加以研究,方法如下:甲、会中有数位理化教授及对西学有高深研究者,要求其协助对理化之研究。乙、筹款购买理化必需之仪器及药物,供研究之用。丙、征求会员对学习研究理化意见。① 吴老这种以中为主、中西会通的务实精神,给新加坡中医界留下深刻的影响。诚如新加坡已故名医曾和生云:"有先生之经验,而无先生之中西会通,立论高超,文笔晓畅,深入而能显出。"② 对其给予很高的评价。

### (五)筹建医校,培育中医人才

吴老迁居新加坡后,继续为培育中医人才,而呕心沥血。当时新加坡不少医生仰慕吴老高超医术而投其门下,诚如门人陈占伟先生云:"我第一次看到吴师的药方,觉得按语精简,用药灵活,确是学有渊源,故能信手拈来,头头是道,从此时起,我便深佩吴师的学术思想。"吴老则礼待门生,虚怀若谷,尝云:"余自揣一知半解,诚不足以为人师,然教学相长,古人已有明训,《礼记》云:师也者,师其道也。则诸学员之慕道而来,盖犹行古之道也。余甚愿陈占伟、曾志远……诸学员,勤求古训,阐发新知,且于喻嘉言'先议病、后用药'六字,细加探讨,则于讲求医道及临症处方诸大法,思过半矣。"③ 在吴老的谆谆教导下,诸门生医术大有进步,其门生诸如陈占伟、游杏南、曾志远等均系新加坡一代名医。对吴老传道授业,使中医能在新加坡发扬光大,新加坡中医界给予充分的肯定,尝云:"同仁等因时闻先生绪论,而医学益进,是不仅同仁之幸,而亦华侨之幸也。"④ 吴老于晚年之际,办学育人之心尤笃,不辞身心衰惫,积极配合其门生着手筹建"星洲中医专门学校"(即现新加坡中医学院前身),遗憾的是当该校于1953年正式成立时,吴老已含笑于九泉了。

吴瑞甫先生不仅是我国近代著名中医学家,而且是一位蜚声星马的大国医手。其一生致力于传播中医学术,为振兴新加坡中医事业,培育中医人才,鞠躬尽瘁,死而后已!正如陈占伟院长所云:"其培养接班人,与夫恫瘝在抱的苦心,在新加坡可说是前无古人,后无来者。"

①　《中医师开座谈会探讨科学化问题》,新加坡《南侨日报》1948年12月8日。
②　曾和生:《奉呈中国医学会主席吴瑞甫夫子》,《医粹》,第231页。
③　吴瑞甫:《对星洲医学界之期望》,《医粹》,第27页。
④　学术股编委会同人敬撰:《吴瑞甫先生历史》,《医粹》,第1页。

### 三、闽籍华侨与东南亚中药业

据统计,到 20 世纪 80—90 年代,福建的华侨华人 90％以上集中在东南亚各国,有 894.24 万人,尤其在印度尼西亚、马来西亚、菲律宾、新加坡、泰国等国,共有 745 万人,占福建华侨华人总数的 86.75％。闽籍华侨在东南亚从事中药业者,以永定和闽南籍客家人为多。他们从事中药种植、经营药店、开办药厂、组织医药公司医药公会等,推动了东南亚中药业的发展。

#### (一)胡文虎与虎标良药

在闽籍华侨乃至中国近代史上,胡文虎无可非议是一个重要人物。胡文虎为福建永定籍缅甸华侨,其父胡子钦,在缅甸行医多年,医术高明,医德高尚。胡文虎继承其父的永安堂药行后,根据中西医药原理研制的以万金油为代表的五种虎标良药,具有简、便、廉、验的特点,深受群众的喜爱,永安堂的业务蓬勃发展。为满足东南亚各地用户的需要,胡氏对外扩展业务。1921年,在泰国曼谷石龙军路设立了永安堂最早的一个分行。1923 年,胡氏在新加坡设立分行,并在新加坡尼律购地建制药厂,1926 年制药厂竣工,并在此设立永安堂总行,缅甸仰光原永安堂国药行改为分行。又于 1933 年冬在吧城、1934 年春在槟城、1935 年在棉兰设立分行;在国内的上海、汉口、天津、福州等地也设立分行。[①] 虎标良药包装精良、外形美观、携带方便,在相当一段时间里,几乎成了居家必备、旅行必带、包治百病的灵丹妙药。其产品行销东南亚、中国、欧美及印度等,使用者几占全球人口的一半,年销售量达 200 亿瓶,为胡氏兄弟带来了无数财富。胡文虎、胡文豹被誉为"万金油大王"。胡氏兄弟的成功,是凭借他们的努力奋斗,凭借天时、地利、人和等客观条件,而大机器生产代替了原来的手工操作,使其产品以几十倍甚至上百倍速度增长,满足了市场的需求。同时,他们以薄利多销、方便贫病的经营方针,以独特的广告艺术大力宣传,赢得了众多的消费者,从普通的药商成为成功的企业家,其中给我们诸多的启示。[②]

---

① 李逢蕊:《胡文虎评传》,华东师范大学出版社 1992 年版,第 30～31 页。

② 华碧春、胡励军、张尚英:《胡文虎与万金油》,《福建中医学院学报》1995 年第 1 期。

（二）闽籍华侨与泰国中药业

泰国在历史上受印度和中国文化的影响至深，其传统医学应用的药物近5000种。泰国的福建籍华人，大多数集中在泰南部与北马交界的半岛地区，有从事中药材种植业，也有经营中药业。在泰国的同业公会中（同业公会是同行业组织起来的社会团体），较有影响的团体有泰国中医药总会，该会为中医药在东南亚保持合法地位做了不少工作。其中经营中药业获得较大成功的有泰京联华医药业公会永远名誉理事长、祖籍福建平和的杨锦忠。杨氏家族在泰国曼谷经营的福安堂无限公司，下辖三个以研制中成药为主的制药厂。杨锦忠还担任泰国卫生部医药管制委员会委员、泰中华总商会顾问等职。在泰国经营药业的还有泰国福建会馆名誉理事、祖籍诏安的沈天河、沈秋虎，以及经营协兴大药房的吴水洁等。①

（三）闽籍华侨与马来西亚中药业

马来西亚流行中医学和印度草药医学两大体系。早在汉代，中药材就是输入马来西亚的货物之一。中医是随着华侨传入马来西亚的，如1891年，福建闽县精通医术的魏望曾、精通中西医学的福建永福人力钧等人到马来西亚行医。1901—1903年间，闽县侨领黄乃裳从福建闽清、永泰、古田、屏南、闽侯等10县招募华工到马来西亚沙捞越的诗巫开发，其中中医师在当地行医，开设药材店。18世纪中叶，祖籍永定中川的胡泰兴，其祖先到马来西亚槟城后种植胡椒等中药。战后，马来西亚的大部分药店都发展为药行，如永定籍的张志贤、张商和、张永年、张慧贤、游伟详、黄柏书、黄占兴、卢世荣、胡慨详、胡东美等的药行；张日良、游加立的药业公司；雷得的万家春药行等都较出名。药业也是马来西亚华侨的主要行业，久负盛名的有永定籍曾敦化兄弟经营的万春堂有限公司及该公司监制的金鱼标丸散，李济生狮标药行制造的各种药品，谢文荫的福安堂有限公司，还有廖煜兴、廖志明、胡殿华、胡雷标、曾庆饧等药行。在马来西亚槟城，仅北马永定同乡会会员经营的药房、药行的药业公司就有70余家。吡叻州吡叻永定同乡会会员开设的药行、药业共计69家。

---

①　杨力、叶小敦：《东南亚的福建人》，福建人民出版社1993年版，第5页。

#### (四)闽籍华侨与印度尼西亚中药业

印度尼西亚万隆中华药商联合会,成立于 1947 年,会员大都是永定人。在印尼雅加达,几乎全部药行、药业公司都是祖籍永定大溪乡的华侨、华人开设的。如早在 1885 年,祖籍永定大溪乡的游孙钊到印尼雅加达行医,后来,在雅加达"廿六间街"创设了济安堂药房,成为在雅加达行医和开药店的第一个永定人。他还创造了"游仙止咳丸",畅销东南亚,使他成为百万富翁。济安堂药房现由其曾孙游广发经营。由此带动了一批大溪乡人在雅加达行医和开设药店。经营药业较有成就的有游绍宽的"珍珠药店"、"神珠药厂",产品畅销印尼各地;游万通的中正药行,有数家分店;游宏厚的中西药房;游九良的制药厂,设备先进,规模较大;游钦州的制药厂,以及游任康、游宏蕴、游美初、汪震球的药房生意兴隆。

#### (五)闽籍华侨与新加坡中药业

在新加坡,第二次世界大战之前,永定华侨开设药店。二战后,由药店发展为药行和药业公司的共 61 家。如永定籍的曾彩春参茸药行拥有 5 家分店,张松奎、胡晋发、胡书香父子、胡书史各有 2 家参茸药行;祖传名医曾道杏参茸行等。还有一些较大型的制药厂,如永定籍华侨胡友明的永健药业公司在新加坡、吉隆坡和雅加达都有现代化制药厂,公司创制的"三脚牌"商标药品,畅销东南亚。又如曾仕呈的友联药业所制的火鸡麦维他命等药品,行销新加坡、马来西亚等地。至 1980 年,永定籍华侨、华人在新加坡经营的药行、药业公司共计 70 余家,占新加坡全国药业公司开设药行的 20%。①

闽籍客家华侨、华人在东南亚地区有众多人从事药业,并取得一定成就,有着深刻的历史文化背景。他们在侨居之前,世代为医,有一定的医药学知识。从事中医中药业成为他们初期赖以生存的重要行业,事业之初以开设诊所兼药店,他们大多诊病兼卖药,逐步形成少数家族式的有实力的药业公司和较大型的现代化制药厂。在东南亚地区,福建华侨、华人数量众多,自南宋到清代中期相当一段长时间内,他们已逐步扩展并广泛分布于南洋群岛各重要港口城市。华侨、华人聚居使中医药有广泛市场。他们保留了中国传统文

---

① 永定县地方志编纂委员会编:《永定县志》,中国科学技术出版社 1994 年版,第 694～701 页。

化和生活习惯,中医药在他们中间有很高的信誉,侨居东南亚的华侨、华人患病时,许多人求助于中医,中医药在东南亚根基深厚。因为东南亚华侨、华人是一个个按同族、同乡聚居一处,互相帮助彼此扶持,有相当一部分是在同一地区,讲同一方言,操同一职业,如永定籍、平和籍华侨、华人经营的药店、药行就是一种典型的家族式、同乡式的,他们逐步形成了独立于当地社会行业的华人药业并且创造了名牌中成药,形成规模化生产和经营网络。即使是大企业家胡文虎的各大药业分行,几乎都是用胡氏家族的人,这一方面在一定时期内巩固其药业王国的政治、经济地位;另一方面家族式、同乡式的药业对其事业的发展如在人才的培养、企业的进一步发展等方面也产生不利影响。

闽籍华人在东南亚经营药业的兴衰,也受各国政治经济因素影响,与当地政府的对华政策、对传统医药学的政策密切相关。随着各国对中医药业的行政法规的逐步健全,广大群众对中医药质量要求也在提高。我们发展与东南亚地区的药业交流,具有良好的基础和广阔的前景,可以从以下几个方面进行交流与合作:

第一,加强传统医药方面的学术交流和协作研究,如调查药物资源,鉴定药材品种;调查东南亚地区市场的需求,开展学术交流、科研协作要选定好课题。

第二,开展治疗常见病的名牌中成药的研制,闽籍华侨在东南亚从事药业较成功的企业家,都有自己开发研究的名牌中成药,有现代化的大型药厂。福建名牌中成药片仔癀、赛霉安畅销东南亚地区,具有良好的基础。

第三,加强经贸合作,与出口部门协作,形成产、供、销一条龙。

第四,加强人才培养,吸收东南亚地区生源,学习中医药专业,发挥福建中医药大学、厦门大学海外教育学院培养人才的优势。

# 第六章

# 近代台湾医家的多重面向：
# 以黄玉阶为例

近代以来，台湾社会风云变幻，处此环境中的台湾同胞，不得不面临烽火连天、政权更迭，奋起反抗者有之，屈膝投敌者有之。台湾医家在这一历史变迁过程中，也呈现出多重面向。本章以黄玉阶为例，讨论近代台湾医家的社会适应问题。综观黄玉阶一生，集宗教家、慈善家、医学家和社会活动家于一身，堪称日据时期台湾的一位传奇性人物。台湾学者郑喜夫、吴文星、李世伟，大陆学者肖林榕等对黄氏均有一定的研究。本章利用新发现的《台湾日日新报》《黄玉阶履历单》及其撰写的中医著作等材料对黄玉阶略作论述。

## 第一节　黄玉阶的医疗生涯

### 一、黄玉阶的早期医疗生涯

黄玉阶（1850—1917），字冀华，道号道辉，道光三十年（1850 年）四月二十五日生于台湾省彰化县大肚中保五叉港（今台中市梧栖镇）。黄氏祖籍福建泉州，其先祖于清乾隆末年东渡台湾谋生。黄玉阶五岁时跟随黄邦攻读国学经典，从小深受中华传统文化的熏陶和教育。

黄玉阶早期学习中医的具体情况不甚明了。据其履历单云，1869 年，黄氏从中医师李清机学医，兼研究佛教宗旨，"同年，始出为人诊病，历年至今暨行施医并送药物"。① 1872 年，为传播先天道，黄氏从家乡台中来到台北，此

---

① 佚名：《黄玉阶的履历》，载杨莲福《民间私藏台湾宗教资料汇编·民间信仰民间文化》第一辑第 23 册，台北博扬文化 2009 年版，第 124～143 页。

后的几年间,他主要从事传道活动,"余于癸丑年领受恩堂。……斯时台北开荒之年,日夜攻苦,勤读三本书,各处访贤"。① 光绪元年(1875 年)以后,他开始在台北悬壶济世,"光绪元年,初开门户,乞药者为群"。② 可以说,无论是在家乡台中,还是抵达台北以后,在相当长一段时间,作为中医的黄玉阶生活平淡无奇,至 1884 年他治疗台北霍乱之前,从现有资料中我们没有发现一条他从事医疗活动的具体事例。

很显然,与台中相比,台北给黄玉阶提供了更为广阔的活动空间。1882年,他开始在台北大稻埕经营酱菜业,并继续其医疗生涯。1884 年,法军进攻鸡笼、沪尾,台湾北部陷入战乱之中。台湾人民奋起反抗,黄玉阶"即募义勇,教练筹备,缚绔执刀,奋然挺起以从,人情颇觉鼓舞"。③ 战争结束后,黄氏因其表现,钦差大臣左宗棠、福建将军穆图善、闽浙总督杨昌濬奖赏五品军功。这是目前所能看到为数不多的黄氏早期社会活动的材料。此时的黄玉阶作为一个从台中到台北的外乡人,以 30 出头的年龄能够"募集义勇",说明他在台北已经有相当的号召力和社会影响力。当年,台北地方爆发霍乱,疫气流行,黄氏精选良方,合药施济诊治,全治者七八百人。次年,台北再发霍乱疫气,他复合药施济,并印《霍乱吊脚痧医书》千本分送全台,诊治全活千余人。联系到他在中法战争期间协助清政府抗击法军的作为,并积极以其高超的医技救死扶伤,平日为民众义诊治疗,我们可以认定,日本占领台湾之前,黄玉阶便以社会活动家的身份出现,一方面他与政府有一定的合作;另一方面,也通过医疗与下层民众保持密切的联系。

## 二、日据时期黄玉阶的医疗实践

黄玉阶在台湾医疗界扬名立万,在于他成功控制了日据台湾之初台北的霍乱和鼠疫。1895 年,日本占领台湾之初,台北即发生严重的霍乱,霍乱又称虎列刺,霍乱患者吐泻一作,便脚筋蜷缩,头汗如珠,顷刻告变。患霍乱者,或朝发夕死,较鼠疫更为严重。黄玉阶辨证后认为,此为寒霍乱,如早服温热之药,多可全活。他以大剂量姜、桂、附等药治之,或以生姜汁灌服,痊愈者千余人。数月之间,即将此症扑灭。

　　① 郑喜夫:《黄蒉华先生年谱二稿》,《台湾文献》1990 年第 1 期。
　　② 鹰取田一郎:《台湾列绅传》,台湾日日新报社,1916 年,第 1 页。
　　③ 鹰取田一郎:《台湾列绅传》,第 1 页。

1896 年,台湾各地流行黑死病,即鼠疫。最初在台南安平发现散见性病例,此后疫情失控,逐渐蔓延到台北,遍及全台。殖民当局因应局势发展,在台北设立临时检疫本部,制定传染病预防办法。黄玉阶呼吁为有效控制疫情的发展,应尽快成立黑死病防治所,隔离并治疗患者。总督府采纳黄氏建议,成立防治所,并于是年 11 月 16 日任命黄为黑死病治疗所医务嘱托。防治所成立后,黄氏率先捐款 500 元作为治疗之用。关于当时黄玉阶尽力救助鼠疫的情况,其学生叶炼金后来回顾说,"我台北于明治廿九年秋间,突然发生百斯笃。其势甚烈,当时政府虽极力预防,其奈患者续出,死者甚多,人心惶惶。凡染病者,无论是非纷纷逃避,不散就医食药,其惨状实难以言喻。恩师黄玉阶先生目击心伤,乃与辜显荣、李春生二翁磋商,向政府陈情,并拟黑死病时症论及救治方剂诸法,与之讨论。是时蒙藤田军医见之,深为嘉许,极表赞成。即时设黑死病治疗所,任用黄玉阶先生、黄守乾先生为医务嘱托"。[①] 台湾地处东南沿海,天气炎热,真伤寒之病较少,而各种热病一年四季均有发生。1896 年夏秋少雨,热气潜伏地中,郁结瘴气,冬季凉风入人经络,阻塞气管,导致气闭血凝,爆发癍痧症,黄玉阶以解毒活血清热之剂治疗,成功治愈数千人。

他在救治病人的同时,还积极对鼠疫开展研究,撰写《台湾黑死病时症论》一篇,其治疗黑死病方法曰:"于血气未败之时,急进清瘟解疫之法,夫大寒以解热,大清以消毒,行血以逐淤,通气以活络,将通身疫疠热毒之气从二便驱出,按穴敲刮,刺去恶血,以泄其毒,外敷清凉消毒之药,以消其核,而亦有生者。"此篇原本未注明撰写日期,不过,本篇最后谈道:"今蒙政府大宪,着令设法救治,受命之下,不胜惶恐,管见若此,谨述数语,冀采蒭荛云尔。"[②] 从这里可以很明显地看出,此篇有关黑死病的文章正是写作于 1896 年治疗鼠疫之时。经过月余的努力,台湾的黑死病得到有效控制。是年 12 月 28 日,因其治疗黑死病之功劳,台北县给予慰劳金五圆。[③]

此后数年间,台湾各地屡发鼠疫,黄玉阶在防治过程中发挥了重要作用。1897 年台湾各地鼠疫流行,染病者共 730 人,死亡者高达 566 人。黄玉阶编写黑死病治疗方法,自费印制数千本送人,又合药施送于遐陬僻壤。当年夏

---

① 叶炼金:《汉医药对传染病治疗实验谈》,《汉文皇汉医界》1930 年第 5 期。

② 黄玉阶:《疗瘰瘟治法新编》,1898 年黄玉阶自刊。

③ 佚名:《黄玉阶的履历》。

天,黄玉阶应鹿港民众邀请,赴当地治疗鼠疫,他坚决推辞当地民众作为感谢赠予的50元现金,鹿港事务总局赠诗文如下:"先生妙手可回春,活国功深即活人;秘出青囊能奏效,广施药品满腔仁。存心济世保安康,制炼灵丹不肯藏;遍处救人金弗受,何殊扁鹊著神方。"①

1898年,黄氏整理此前撰写的多篇有关鼠疫、癍疹的文章,以《疙瘩瘟治法新编》为名刊行。是书分为《台湾黑死病时症论》《论时疫黑死病治法》《癍疹类黑死病症治论》《癍疹急症治法》《避疫妙法》等共五篇。其序言曰:

> 窃思天降瘟疫,何地蔑有？虽气数使然,亦必赖有仁人君子出而挽回。一则劝人觉悟,好善力行,天心当必悔祸;一则赖医有法治疗救人,自能起死回生。言念及此,深慨为医不能救时济世,殊可耻也。爰是考究方书,揣摩至理,悟出气管血管之递变,传经直中内结之三因,乃于古方中拈出通络、逐淤、解毒、清热四大法,疗治奏效。三年来,救活何止千人！然于临症时,再究其毒之深浅,邪之进退,而用药亦随其轻重加减攻逐,调养、善后之法无不备载。数年苦工,呕尽心血,著成一帙。本不敢问世,因诸君子勉余刊发,以为救人一助。余本活人为念,是以忘其固陋,检出原稿,再加订正,付之梓行,以为穷乡僻壤无从延医家藏一本,以备不虞。惟愿阅是编者鉴余之苦心,以匡不逮而惠教之,则幸甚。明治三十一年四月　　日,赐章医士黄玉阶序。②

黄氏序言透露出如下的信息:首先,他在治疗台湾鼠疫、霍乱的医疗实践中,深受传统中医理论影响,其治疗方案亦是结合古方书,加以变通,以通络、逐淤、解毒、清热四大法为主要手段。其次,黄氏治疗鼠疫有相当的积淀和经验,结合1884年他治疗霍乱分析,黄玉阶是一个勤于钻研的人,长期以来对台湾各类传染病非常关注,惟其如此,才能积"数年苦工,呕尽心血,著成一帙"。再次,黄玉阶此时刊行该书,具有十分重要的现实意义,当时台湾各地鼠疫肆虐,民众缺乏必要的救治常识,此书的出版,可以帮助普通民众有效预防鼠疫,即黄氏自言,"以为穷乡僻壤无从延医家藏一本,以备不虞"。

鼠疫治疗的巨大成功,使黄玉阶声名鹊起,一时间成为台北地区的闻人。1898年12月,因鼠疫检疫事务,台北县两次奖励合计15元。1899年6月9

① 吴文星:《倡风气之先的中医黄玉阶》,载张炎宪《台湾近代名人志》第1册,台湾自立晚报,1987年。

② 黄玉阶:《疙瘩瘟治法新编·序》,1898年黄玉阶自刊。

日,任仁济院委员嘱托;6月22日,任台北茶商公会回春处医务主任嘱托;11月16日,日本赤十字会台北支部发会式兼第一回总会举行委员嘱托。1900年4月,任艋舺保安医院传染病隔离所医务主任嘱托。1901年5月,任大稻埕济安医院传染病隔离所医生监督,管理一切院务;7月13日,台北县命为传染病预防委员;11月11日,台北厅命为传染病预防委员。1902年3月1日,台北厅命为医生会干事;4月11日,台北厅命为检疫委员。① 需要指出的是,黄玉阶担任上述各种职务,并非一种荣誉称号,或者挂名头衔,而是有巨大的付出。如1899年黄氏任茶商公会回春处医务主任嘱托一职,时台北茶商公会目睹鼠疫之惨烈,遂商请台北地方政府许可设回春所于稻新街,并请黄玉阶先生任其医务,茶商之人染斯病者,即入回春所治疗,愈者不少。1901年春间,大稻埕复发鼠疫,益加猖獗,人心愈危。时绅商等倡议捐金禀请政府,准为自设济安医院于大龙峒。黄玉阶不但首倡捐金500元,还亲自担任医务监督,专用汉医十余人,以其学生叶炼金为监督代理,日夜轮流,极力诊治,救活殊多,医绩大著。后该院与仁济医院合并,名曰共济医院,以周仪垲专责医务。"顾我台北所发生该疫,最为悲惨,而政府得于迅速之间,达其扑灭之目的者,未始不因我汉医协助之力。"② 这里所谓"汉医协助之力",很大程度上便是指黄玉阶在其中发挥的重要作用。

在进行临床治疗的同时,黄玉阶还对台湾各种传染病从理论上进行思考和总结。他认为从医者贵在融会贯通,不能泥古法而治今病,世易时移,气候变迁,风土殊殊,古今差异很大,古人之意不可能尽与当时相宜。因此,在具体治疗实践中,一定要根据时间、地点、风土人情等综合考虑。前述1895年时台湾爆发的瘟疫,黄氏诊断为寒霍乱,用温热之药救治效果明显。但此后随着台湾人口增加,地气渐热,加之湿气严重,即便严寒冬日,患伤寒者很少,而温热之病则四时常有。医者不察,见其恶寒发热便谓之伤寒,见其脉沉厥冷则曰内寒,动辄投以温热之药,或用姜附参术以助邪,或以麻桂羌独以发表,多致不救而亡。无论是患者还是医者,均多畏寒凉之药,服热药而死,往往谓之天命,服凉药而生,反而顾虑重重,是故黄氏感叹台人"每致自误,良堪浩叹"。对于温热之症,黄氏多用凉药治之,尤其常用大剂量石膏,往往有患者前后服用十数斤者。当然,对于这一做法,时人并非没有异议。1909年,

---

① 佚名:《黄玉阶的履历》。

② 叶炼金:《汉医药对传染病治疗实验谈》,《汉文皇汉医界》1930年第5期。

有评论者云：领台后一二年，台北鼠疫大起，死者相望。汉医独黄玉阶氏首倡凉剂可治，所用石膏有一服至数两者，同道中人争论非之，至有目之为"石膏先生"者。玉阶终不恤乎人言，日与其徒鼓吹之，一时所活果甚众。而驳之者犹谓运气使然，未可执为定例。玉阶著《疙瘩新篇》以晓之，而疑信者终半焉。"盖民情狃于习惯，畏凉剂如虎，骤见新症，不知是寒是热。优柔者则聚讼纷纭，执拗者则坚执己见，亦理势之所或然者也。"[①]直至1907年，台中复起是症，玉阶仍以凉剂治之，亦多痊愈，反对者乃服其独见。其实，以石膏治疗瘟疫有例可循。乾隆五十八年（1793年）春夏间，燕京多患瘟疫，医者以张景岳、吴又可之法治之，多无效。后一桐城医家以重剂石膏救治，乃应手而起，其将死复愈者亦不少。其所用石膏，有一服用至八两，一人服至四斤者。当然，我们不清楚此时的瘟疫是否为鼠疫，也不知晓黄玉阶是否读过此段记载，但其辨证施治的思维是值得肯定的。

除日常的门诊外，1900年以后，黄玉阶的主要精力依然集中在鼠疫防治上。1908年，台中葫芦墩发生鼠疫，甚为猖獗，众俱惊骇无措。该地绅商、区长、医生等集议，请支厅长许可，聘素谙斯病之著名医生到墩疗治。众绅商及医生等乃联名函请黄玉阶及其学生叶炼金前往救治，一时全活甚多，欢声载道。在黄氏的呼吁下，总督府亦派防疫医山田氏在墩勤务，并嘱托黄玉阶在圣王庙内将卫生捕鼠预防传染疗治等法，一一演说详明，普及捕鼠和防疫常识。葫芦墩人袁炳修目睹黄氏不辞艰辛，治疗鼠疫之经过，特赋诗致谢："驱瘟术已擅当时，疙瘩新编效更奇；到处回春称妙手，方知活世必良医。先生早抱活人心，术合中西用意深；战胜疫军如拉朽，葫芦墩畔听佳音。"[②]

面对不断爆发的鼠疫，日本殖民当局建立起较为完备的各级防疫系统。1908—1911年间，黄玉阶连续参加了三个公共性鼠疫防疫机构。1908年，台北厅开始完善鼠疫预防组合，其为组合长者，或日本人或台湾本地人，要皆名望崇隆，而手腕锐敏。黄氏所居住的日新街组合原以叶莲亭为正，刘定坤为副。刘病故后，副组合长一时空缺，乏人继任。叶莲亭乃商之黄玉阶，以玉阶年高德望，欲请黄担任组合长，而自己屈居副职，"然黄自以老朽故逊谢三数次，叶再三强之曰，先生吾先子之执友也，以不肖之于先生，情同犹子，况先生

① 佚名:《照身镜·活人新方》,《汉文台湾日日新报》,1909-08-08(04)。
② 袁炳修:《赠黄玉阶先生》,《汉文台湾日日新报》,1908-08-18(01)。

德望尊隆,声名甲著于间阎之间,不肖其何敢奢,黄乃受之。"①叶莲亭其父叶为圭,曾两任大稻埕区长,与黄氏为至交。在大稻埕区,鼠疫预防组合由日本人菅沼宽藏任组合长,黄玉阶为副。该组合有委员 78 名,书记 3 名,巡查 1名,水沟扫除人夫 18 名。1911 年 6 月,台北厅计划成立防疫组合,当局遴选各组合成员,24 日正式公布各员名单。第一防疫组合长松村鹤吉郎,副组合长加藤繁,委员共 8 人,全部为日本人。第二防疫组合长菅沼宽藏,副组合长黄玉阶,委员共 8 人,其中 7 人为台湾人,1 人为日本人。第三防疫组合长木下新三郎,副组合长黄应麟,委员共 8 人,其中 6 人为台湾人,2 人为日本人。第四防疫组合长高桥辰次郎,副组合长小林缔四郎,委员共 6 人,全部为日本人。②

　　鼠疫的可怕性在于死亡率非常高。根据《台湾省五十一年来统计提要》的数据,③除 1916 年和 1917 年的数据过小不具有统计学的意义外,从有统计的 1897 年至 1915 年,1898 年的死亡率为 71%,其余年份均在 75% 以上,多数年份超过 80%。这是一个非常惊人的比例,一旦罹患该疫,对于患者而言,鼠疫便意味着死亡,由此造成患者巨大的恐慌。1917 年以后,台湾未再发现鼠疫病例。这一时期也正是黄玉阶活动最为频繁的阶段,从其担任各种和鼠疫治疗有关的职务和临床实践看,我们有理由相信,台湾鼠疫的最终消除,黄玉阶在其中发挥了重大作用。陈三台在回顾日据时期台北的著名人物时谈到,"他经常行医,其所领的执照为汉医第一号,台北名医,如叶炼金、尤子樵等都是他的高足。他还独创药方,于鼠疫、霍乱症盛行时,医活病人无数"。④ 陈氏为台北名门望族,1890 年出生,毕业于台湾总督府国语学校,后从事教育工作,日据时期陆续担任各种要职,对台北掌故颇为熟稔,其回忆具有相当的历史价值。

### 三、黄玉阶的医疗社会贡献

　　1897 年,日本调查当年台湾共有中医师 1070 人,其中博通医书、讲究方脉有良医之称者 29 人,儒者而悬壶称儒医者 91 人,操有秘方称祖传世医者

　　① 佚名:《谦让可风》,《汉文台湾日日新报》,1908-08-05(05)。
　　② 佚名:《防疫组合成立》,《汉文台湾日日新报》,1911-06-27(02)。
　　③ 台湾省行政长官公署统计室:《台湾省五十一年来统计提要》,台湾省行政长官公署统计室,1946 年,第 1271 页。
　　④ 陈三台述、王一刚记:《台北旧事琐谈》,《台北文物》第 5 卷第 2、3 期。

97 人,粗通文字从各处学习若干方剂称时医者 829 人,另有从外国教会学习若干西医技术者 24 人。① 据履历单云,1901 年 12 月 27 日,黄玉阶受台湾医生免许证。1901 年,总督府以府令第 47 号公布台湾医生免许规则,并举办一次考试。当时申请受考者,有 2126 人,结果考试及格者有 1097 人,而未经考试即与许可者有 650 人,考试不及格予以同情许可者 156 人,合计 1903 人,于翌年 4 月 30 日由各地方厅给予医生资格之许可。日本殖民当局对中医采取西医的管理政策,凡欲从业的人员,必须获得执业许可执照,否则视为非法行医。但是,在其统治台湾的半个世纪中,仅于 1901 年举行过一次中医医生资格考试,此后,尽管中医界不断呼吁和陈请,总督府始终没有开放中医资格考试,导致日据时期台湾中医日渐凋零。不过,对于黄玉阶的盛名,即便是日本殖民当局,也还是非常认同的。

　　除鼠疫防治和日常门诊外,黄玉阶还积极参与各种社会活动。1905 年 7 月 15 日,日本赤十字会台湾支部医院举行开院仪式,黄氏作为台湾人的总代表发言祝贺。1895 年占领台湾之时,日本赤十字会即派员参与救护伤员工作,次年在台北成立日本赤十字会台北委员会。1902 年,正式设立日本赤十字会台湾支部,聘请台湾总督府民政长官后藤新平担任支部长。1904 年,总督府医学校校长高木友枝建议设立支部医院并获得批准。出席开院仪式的人员级别相当高,日本皇太子写信祝贺,并派遣石黑军医总监作为其代表亲自莅临宣读,后藤支部长、高木院长先后致答谢词。上田军司令官作为在台军人代表,柳生台湾银行总办作为在台日本人代表,黄玉阶作为台湾人代表先后致祝贺词。1910 年 9 月,黄玉阶等 40 余人参与台北医生会例会,日方管理当局传达了医生须知、小林传染病讲话等事项。次年 4 月 8 日,台北厅警务课召集直辖内所有医生在台北厅训示室开会,是日与会者计 50 名。小林警察医员述开会趣旨,井村台北厅长就医生品位做训示,嗣冈田卫生课长代理、稻垣医学博士警务课卫生主任泷泽警部等讲述至要事项,就上述管理事项,黄玉阶代参会医生应答。② 1911 年 4 月 15 日,台湾总督府医学校举行第十次毕业仪式。高田护理藩宪、龟山内务局长、野岛司令官、村井卫戍病院长、田中军医部长、井村厅长、开业医生、新闻记者、该校毕业生等 200 余人出席,在校方代表和学生代表发言后,黄玉阶发言,历数医学校设立对于台湾社

　　① 郑喜夫:《黄冀华先生年谱二稿》,《台湾文献》1990 年第 1 期。
　　② 佚名:《医生总会》,《台湾日日新报》,1911-04-11(03)。

会的积极影响,并以范仲淹"不为良相当为良医"鼓励后进。① 可见黄氏一定程度上成为台湾中医界的标志性人物和代言者。

黄玉阶对台湾医疗界的贡献,还在于他培养了一批高水平的学生,使得处境艰难的中医在台湾得以延续和发扬光大。

陈直卿,大龙峒人,自幼读书,夙志于医,欲成名于杏林,师事黄玉阶先生,覃思精研,历经四年学习中医知识,1901 年获医生许可执照。

陈迪卿,聪明慧敏,自幼读书,师从黄玉阶学医术,与陈直卿世称"连璧"。

陈自新,大稻埕人,幼少立志,读书作文勤学不懈,通经史,精文艺,有志于医学,师从黄玉阶钻研医术,1901 年获医生许可执照。②

尤子樵,原居台北大稻埕,后迁艋舺欢慈市街。初学儒,后跟黄玉阶学习岐黄之术,为中医之翘楚,与鹿港乾、叶炼金齐名。③

叶炼金,儒而为医,少时力学,长乃肆志岐黄之术,从学于黄玉阶先生,为其高足弟子。叶氏慷慨大方,不较医资,贫者赠之以药,弱者给予帮扶,远近争延,门庭若市。时人称赞他曰:"其指下所全活者,不可胜数,可谓三折其肱,神乎技矣。……洵我台北中之特出者,范文正公云不为良相,当为良医,叶君有焉。"④

在黄玉阶的影响下,其胞弟黄瑶琨成长为台湾第一位由本岛人担任的公医。黄瑶琨为台北医学校第一届毕业生,精岐黄,凡一切奇症,靡不研钻。明治三十五年(1902 年)毕业后任台北医院助手兼台北厅防医务嘱托。两年后辞职于稻江中北街创设日新医馆。因其医术高明,为人友善,往诊者极众,很快便名遂大噪。彰化厅长加藤闻其名,于 1906 年聘为员林卫生组合顾问。1908 年 4 月,总督府任命他为彰化厅员林地方公医之职,兼公校卫生医务嘱托。为推进台湾公共卫生的发展,普及基层医疗资源,日本殖民当局在台湾推行公医制度,担任公医者,多为日本人,以台湾本岛人身份担任公医,黄瑶琨为第一人。这一事件当时引起极大的反响,"夫本岛人任为公医,诚以此回为嚆矢,此不但一人之名誉,亦全岛之光荣也"。⑤ 抵达员林之际,当地为他召开了盛大的欢迎会,并将之与其兄黄玉阶相提并论。

① 佚名:《医学校毕业式》,《台湾日日新报》,1911-04-16(02)。

② [日]鹰取田一郎:《台湾列绅传》,第 1 页。

③ 肖林榕、张永贤:《清末民初台湾名中医黄玉阶》,《中华医史杂志》2009 年第 4 期。

④ 佚名:《良医可颂》,《台湾日日新报》,1908-01-12(05)。

⑤ 佚名:《员林短札·公医首选》,《台湾日日新报》,1908-04-26(04)。

作为一位传统中医，黄玉阶精心钻研医术，配制方药，积极参与总督府在各地设立的防疫组织，在近代台湾鼠疫、霍乱等传染病防治上做出了突出的贡献。他获得日本殖民当局颁发的第一号中医营业执照，在日常临床实践中，以高超的医技、慈悲的胸怀为时人所称颂。在日本全面压制中医发展，对台湾中医采取歧视性政策的情况下，为维系中国传统医学的生存和发展，他十分注重中医师的培养，他的部分学生成为日据时期台湾中医活动的中坚力量。1930 年前后，台湾医学界掀起轰轰烈烈的中医复兴运动，发起者动辄以黄玉阶为例，论证中医复兴在台湾的可行性和必要性。可以说，黄玉阶对近代台湾医学界影响深远。

## 第二节　黄玉阶的宗教活动

### 一、整顿先天道

同治六年（1867 年），黄玉阶在同乡何许中的家庭佛堂皈依先天道（后又称佛教先派、斋教先天派）。宣统元年（1909 年），先天道闽浙地任盛道丰由厦门莅台，将全台道务交黄，命为全台头领。宣统三年（1911 年），雷道兴老太来台，加升黄为"顶航"之职，成为先天道在台湾的最高领导人。

先天道为台湾斋教三大派别之一，李添春根据林德林的调查，记录其祖脉系谱为：开祖达摩，二祖神光，三祖普庵，四祖曹洞，五祖黄梅，六祖慧能，七祖白怀让、马道一，八祖罗蔚群，九祖黄德辉，十祖吴紫祥，十一祖何若，十二祖袁志谦，十三祖徐吉南、杨守一，十四祖彭依法，十五祖林金祖。20 世纪 80 年代初，林万传在其巨著《先天道研究》中断定台湾斋教先天派源自大陆的先天道，其道门的开创者为九祖黄德辉，并指出一贯道为先天道的改革派。[①]到了 20 世纪 90 年代又经王见川的精详论证，除了确认黄德辉为创立者外，亦得知它在早期的流传过程中，曾受大乘教、金幢教的影响。道光年间，袁志谦建立西干堂，将先天道改名为青莲教；其后教中分裂，派下弟子陈汶海等人重整教派，改"无生老母"为"瑶池金母"，初步编造教中道统系谱，台湾斋教先天派即源自于此。

---

①　林万传：《先天道研究》，台南靝巨书局 1984 年版，序言第 6～7 页。

根据黄玉阶本人的说法,先天道是在咸丰十一年(1861年)由福建传入台湾,最早来传道的是黄昌成和李昌晋,黄在台南一带活动,建立报恩堂于台南右营埔,李则在嘉义以北传道,在南投名间建立善养禅寺。黄玉阶皈依时便是由李昌晋点道,何成修开示,潘晋原保举,何许中引进。同治八年(1869年)时,他一方面专心学习中医,同时也研究先天道的经典、规律、仪注等。同治九年(1870年)起,黄跟随李昌晋到各处办道传教;两年后,黄又随一位从大陆来的点传师蔡运昌学习。蔡见他很用功,就支助他十个银圆和三本书,要他到淡水去传道,黄遂北上。同治十二年(1873年),李昌晋过世,李所建的先天道道场由黄玉阶独力承担。不久黄昌成也过世,由薛运亨办理道务。薛见黄玉阶年轻有为,又将台南、澎湖的道务交由他领导,此时黄不过24岁。

　　黄玉阶在接任先天道的领导人后便积极着手于整顿教务的工作,其中最重要的当是他在1912年、1913年、1914年连续三年集结教内重要干部,举办三次"宗教讲习会",地点在台北大稻埕日新街与善佛堂,黄亲自讲习并严格点名。他之所以会郑重其事地办讲习会大致出于两个动机:

　　首先,树立祖传正统。黄玉阶在《宗教讲习会缘由》中点出:

　　　　今者同是一门办道,而个人自立门户,行事颠倒,性情乖张,贪作师承,苟图名利,不遵祖师之规矩,不听上人之训诫,与掌持作反对,此则道中之魔贼。摘降无闻,无律惩治,听其死后永堕地狱,带累九玄七祖同入苦口,然而牵连道,误人功果。可惜诸多贤良不能高超证果,修人如斯情状,是与诸佛慈悲,救世之愿相违,为诸佛之罪人,阻原人归家之正路,是为道中之孽种。鸣呼为一己数年,名利之私益,而误了三期普度之奇缘,此会堕落,何时能得出苦乎。总而言之,此等之人乃是异种,混入吾门,非皇胎真种,是以告诫而不遵,造罪而不惧,甘堕苦海而无悔,实可悲哉。吾苦心揣摩救济之方,思得一法,尽余之心,设一宗教讲习会,聚道中之贤良于一堂而讲习,代宣祖师之规矩。

　　这一番陈述可看出黄玉阶痛心疾首之处。文中出现的"魔贼"、"孽种"、"异种"并未具体指涉何人,但我们可以从清末以来先天道在大陆的分裂状况得知一个大概。先天道在十二祖袁志谦死后经过多次的分裂,在同治四年(1865年),曾子评脱离先天道,另立"圆明圣道";姚鹤天在山西自称十四代祖,主掌西干堂,黎国光则创立"同善社"。光绪元年(1875年),西干堂又分裂成三华堂和西华堂两派。三华堂不久又分成数支,其中夏道洪于光绪二年(1876年)立"一华堂"于四川,至傅道祥接任时改为"万全堂"。万全堂后来又分裂为二：一派以萧道和为首，以华中、河南为主要根据地；另一派以谢道元为首，总堂设汉口，传道范围以东南、西南各省为主，兼及部分华中、华北地区，黄玉阶所属的正是这一支汉口万全堂系。其道素以纪律严明著称，一直沿袭先天道的旧制，堪称典型的先天道正统派，莫怪乎黄玉阶对分裂者会如此严词斥责。为了避免重蹈覆辙而大伤元气，他便决定透过密集的宗教研习会来强化干部的宗教理念及凝聚意志。

其次，教务中衰。先天道自咸丰年间传播来台至光绪后期已有数十年时间，先天道徒不遗余力地兴办公益、慈善事业，获民众的好评，但在教团内部已出现松动不振的迹象。根据黄玉阶当时的自陈：

> 今者开道日久，规矩失真，办事未能臻于十全，以胡涂了事者有之。高贤入门，虽有上进之心，而苦于所学无方，中下之人，幸得至道，所学乎上，仅得其中，何堪入于胡涂之境界，焉能认真到底，况办事人既未得修身之妙谛，办事规矩未免任意增减，是则愈趋愈下。将此无为上乘、千古不传至尊至贵之大道办成小道，再而办成外道，变而办成魔道者亦有之。[1]

黄玉阶又在"宗教讲习会"的第一日课堂上再申其忧：

> 且台湾道场现甚式微，道众亦且因循过日，办道头领受前辈恩遇过于深厚，自不珍重，把办道普渡之事付之等闲，规矩不整办理，奉行故事并未认真。[2]

按先天道的教规相当严格，戒律亦多，如龙华、金幢两教仅有"茹素"的规定，而先天道还加上"禁欲"的教规（黄玉阶本人及其弟黄监即终生未娶），其皈依也更为繁复，因此在日据时期的信徒人数为斋教三派中最少的。如果信众个人没有坚定的信念，或教团缺乏一套有效的制度规范，便极易因循苟且敷衍了事，这是黄玉阶欲整顿教务的动机。

在上述两个动机下，使黄玉阶对这三次"宗教讲习会"十分重视，对参与讲习诸生要求严格，每次课程均点名查核，其讲习范围涵盖极广。如先天道大义、在台历史发展、黄个人的求道经历、分别"异种""原人"的方法、各式调规、拜佛作供礼仪、各类戒律教义等，其中有祖传规矩，亦有黄个人发明之处，堪称宏大精细、条理井然，对日后先天道的发展奠定了稳固的基石。

---

① 黄玉阶：《宗教讲习会缘由》，未刊稿。
② 黄玉阶：《宗教讲习会缘由》，未刊稿，第7页。

黄玉阶为了个人的修持与传道之便,创立了一所佛堂——"至善堂",其缘由大致如下:黄在早年受蔡运昌的指派到台北传道时,最早在艋舺一带聚徒讲道,光绪十七年(1891年),艋舺人吴吉甫献一地建立斋堂,名曰"与善堂",黄玉阶任堂主。日本领台后,地归商业银行所收买,黄乃迁居稻江日新街,以住宅为奉佛场所,其义女陈昌贤(施陈阿甘)亦立"福庆堂"于比邻,由于两堂教义实同,陈氏便请将两堂合一,改称"至善堂"。于大正四年(1915年)二月,经台北厅长加福丰次的许可兴工建筑,于同年三月十三日落成,耗资六千圆,该堂高三层,为先天道开荒台湾以来最新式的佛堂,四月二十六、二十七日两天召集各地信徒举行落成式。黄玉阶过世后,由陈昌贤继任堂主,并承黄济世度人之遗志,履履捐资救恤孤贫、赈济灾荒。

## 二、宣讲与教化

"宣讲"又称"说善话"、"讲善"等,是一种以通俗口语传播方式对庶民从事劝善活动。而宣讲圣谕是明清两代官方订定的社会教化活动,不过这种社会教化政策由于执行不力,地方官员多虚应故事,以致流于形式,于是有心改革社会风气的地方士绅便自行组织善堂,假托神明之力,以宣讲圣谕和善书为职责,用来弥补地方行政之不足。[①]

康熙六十年(1721年),朱一贵事件平定后,台湾官府开始积极从事教化工作,台湾各方志皆载有关宣讲圣谕之事,并由地方官主持。清末以来由于中央权力已衰,地方官所主持的宣讲活动亦渐僵化,反而是地方士绅和宗教团体(善堂、鸾堂)结合后,却能持续运作,成为清末台湾宣讲的主流。

黄玉阶于光绪八年(1882年)在大稻埕倡设"普愿社"宣讲所,讲说善书。[②] 不过,他并未受到台湾士绅宣讲风气的影响,而是当时他接触到一位来自浙江的善士,得知浙江省正大兴善社,并送给他一本《宣讲集要》,黄精心阅读后大受启发,于是召集同志,劝捐公项,并自掷三千圆,建立"普愿社"。又当时黄正致力于岐黄之学,无力分身宣讲,便令他所经营的酱料店雇员许

---

① 参见陈兆南:《台湾的善书宣讲初探》,收于"中央研究院"民族研究所编《本土历史心理学研究》,1992年。

② 见《黄玉阶的履历》。该资料所载普愿社成立日期略有出入,记为同治十六年(1883年),而根据《台湾日日新报》的几次报道均记为"壬午之年"(1882年),见该报明治34年1901年12月18日及1902年9月23日所载,本书从其说。

老太负责宣讲,成为普愿社第一个宣讲人。① 普愿社并供奉太上老祖、三圣帝君(文昌帝君、关圣帝君、孚佑真君),每年农历二月十五日举行祭典,目前所知的宣讲善书为《四圣真经》。

到了日本统治台湾初期,对于台湾的民间宗教信仰原则上不加干涉,放任其自由发展,然而,一旦有违日本政策的活动则大肆打压取缔,上述地方士绅利用扶乩方式写成善书从事宣讲教化便是一例。明治三十二年(1899年),树杞林士绅彭殿华邀请广东鸾生彭锡亮等来台,在其自宅内设鸾堂扶鸾祈祷戒鸦片成功,而后逐次流传到新竹、苗栗、台北、沪尾、基隆、台中、台南等地。日本政府一向视扶乩为巫觋迷信,而戒鸦片对其财政收入打击极大,于是在明治三十四年(1901年)二月起在各地展开取缔禁绝旳工作。②

面对这股风声鹤唳的取缔"降笔会"风潮,黄玉阶对于普愿社的活动必得小心因应,四方周旋。就在明治三十五年(1902年)六月底,日本警察本署长(后来改称警视总长)大岛久满次便派干员调查黄玉阶有关普愿社的活动,包括该社的缘起、宗旨、筹备经过、经费用度等相关细节。③ 可见黄玉阶尽管为社会名流,日本政府仍然心存猜疑,不敢轻易放松。

在这种紧张气氛下,黄玉阶施展灵活的手腕以为应变,一方面与降笔会划清界限,以别其类;一方面改变传统的宣讲内容,融入日本政府的维新政策。我们可从普愿社的《劝捐小引》略窥一二:"盖自壬午之岁,时疫流行,人心悔祸,因以举行,然专以孝悌忠信礼义廉耻及因果报应以诱归善为宗旨,未尝稍涉妖言惑众,故得以大行其道,而感召天和,疫气因而渐减。"此处所指的"妖言惑众"者应是就降笔会以扶乩戒鸦片的活动,黄玉阶为了劝捐,免人启疑,便先划清界限,表明立场,接下来又说:"及乙未全岛改隶帝国,是时人心未定,遂至中止。兹以帝国领台既久,凡百维新,且母国文明意趣,本岛新民莫之所适,虽我天皇陛下及诸政府教育,维因只以言语尚多,未达壅塞堪虞。际此地方安堵之余,若集维新与宣讲谐行,教育同劝善并举,则公务与私务皆得其宜,国事与民事均受其益矣。"④

换言之,普愿社的宣讲内容已经有了质的转变,也就是"维新与宣讲偕

①　佚名:《议兴善社》,《台湾日日新报》,1901-12-18。
②　详见王世庆:《日据初期台湾降笔会与戒烟运动》,《台湾文献》第 37 卷第 4 期。
③　佚名:《查明善社》,《台湾日日新报》,1902-06-25。
④　佚名:《普愿劝捐》,《台湾日日新报》,1902-09-23。

行、教育同劝善并举",除了宣讲传统的善书外,普愿社也宣讲明治天皇的《教育敕语》及日本相关的维新政策。具体可征的事是"天然足运动",黄玉阶本人当时兼任"天然足会"会长,并将该会设于普愿社内,同时他将该会历次发行的月报作为宣讲的材料。值得注意的是,日本政府将吸食鸦片、辫发、缠足视为台湾社会的三大陋习,亟欲加以改革,因而对黄玉阶这种"旧瓶装新酒"的方式大为欣赏,甚至在明治三十五年(1902 年)六月中获总督儿玉源太郎的召见,儿玉更鼓励黄玉阶宣讲的时间不必限于朔望,若能常常讲之最好,[①]这种恩宠和对"降笔会"的打压相较实不可同日而语。

有了日本最高当局的表态支持,社会各界名流也愿意挺身相助普愿社的宣讲活动,如"台北茶商会"会长陈瑞星承诺向各茶商劝捐,每年两百圆。又李逸涛、魏钧臣、陈采臣、谢旭如等地方士绅也曾受黄玉阶之邀,至普愿社登台宣讲,而为一时盛事。同时宣讲风气一开,黄玉阶也应各地绅商之请,在台中、彰化等地分设二十余个宣讲社,而新庄、新竹等旧有的宣讲社亦重新整顿恢复运作。由上述可见黄玉阶周旋四方的灵活手腕,不仅寻得与日本政府互惠之道而保留了宗教教化的传统形式,更能获得社会各界的鼎力支持。黄玉阶去世后,普愿社社务一时中止,至大正九年(1920 年)才由大稻埕保正及地方人士重新组织,改名为"普化堂",会员 20 余名,除继续宣讲劝善外,每年聚会一次,互相研究改良社会之道。[②]

## 三、宗教社交

黄玉阶除了在先天道本教与普愿社的宗教活动做得有声有色外,也积极介入其他教派寺庙的宗教活动以广结善缘。兹介绍如下:

### (一)祭孔

儒家思想向来为中国士大夫的主流思想,孔子也因而在士大夫心目中享有最崇高的地位,因此参加由国家所主持的祭孔大典对他们便是一件极重要之事。台湾在 19 世纪中叶后逐渐由移民社会转型为文治社会,各地设了许多庄严宏伟的孔庙,地方政府亦举行例行祭孔大典,到了日本统治台湾后,祭孔大典停顿多时,许多文武庙更因市区改正而遭摧毁。1916 年,大正协会及

---

① 佚名:《普愿中兴》,《台湾日日新报》,1902-07-03。

② 佚名:《普化堂新组织》,《台湾日日新报》,1920-04-01。

瀛社联络大稻埕及艋舺等旧科甲士人、书房教师、绅商等成立"台北祭圣委员会"，这个堪称台北传统士绅文人最大的一次集结是在九月十五日召开，地点在"大稻埕俱乐部"上，他们郑重其事地筹措一切，尽管原有的祭器、乐器已失，但仍遵古礼而行。[①]

这个委员会的提议得到日本当局的大力支持，于是在当年九月二十四日孔子诞辰之日，在台北大稻埕公学校大讲堂举行"祀孔典礼"，奉迎孔圣及四配十二哲牌位安置堂中。总督安东真美更亲自莅临，上香致敬，事后并捐助五十圆，台北文武百官、各界名流多人到场。黄玉阶身为发起人瀛社的会员之一，原本便与这些传统士绅过往甚密，他个人又是大稻埕的区长，与日本当局、地方官员关系良好，便应邀担任"祀孔典礼"副委员长，并捐金四圆赞助。

（二）保安宫

保安宫位于大龙峒，主祀保生大帝，黄玉阶为管理人之一。在乙未割台之初，该庙因庙东数百武火药库爆发受震，不久被总督府国语学校及制烟会社所先后盘踞，愈加剥落飘摇，故管理人之一郑万镒提议重新修缮，黄玉阶乃与三堡士绅黄赞钧、林清敦、蔡受三、林态征等发起募捐，使得以兴工。[②]

（三）佛教

台湾斋教不论就教理还是历史源流来看都与佛教关系密切，特别斋教徒自视为佛教徒，尤为禅宗的一支，原为明代以来的传统。日本统治时期也承认斋教为佛教的一个支派，另称为禅宗临济派的一个分支，而事实上，斋教在台湾的势力也远比佛教大，因此佛斋两教存在着一个微妙而密切的关系。日据时期，台湾佛教四大门派之一的基隆月眉山灵泉寺主持人善慧法师，在他成为正式受戒僧侣前，便曾皈依斋教龙华派。[③] 另外，台湾第一位医学博士杜聪明也回忆说他的父亲与二伯父与黄玉阶过往甚密，并尊敬黄为"佛教指

①　佚名：《台北祀孔祭礼》，《台湾日日新报》，1917-09-26。

②　郑喜夫：《黄冀华先生年谱二稿》，《台湾文献》1990年第1期。

③　详见江灿腾：《日据前期台湾北部新佛教道场的崛起》，载江灿腾、龚鹏程主编《台湾佛教的历史与文化》，台北财团法人灵鹫山般若文教基金会，1994年，第51页。

导者"。①

随着日本来台统治,日本各大宗教势力亦纷纷进驻。总督府当局虽想利用佛教各派控制台湾本土佛教,但两者究竟还是存在着根本差异,如信徒来源、信仰方式不同等,因此先发展双方良好的互动关系是比较务实的做法。黄玉阶本人既是斋教界的领袖,又与日本政府关系良好,自然是建立日台佛(斋)教关系的最佳人选。以下简要叙述黄玉阶与佛教各派的互动情形:

**1. 真宗本愿寺派**

台湾的真宗分为本愿寺派与大谷派,均供奉阿弥陀如来。黄玉阶与本愿寺派来往密切,明治三十三年(1900年)三月担任台北真宗本愿寺檀家总代嘱托。② 明治三十四年(1901年)四月,本愿寺置别院于新起街,将所有信徒捐款事宜交由黄玉阶及林望周、黄应麟、洪以南等人主持,黄玉阶并代书捐簿序文。③ 明治三十四年(1901年)十月,黄玉阶捐赠炼瓦价金五十圆给本愿寺。明治三十五年(1902年)三月二十日,台北别院奉迎其开山亲鸾圣人的肖像(御真影)来台,黄玉阶率领台湾信徒20名在台北车站迎接。明治三十七年(1904年)二月,本愿寺又推举黄为军人优待金评议员。

**2 曹洞宗东和禅寺**

东和禅寺即曹洞宗大本山台北别院。明治二十八年(1895年)六月,从军布教师佐佐木珍龙因日本师团之征台转战兼军队慰问而渡台,并于八月在艋舺龙山寺从事开教,为曹洞宗布教之开始。明治四十一年(1908年)三月,曹洞宗拟建立根本道场,黄玉阶与辜显荣、黄应麟、苏养等共释心源(俗家姓名孙保成)、日僧大石坚童、释善慧(俗家姓名江善慧)、释觉力(俗家姓名林觉力)等31人发起,捐款购买东门丁四千五百一十九坪土地,以供新建禅院,十一月四日举行奠基仪式。

**3. 临济护国禅寺**

临济宗在台系由日僧梅山玄秀所倡首,明治三十一年(1898年),梅山受总督儿玉源太郎之命,率布教师十名来台,于剑潭寺开始布教,后来儿玉在此皈依,并得其助在圆山公园西麓建寺,称"镇南山临济护国禅寺"。大正元年

---

　　① 杜聪明:《回忆录》,载张玉法、张瑞德主编《中国现代人物自传丛书》第一辑,龙文出版社1989年版,第20~21页。

　　② 佚名:《黄玉阶的履历》。

　　③ 佚名:《本愿劝捐》,《台湾日日新报》,1901-04-02(08)。

(1912年)六月，黄玉阶以该寺建成，作《镇南山临济护国禅寺创成记忆藤园将军》七绝一首："欲施法雨化浇风，特舍净财建梵宫；漫说寺成人不见，英灵应慰竟前功。"并亲笔书赠该寺留念。[①]

**4. 剑潭寺**

该寺建于明郑时期，寺前有一口清潭，深数丈，潭水澄碧如镜，传说郑成功投剑于此，风雨晦暝，常有夜光照彻牛斗，故以剑潭名，主祀观音佛祖，香火颇盛，曾经数次重修。大正二年（1913年），殿舍又多剥落，该寺住持便邀黄玉阶主持重修事宜；大正三年（1914年），黄邀辜显荣、陈培根、陈培梁、王庆忠等人任发起人，并积极劝捐；至大正七年（1918年）七月始逐次兴工，大正十三年（1924年）六月黄玉阶过世后才告完成。

大正五年（1916年），台湾佛教史上出现新佛教运动，佛教界成立了两个重要组织：一为台湾佛教青年会。该会由林学周首倡，会长为曹洞宗大本山台北别院负责人大石坚童，并由台人8人、日人32人任发起人。大正六年（1917年）五月，假曹洞宗别院观音堂开发起人会，黄玉阶即为发起人之一。二为台湾佛教中学。此为台湾佛教史上第一所佛教学校，由大石坚童极力促成，大正五年（1916年）四月，于东和禅寺观音禅堂开设，会中选出大石为会长，副会长为黄玉阶与木村匡。此为佛教联合组织中位阶最高者，可见黄玉阶当时的声望极隆，尔后并常应"佛教青年会"之请至各地布教演说。

在此特别要指出的是，早在佛教团体推动联合组织前，黄玉阶已经有了一个规模更宏大的全岛性宗教组织方案，即《本岛人宗教会规则草案》。唯以往学界的人士均认为黄玉阶草拟该案的原因是大正四年（1915年）八月爆发的"西来庵事件"，即该事件因涉及斋堂、斋友甚多，各斋教负责人为怕牵连，纷纷设法表态，或与日本在台湾的佛教组织建立密切关系，如在台南便有斋教十四堂联合起来组织"爱国佛教会台南斋心社宗教联合会"，台北则有黄玉阶草拟此方案。

这个说法最先由李添春所提出，[②]林万传、江灿腾皆从其说，王见川则根据台南"德化堂"所藏的《本岛人宗教会规则》后附的"入会院"的纪年是明治

---

①　藤园将军即是儿玉源太郎。
②　台湾省文献会：《台湾省通志稿卷二·人民志·宗教篇》，台湾省文献会，1956年，第111页。

某年,而判断"本岛人宗教会"的成立年代,应早于西来庵事件而非其后。①
这个判断是正确的,笔者根据《台湾日日新报》的两则记载得到更进一步厘
清。黄玉阶在大正四年(1915年)十一月以台湾代表的身份赴东京参加大正
天皇的即位大典,回台后发表《参列大典谨录》于《台湾日日新报》上,其中自
陈:"夫宗教之改善,乃余宿志。大岛长官时代,奉命组织宗教会,后竟中
止。"②又在大正四年(1915年)六月,黄玉阶受日本当局勋勉,颁赐蓝绶褒章,
社会名流为他开祝贺会,《台湾日日新报》也在当时对黄有所评述,其中有提
及:"前大岛民政长官,以君宗教中人,曾令组织宗教会,因事不果,殊可惜
也。"③由上述两段数据可以得知,黄玉阶组织宗教会及草拟规则的原因,是
当时的民政长官大岛久满次的催令所致。按大岛久满次于明治三十年(1897
年)担任法务课长,其后当了六年的警察本署长,再转任总督府参事官、总务
局长,最后当上民政长官。大岛任民政长官是在明治四十一年(1908年),任
期两年,因此,黄玉阶草拟《本岛人宗教规则》的时间是在明治四十一年(1908
年)五月三十日至明治四十三年(1910年)七月二十七日间,也可证明黄玉阶
因"西来庵事件"才组织宗教会的传统说法是错误的。

大岛为什么要黄玉阶成立宗教会还有待查证,不过黄玉阶个人的意愿应
是相当强烈的,这可从他所言的"夫宗教之改善,乃余宿志"便知。我们从上
述可知,黄玉阶积极介入儒、释、民间寺庙等活跃的态度,不难想象他有相当
的宗教整合企图心,加上他的社会声望及日本政府的信任,宗教会若能成功,
他极可能成为台湾宗教最高的领导人。这一点在他所草拟的《本岛人宗教会
规则》第一条中也有"全台总会长"一职的设计:"本岛人凡持斋入教者及僧人
道士皆谓宗教中人,全台应合并设一总会,公举一品学兼优,素为政府所信
重,为宗教中所钦崇者,尊为全台总会长,以总理会务,并约定约束章程,俾各
厅支会遵行其旨趣,以保护宗教秩序亦能为目的。"④能符合这种条件的也恐
怕非黄玉阶莫属。

另一方面,黄玉阶所构想的这个宗教组织,对日本当局是采取高度的合
作、妥协态度,除了上述的宗教会规则外,可由他另拟的《台湾本岛人宗教约

① 王见川:《台南德化堂的历史》,台南市德化堂,1995年,第85页。

② 佚名:《参列大典谨录》,《台湾日日新报》,1917-01-10。

③ 佚名:《黄君祝贺会况》,《台湾日日新报》,1916-07-20。

④ 黄玉阶:《本岛人宗教会规则》,手抄本。

束章程》得知，该章程共十四条，其中第五、六、七条分别是："我宗教之大道亘古至贵至尊，自应恪守教理，坚持素操，毋得误听人言，俾其利用以害大道，教会中人务须各勤职业，安分营生，以固守教民之资格。""国家赋税须早完纳，以尽人民之义务，财务交接须要分明，以守宗教之道德。""持身忠孝廉节，兄弟和睦，朋友信义，训妻教子皆要勤，以期为名教完人。"①

严格说来，这些章程和宗教事务本身实无必然关涉，反而像是清代雍正所规范宣讲的《圣谕六训》：孝顺父母、尊敬长上、和睦邻里、教训子孙、各安生理、毋作非为。

黄玉阶是台湾最早提出一套完整宗教组织与规范的人。这个计划大体是不错的，但不知为什么却未能付诸实现，或许是因为牵连甚广，如果依计而行，则全台湾所有的宗教人士，包括僧侣、道士、在家持斋者都必须加入，并有层层分级的机构，还要有资料登记、缴纳会费及其他会务等，其范围不但包括全台湾，也包括全部宗教人士，要落实下来恐怕也困难重重。不过后来还是逐渐成为宗教界与日本当局的共识，台湾斋教徒于大正九年（1920年）所组织的"台湾佛教龙华会"，以及丸井圭治郎于大正十年（1921年）所推动的"南瀛佛教会"便为其产物。

综观黄玉阶一生的宗教活动可谓多彩多姿，不但整顿本教先天道，开创前所未有的新局，更出入台湾、日本的儒释各大教派，广结善缘，博得台湾宗教界的尊崇。他同时也是台湾第一个设计出全岛性的宗教组织与规范，其先见之明亦令人佩服，堪称日据时期宗教界的一时俊彦。黄玉阶更一本宗教济世情怀，积极推动医疗、社会救济、风俗改革的工作，将社会慈善事业推到一个高峰，诸如以宣讲教化的方式在普愿社推动"天然足运动"，在监狱以善书教化囚徒，治人病痛不收分文，并劝人行善等。

# 第三节　黄玉阶的习俗改良运动

日据时期，吸鸦片、留辫发、女性缠足，被殖民当局认为是台湾三大陋习。甲午战争后的日本，挟明治维新的余威，处处以西方为学习楷模，上述行为自然被视为落后、愚昧的代名词。但是，日据台湾之初，并没有大刀阔斧地开展

---

①　黄玉阶：《台湾本岛人宗教约束章程》，手抄本。

禁止鸦片、强行剪辫、女性放足等运动,而是采取了非常缓和的策略,对上述行为基本上放之任之,很少加以干涉。吸食鸦片问题相对复杂,尤其是涉及殖民政府的财政收入,基本不属于习俗的范畴。本节主要讨论黄玉阶的习俗改良运动。

## 一、黄玉阶与天然足运动

日本占领台湾之初,面临的最主要问题是台湾各地民众此起彼伏的反抗运动。以其有限的军事行政资源,应对尚且不敷,自然不愿再生事端,空耗其财力精力。凡是一切容易引起台湾民众反感和对抗的行为,总督府总是小心翼翼,唯恐引起不必要的争端和干扰。故留辫发和缠足虽然被日本人定性为陋习,但据台之初丝毫没有准备大规模开展革新运动。相反,对于试图进行改革的地方当局,总督府的态度相当保守。1895 年 7 月,民政长官听闻基隆厅欲在其辖区内选择一台湾人总代表,凡是该厅颁布的政令等,悉由该代表向所辖区民众转达,他特地告诫该厅厅长说,"但值今土匪出没各地,人民尚未能安于其业,且可能将实行军政之时,民政之方针,应随之以维持现状,为基本策略。故吸食鸦片、蓄辫发、妇女之缠足等,虽为本岛历时悠久之恶习,但拟骤然欲加改变之议,似有所不宜"。[①] 很明显,与政治军事安全相比,所谓蓄发、缠足等均属微不足道的事情。"土匪"出没已经让统治者异常头痛,再因为这些事情导致"人民"的不满和反抗,对于"维持现状"大大不利,将影响到本就不太安定的局势。是故,民政长官一再强调说,凡是能够构成政令性的议案和对人民有损感情之言论,必须由总督府择机发布公告,地方当局不能擅自发布。

根据《马关条约》的规定,台湾居民在日本占领两年内有自主选择权,选择大陆者即自动放弃台湾户籍,选择台湾者加入日本籍,两年的选择期过后仍旧居住在台湾者,则自动加入日本国籍。很显然,对于绝大多数台湾人而言,留在台湾是他们最为现实也是最为无奈的选择,由此他们也被迫自动取得日本籍。两年的过渡时期,殖民当局也一再强调不会主动强行更改台湾人的旧惯习俗,"日本政府断无强使土民改风俗易旧惯之事,自应听尔等之便,

---

① 台湾总督府警务局编,蔡伯壎译注:《台湾总督府警察沿革志第二编·领台以后的治安状况(上卷)Ⅲ》,台湾史博馆,2008 年,第 153 页。

即将来为日本之臣民愿改者则改，或仍喜于旧服辫发亦仍循其旧惯焉"。①
1897年5月，两年期限将满之际，总督府认为台湾人加入日本国籍后，其衣着服饰须与日本人相同，仍旧维持其长辫长袍显然不妥。当时总督府曾计划推行易服剪辫，"第一条，本为台湾住民成为日本臣民者，欲在缔约国居住或定居及旅行时，应有日本人模式之发型及服装。第二条，违反前条命令者，不得向法庭或任何官厅，要求日本臣民应享有之保护及干涉"。② 不过，此后未见总督府有相关具体政令发布，也未见鼓励台湾民众解足剪辫的任何言论。

　　1899年，黄玉阶作为倡导人，联合当时台北的社会达人叶为圭、李春生、辜显荣等共40余人发起天然足运动。在黄氏拟定的《天然足会旨趣》中，谈到他发起该运动的初衷：

> 台岛归入帝国版图，政府久行维新之政，内地妇人有太古之风，而台人即帝国之民，仍未除其旧惯，不几为梗民难化，冥顽不灵乎？窃思古者木兰从军，提萦救父，若缠足何以有此忠孝？降而埔县救驾、泉郡授封，不缠足乃得荫为孺人。又日前台北开赤十字社总会，而笃志妇人兴看护妇会，此利国利民与天地合德，正妇人立功之会。然缠足之妇，则不能供奔走效驰驱，其功已被天然足之独占矣。岂不愧哉！仆有鉴于此，慨然兴天然足会之举，爰邀同志创立斯会，以除弊俗。数年后，将见台岛妇人齐喜维新之道，共沾文明之休。

　　解读黄玉阶的这段论述，可知与同时期中国大陆反缠足运动动辄将缠足上升到民族存亡高度的泛政治化相比，其天足思想的来源有二：一是中国古代杰出女性的故事，二是台湾并入日本版图后日本女性的影响。当然，中国古代杰出女性的故事在这里仅仅起到铺垫作用，黄氏天足运动的主要参照系是明治维新后的日本社会，入日本版图，成为日本国民，自然要顺应日本的风俗习惯，不然就是"梗民难化，冥顽不灵"。而当时日本红十字会台湾支部看护妇会的成立，为天足运动的开展提供了契机，看护妇会需要大量行动便利的女性，缠足妇女参与此类活动非常困难。该会的设立为广大女性提供了一个"立功之会"，那些"不能供奔走效驰驱"的缠足女性，便丧失了这一机会。从而也丧失了"齐喜维新之道，共沾文明之休"的机会，由此，黄氏的天足运动

---

　　① 《台湾新报》第13号，1896年8月20日。
　　② 台湾总督府警务局编，蔡伯壎译注：《台湾总督府警察沿革志第二编·领台以后的治安状况（上卷）Ⅲ》，第15页。

获得理论和现实上的正当性。

按照当时日本殖民当局的规定,成立民间社团必须向地方当局登记并获得允准。为使天然足会的运作更具有可行性,黄玉阶等人还制定了天然足会章程,共有四条:(1)废除缠足陋习,指导开明之移风易俗。(2)入会会员,入会后出生之女儿,仍未能排除缠足陋习者,不与之论婚嫁。(3)会员分为掌理会员、赞助会员、鼓励会员三种,鼓励会员应对各地士商庶民,苦口婆心激励改采天然足,而摈弃缠足恶风。(4)在同一地区,招得会员 100 人时,可设立分会。① 该会起初能够顺利开展,与时任台湾总督儿玉源太郎和台北县知事村上义雄有很大的关系。1900 年 2 月,成立天然足会的申请提交到台北县后,村上随即批示准许,并对这一行为大加赞赏:"顷有本岛有志诸君倡设天然足会,劝导同人相期扩充其旨趣。予阅其启告,盖与我素怀无有相异,于是乎蹶然起而赞成其举,相与致尽微力。"公正地说,村上的这番言论并非客套赞美之词,在他任职期间,对天然足运动是非常关注的。同年 3 月,台中吴德功赴台北参加总督府举办的扬文会,于 14 日拜见曾任台中县知事的村上义雄,双方交谈甚欢,村上"并谕以黄玉阶请开天足会,甚合本意,但愿会员实心开导,俾全岛妇女喜悦听从,幡然改观,未始非维新之一大事也"。② 1901 年 11 月,村上卸任知事,对天然足会的发展依然非常关注并寄予厚望,"今后黄氏为主任,一定会建立新计划,不日即召开委员会议,协商一切,并确定执行方法。吾人对此会业务认为大有益,并知其推行有困难,于此际,无论日人或台人,苟对于公益有助,大家都竞相赞同入会,期待其早日有成果"。③ 黄玉阶曾经为儿玉总督治疗过顽疾,二人颇为熟悉,天然足会成立之时,他补助该会 1000 元作为经费。

3 月 25 日,黄玉阶假大稻埕日新街之普愿社举行天然足会成立大会,儿玉总督、后藤民政长官、村上知事悉数到场,合计出席者 250 余人。成立大会上,黄玉阶再次就成立天然足会的初衷和愿景加以说明:

> 台岛开辟迄今,已历二百余年,民多隶漳泉,泉人称海滨邹鲁,漳人
> 曾习朱子遗风,粤人亦受韩文之教化,故民多淳朴。然其去古既远,积弊

---

① 台湾总督府警务局编,蔡伯壎译注:《台湾总督府警察沿革志第二编·领台以后的治安状况(上卷)Ⅲ》,第 155 页。

② 吴德功:《观光日记》,台湾文献丛刊第 89 种。

③ 《台湾惯习记事》第 1 卷第 12 号,《天然足会之将来》。

之风，自所难免，妇女之缠脚是也。此对妇女本身而言，有损稳固，无法尽妇道，然数百年来未能羁脱此陋习，常受外人之讥评。今台岛归属日本帝国版图，政府布维新之政，则我台民亦为维新之人，而仍染陋习，不能自拔，实愧深矣。于是，玉阶等邀合同志发起天然足会。①

台北县知事村上的祝词为：

　　兹矫正弊俗系属目前之急务，倘政府颁法布令，强制解缠，未尝不于端正风俗之道得于速收成效。然强而行之，不如盛行风教感化众心，故今者设立此会岂非尽善尽美之良举哉。若非在上流者躬行实践，势合力集，倡率风行，其矫弊俗诚恐难以望其成。②

儿玉总督最后对天然足会表达美好的祝贺和期许：

　　今由发起人聚集一堂，举办天然足会，本官以满腔之热忱，表共襄其盛之情。惟此举不但未妇女至大幸福，且足以将本岛人迈进开明之勇气，展现于世界。期许诸发起人诸君互勉，并企盼列席全堂诸君竭诚赞助之。③

台北天然足会成立后，也做了相当的工作。大会成立时，即已吸收会员600余人，到 1903 年 7 月，会员人数达到 2276 人，该会先后在彰化、台中、澎湖、基隆、桃园、深坑、新竹等地成立支部，并发行《天然足会会报》，宣传天足运动。为鼓动更多的女性放足，台北还为天足和放足的女性颁发莲花图案的徽章，徽章刻有"台华章"三字，放足者配蓝色彩带，保持天足者配红色彩带。

天然足会的成立，看似轰轰烈烈，但起初该会的运作是非常艰难的。很明显，能否通过该会的运作积极引导台湾女性放足和不缠足，取决于三个条件：是否有运作经费；能否取得日本殖民当局的支持；能否取得台湾人的支持。为获得足够的经费，黄玉阶在天然足会成立之初，即对该会加以改造，将之与普愿社合并，"由该社之资金额下，按年拨出二百五十元之资金，又从盐业合作社，按年义捐一百余元之数额，合计加上日前由儿玉总督所义捐一千元之利息，则该会之维持费可以充分"。④ 因此，经费倒不是什么大的问题。

---

　　① 洪敏麟：《缠脚与台湾的天然足运动》，《台湾文献》第 27 卷第 3 期。
　　② 李跃乾：《日据时期台湾社会风俗变革》，《求索》2007 年第 2 期。
　　③ 台湾总督府警务局编，蔡伯壎译注：《台湾总督府警察沿革志第二编·领台以后的治安状况（上卷）Ⅲ》，第 157 页。
　　④ 《台湾惯习记事》第 2 卷第 1 号，《天然足会》。

1901 年日本殖民当局的官制改革大大影响了尚处于襁褓之中的天然足会。当年 11 月,该会的重要支持者台北县知事村上义雄离任返回日本,继任者对此兴趣不大。与黄氏颇有私交的儿玉总督虽然于 1906 年才离任,但从 1903 年开始,他因忙于日俄战争,基本不再顾及台湾事务。更重要的是,在当时台湾社会,开展天然运动的条件尚不成熟,包括黄玉阶在内,发起人中有数个大家族,其家庭中女性未见有率先示范者。在台北,天然足运动也遭到保守人士的强烈反对和攻击,有个别遵守天然足会章程放足的女性,因受他人的嘲讽,被迫再行缠足,理想与现实相距甚远。

在台南,1900 年 6 月,参事许廷光联合连雅堂等绅商名流建立天足会。连雅堂撰《台南天然足会序》:"缠足之害论者多矣,而其大端不出于张香涛、梁卓如之二序,一则谓其害人功,一则谓其拂天性。呜呼,斯二者其患更甚于洪水猛兽,而不一拯救之,是举巾帼之妇皆为无告之罪人。……此不佞所以有提倡天然足会之举也。"不过该会成立后,未见有具体行动。

1903 年,正当台北天然足会举步维艰之时,台南再次兴起天足运动的热潮。是年 8 月,台南厅长于开参议会之际,谕令各参事建言献策,共同废除缠足。经商讨后,与会人员同意在农会组合章程中加入废除缠足的限制性条款,很显然,这一方式便是希望通过农会对更多的民众形成约束,凡是加入农会的会员,必须遵守废除缠足的规定。该厅吴道源等人订立天然足会规约共 17 条,其大旨为:会员之子女,六岁以上者不得缠足;会员之男儿十岁以下者,日后不得迎娶缠足之女;会员所生之男女应互通婚姻,但会员外之未缠足者亦可;身为妇女知晓缠足之害,而欲解放者,本会予以奖励;会员之子女若再有缠足之陋习时,课以五元以上百元以下罚金;会员不得出卖其所生之天然足女儿为婢女,违反者课以五元以上百元以下罚金。[①] 此后,在台南厅的关帝庙、湾里、安平、大目降、噍吧哖等支厅相继建立天足会组织。不过就台南的情况看,天足运动依然困难重重。许廷光、吴道源等创立台南天然足会,致力于台湾南部的天足运动,但一年之后,放足者仅三四百人,在女子公学校读书的天足女性,依然受到无情的嘲弄。

根据当时的户口统计,至 1905 年 10 月,全省有缠足女性 800666 人,放

① 台湾总督府警务局编,蔡伯壎译注:《台湾总督府警察沿革志第二编·领台以后的治安状况(上卷)Ⅲ》,第 158 页。

足和天足者仅有 8694 人而已,占缠足人口 1.09％。① 可见,天然足运动开展已经四五年的时间,成效依然不容乐观。是故,黄玉阶感叹道,"前天然足会,为三绅风潮所阻,不能通达其目的"。②

随着断发不改装运动的发展,台湾的天足运动再次勃兴。1911 年 3 月,台北厅井村厅长与当地社会名流黄玉阶、黄应麟等谈论到,断发因台北提倡风靡全岛,为甚幸事。然妇人缠足之习,亦不可不提倡改之,使男女共进文明之域。黄应麟随之附和,亟言此事愿提倡之。5 月 7 日,《台湾日日新报》发表评论称,台湾一向为农业社会,田畴广辟,村落星布,旷土尚多,深需劳力。近者殖产发达,每苦劳力不足,虽年年由对岸南清招徕,亦仍有不给。其所以如此者,则皆女子缠足所导致,缠足之习,其害甚于洪水猛兽,不可不早一日避之。"时至今日,我台人当无不知缠足之害,其所以因循者,囿于习俗耳。……缠足之害既如前所云,视辫发为尤甚。……夫男子承支那二百余年陋习之辫发,既欲去之,女子承支那一千余年陋习之缠足,又乌可不去之耶。"③

与当初由黄玉阶发动天然足会不同,此次的反缠足运动主要由女性自身来发起,其名称亦改为"台北解缠会"。由于黄玉阶终身未娶,没有家眷,解缠会以洪以南夫人陈宇卿为会长,以艋舺区长黄应麟夫人为副会长。解缠会甫一成立,立即开展招收会员,宣传放足的活动,亦有远自宜兰、阿缑、桃园、台中、台南、南投、嘉义寄函入会者。从 5 月 10 日成立该会至 8 月 12 日止,仅三个月时间,入会会员计 1061 名,其中实行解缠为正会员者 431 名,天然足及已解缠为会员者 631 名。

8 月 14 日,台北解缠会发会式召开,是日来会女宾为内田藩宪夫人、高田殖产局长夫人、松井检察官长夫人、安井法院长夫人、农本学务课长夫人、井村厅长夫人、加福警视夫人、武藤总务课长夫人等。男宾则中川财务局长、高田殖产局长、新元技师、农本学务课长、井村台北厅长、三村秘书官、中山警视、武藤总务课长、饭田警务课长、有泉翻译官、高山爱国妇人会主事、各警部、及金井本社长伊藤、台湾日日新报主笔各新闻记者等,此外,还有解缠会会员 1000 余人。为祝贺大会的顺利召开,黄玉阶、王庆忠、陈江流、叶炼金、

———————————

①　井出季和太著,郭辉编译:《日据下之台政》第 1 册,海峡学术出版社 2003 年版,第 152 页。

②　佚名:《竹堑邮筒·重整天足会》,《台湾日日新报》,1906-04-26(04)。

③　佚名:《天然足会其速兴诸又续》,《台湾日日新报》,1911-05-07(01)。

张清燕、李金灿、刘金清、陈炳棋八人特制作折扇 500 柄,分发参会人员以资纪念。

黄玉阶以天然足会长的身份发表祝词称,缠足之俗,起源于中国,后世尤而效之。习俗相沿,积重难返。最要者,惟有碍卫生,不特两足之筋肉损伤,即全身之气血亦甚障碍。台湾改隶日本后本应当潜移默化,自行放足,但事实并非如此,"仆前设立天然足会,蒙同志诸君赞成,虽保天然及解缠者,颇不乏人,奈积敝既深,难尽改革,不胜有志未逮之感。今何幸洪以南君令夫人,慨然兴起,倡设台北解缠会"。可以预见,未缠者保其天然,已缠者劝其改放,千余年之陋习,很快将革除。《台湾日日新报》评论说:"其盛况为近时所稀有者也,本报记者对于该会为提倡者赞助者,今竟不负苦心,得见如此之盛况,尤为浮大白而呼快。"①

在台南,开始使用强制措施推行天足运动,当地保甲条规明文规定,除个别时间长久无法恢复外,未满 20 岁的女性必须解缠,未缠者绝对禁止缠足,否则由地方保甲组织视其情节轻重,予以 100 元以下罚款。1914 年 12 月,林献堂在雾峰举行解缠足会,台湾中部多人应邀参加,林氏慷慨陈词,说明缠足陋习有碍社会进步,要求林氏家人适应社会变化,勇于改革,林家女眷全体当场解放缠足,一时轰动,在台湾中部产生巨大的示范效应。②

台湾的天然足运动,在 1915 年有巨大的进步。时值日本占领台湾 20 周年,当局利用这一时机,决心趁机扫除之。4 月 15 日,民政长官向各厅发布通告,在各地保甲规约内加入禁止缠足和解放缠足的条款,并对天足者予以奖励。至同年 8 月,据统计,全岛解放缠足者达到 76 万余人,此后呈现逐渐增加的趋势,台湾缠足之风渐熄。

## 二、黄玉阶与台湾断发不改装运动

黄玉阶领导的另外一个习俗改良活动是断发不改装运动。与层层包裹的缠足相比,由于男女抛头露面的概率相差很大,男性的辫发更容易引起人们的关注。1896 年 2 月,李春生受邀携家人到日本参观,一身长袍一头辫发遭受日人讥讽,他目睹日本人多改行西方习俗,穿洋装、留洋头,一时间颇为感慨:"予素喜西制,尝慕改装效颦,以为便利,奈格于清俗不肯权变为憾。今

---

① 佚名:《台北解缠会发会式》,《台湾日日新报》,1911-08-16(03)。
② 洪敏麟:《缠脚与台湾的天然足运动》,《台湾文献》第 27 卷第 3 期。

者国既丧师敌款,身为弃地遗民……决意断辫改妆。"①他在日本当即定制西服,几日后即行剪辫礼。李春生的行为在台湾显然并未产生示范作用,至1902年,台北剪发者以李春生、辜显荣为首才仅仅28人,人数少得实在可怜。而此时,台北的天然足运动正在黄玉阶的领导下如火如荼地开展。

1902年前后,在台湾南部兴起一股断发高潮,不过,这次断发并非民众自发的结果,而是有着强烈的被迫性质。先是,在打击南部抗日力量的过程中,日本人不分青红皂白,对当地民众实行灭绝政策,激起台湾人民更大规模的反抗。为更为有效地打击抵抗者,殖民政府开始采取分化政策,征集部分民众参与围剿抗日分子,并给予他们部分优待措施。在日方的诱骗下,为将自己与所谓的"反叛者"加以甄别,部分民众自发要求剪辫。1902年5月,据台南县知事报告,台南厅礁吧哖支厅剪发者达到5000余人。受此影响,嘉义县等地方,有执政当局积极引导、利诱甚至强行迫使民众剪发者,这引起总督府的高度警觉。9月29日,总督府以民政长官的名义发布公告称:

> 移风易俗之举,关系民心之归属,及施政方针深切,近代各地争先恐后断辫发,甚至集体举行断发仪典,实有逸出常规之嫌。盖此风若出于人民各自意愿则可,但倘仅见断发者日多,即断为德化普行民心悦服之表象,则其误断莫大于此。毋宁保其无害之陋习,以维社会之安定。然而欲强加改革,实为一时风尚,进而对之试加揠苗助长,则切切不可。故如断发之风,应任其循自然之推移,不应加以任何干预,希慎之。②

照常理推论,这是一个非常奇怪的公告。日本强占台湾之初,即有将台湾民众改造成"文明人"的想法,其重要的标志便是剪发易装。但是,当台湾民众踊跃剪发,地方政府欲趁机推动的时候,台湾最高殖民当局却当头一棒,认为此举"实有逸出常规之嫌",对于地方政府的积极推动,形容为"揠苗助长",建议"应任其循自然之推移,不应加以任何干预"。总督府的出发点和地方机构的出发点显然不同。对总督府来说,维持台湾各地的稳定,以便于其集中有限的力量应对此起彼伏的抗日活动,是其治理台湾最根本的考虑。发辫与稳定相比,前者自然要让位于后者。既然无法断定台湾南部民众的断发是真心还是假意,索性不如顺其自然为好,以免引起不必要的纷争和对立。

---

① 李春生:《东游六十四日随笔》,台湾文海出版社1978年版。
② 台湾总督府警务局编,蔡伯壎译注:《台湾总督府警察沿革志第二编・领台以后的治安状况(上卷)Ⅲ》,第163页。

是故,对于民间涌现的断发现象,总督府大泼冷水,一再告诫一定要慎重。

也正是由于总督府的这种态度,此后虽然有国语学校学生和巡查补零星出现断发行为,但总体而言,至1910年黄玉阶发动断发不改装运动以前,台湾断发活动基本没有什么进展。

当初黄玉阶创设天然足会之时,并非没有考虑到发辫长袍的问题,曾有计划召集各界行断发之举。后来考虑到断发后再着中式长袍,显得不伦不类,未免有矫情之诮,如改易日本人普遍穿着的西装,则大大打击当时台湾的服装业,故断发一事遂作罢论。随着中国大陆和日本的另外一个殖民地朝鲜剪发运动的兴起,台岛的断发运动也开始勃发。1910年末,黄玉阶联合《台湾日日新报》记者谢汝铨等发起创办断发渐改装会,得到日本殖民当局的认可和嘉许。1911年1月12日,《台湾日日新报》记者谢汝铨、杨仲佐、陈永锡等邀请热心人士陈书绅、张清港两人同到大稻埕区长黄玉阶处,就断发渐改装会应如何准备等情先行磋商。根据当时的统计,拟入会断发者,基隆一团约20人,士林一团约30人,枋桥一团10余人,稻艋一团50余人,在中部者亦约有50人。经商讨会决定,凡希望入会者,务请于纪元节日前具名报知《台湾日日新报》编辑部或黄玉阶处,以便届期实行。又该会会则正行起草,俟发起人集会妥商以后当即发表。

1月22日,该会发起人黄玉阶等26人和赞成者汉文《台湾日日新报》主笔伊藤贤道等14人齐聚黄玉阶住处,召开发起人筹备会。会议期间,与会者就断发不改装会序文、规则等斟酌尽善,并决定日内由黄玉阶呈递各大宪查阅。各方议定于纪元节日假东荟芳酒楼,邀请各大宪贲临开盛大宴会,实行剪发。其会费定每名金二圆,如若不敷即由有志者寄附补充之。报名入会分三处,一为汉文台湾日日新报编辑部,一为大稻埕区长黄玉阶处,一为大稻埕普愿街元亨号内陈书绅处。会议期间,黄玉阶就"断发渐改装会"变更为"断发不改装会"做了说明:"本会斯举为重经济起见,故以断发不改装,请各大宪核示,甚蒙嘉许,谕即择期实行。"[①]可见,从易装到不改装也是无奈之举,主要是为了尽可能减少给普通民众增加经济负担,以免在实施过程中带来新的阻力。

此后,在《台湾日日新报》的宣传鼓动下,申请入会者络绎不绝。沪尾林

---

① 佚名:《断发不改装会发起人会志盛》,《台湾日日新报》,1911-01-24(03)。

宪章，大稻埕曾六瑞、高墀辉、吴加进、张培贞、洪成枝、林熙教、吴神求、容有榕、容有林、游连锦，大稻埕建昌街华利洋行员杨伯达，树林公学校训导杨庆隆、王名受，铁道旅馆林木、梁进德、简清文、谢传、并有信，打狗王樵云、陈春亭、谢玉书、潘益祥等，先后以不同方式申请入会，承诺于约定的时间断发。艋舺祖师庙前街李目更召集同志十余名加入断发不改装会。台北地方法院检察局今田通译及台北厅英语通译铃木寿、杜家齐，嘉义厅西螺公学校廖学枝，台中厅涂葛堀港杨子青等，俱请加入为该会赞成成员。① 台北日籍绅士以断发不改装会之成立，为台湾破天荒之创举，拟召集全数绅士，为该会赞成会员，将于实行之日一齐赴会。

　　断发不改装运动还引起一些商家的积极响应。台北文武街黑田屋商店店主，闻台北剪发会将行开会之壮举，具函剪发会倡始者黄玉阶，请自举行开会式前 10 日起 60 间，愿以所卖洋帽对会员减价二成，藉表赞成之微衷。其减价票限二千枚，会员剪发者即赠予减价票一枚，以便兑换。② 台北城内书院街一丁目山田洋服店，为赞成断发，凡有往购之者愿减收一成，以表赞成之意。③

　　台北成立断发不改装会的消息传播开来，在台湾各地尤其中北部地区引起很大的反响。台中人陈章哲决定纪元节日实行断发后将回归故里，倡设台中断发不改装会分会，鼓吹该地人士断发。新竹署名"希望生"的人士云："断发不改装会开设以来，声震全岛，到处欢迎，各厅何不置支部为厅民便利之计乎。"④ 在士林地区，则于 1 月 29 日率先实行剪发。先是，士林青年有志者议创剪发会，黄玉阶等闻之后，即邀其合并可不烦别设。惟该处人士欲于旧历更岁先行剪发，"遂于去月二十九日即旧历除夕，集会断去。……共更洋服，一同摄影毕，联袂赴各会员家谒其长上，使一睹新面目。……又旧历元旦，该地绅商有志并诸剪发之戚属，特为张祝宴"。⑤ 可见此时剪发已被视为一件光荣的事情。

　　各地轰轰烈烈的断发热潮，更激发了发起人黄玉阶的热情。1 月 31 日，

　　① 　佚名：《断发不改装会杂观》，《台湾日日新报》，1911-02-06(03)。
　　② 　佚名：《赞成剪发》，《台湾日日新报》，1911-01-26(03)。
　　③ 　佚名：《断发不改装会杂观》，《台湾日日新报》，1911-02-06(03)。
　　④ 　佚名：《断发会之五花十色》，《台湾日日新报》，1911-02-03(03)。
　　⑤ 　佚名：《士林人之剪发实况》，《台湾日日新报》，1911-02-10(03)。

黄玉阶前往台北厅长井村处,并呈上经各发起人商定的断发不改装会序文及会则,井村特别辟谣说:"民间有谓本厅对于断发会不以为喜者,实无此事。断发会之设,督府自督宪以次各宪,皆褒台湾人之渐沾文化,本厅官僚亦然愿告诸发起人勉力为之。"①2 月 7 日,在总督府有泉翻译官的引导下,黄玉阶、谢汝铨、仇联青三人进谒佐久间总督,就将于 2 月 13 日召开的断发不改装会断发式与之沟通。佐久间对此表示极力赞赏,认为断发不改装是切实可行的。黄氏等以现时民间有疑政府不喜此断发之事为理由,邀请他当日亲临断发实行式大会,佐久间也满口应承。

1911 年 2 月 11 日,台北断发不改装会假大稻埕公学校举行盛大的剪发仪式,宾主齐聚摄影留念。黄玉阶在其开幕词中,说明断发的主要目的是遵从日本风俗,黄氏认为,既然台湾已经归属于日本,自然为日本之国民,须从"母国"习惯风俗,以期臻于同化。在他最后所做的答谢词中,再次说明断发为台湾民众应当遵守的义务,为更好地推动运动的开展,减轻民众的负担,不得已将断发改装变更为断发不改装,"仆自创设天然足会之际,本欲并倡设断发会,嗣为改装需费,故暂中止。今则时机已熟,表同情者甚不乏人,爰禀请督府各大宪深蒙嘉许。特组织断发不改装会。……顾此断发不改装会,其主旨原为经济起见,若遽改装,窃恐经济不良者,服易颇为难事"。② 据记载,当时剪发的情形相当壮观,"会员坐其上,剪刀之声铿铿切切,各会员辫子次第落,少焉有净顶者,有效西洋拿破仑翁发式者,有五分刈者,有最新流行者。毕者起而新者接,此者出而吾者入,极十分繁忙,殆有应接不暇之势。理发师操利剪,奋敏腕,一种壮快之气,莫可言喻"。对于黄玉阶倡导的断发运动,时人给予很高的评价:"西洋习俗渐东漫,风气维新此一番;避世徜须狂散发,愤时差兔上冲冠。文明头脑今先觉,强毅鬓眉亦壮观;君解顺天为首唱,不教垂辫长飘飘。"③

台北断发的消息大大激发了其他地区的剪发运动。在基隆,许梓桑先召集该地有志者 30 余人拟成立剪辫会,适瑞芳支厅管内瑞芳矿山颜云年募集同管内鱼坑庄及金瓜石矿山数十人,顶双溪支厅管内顶双溪街及武丹坑矿

①　佚名:《编辑日录》,《台湾日日新报》,1911-02-01(03)。
②　佚名:《纪元节断发不改装会举行盛况》,《台湾日日新报》,1911-02-13(02)。
③　佚名:《社友黄玉阶谢汝铨林湘沅魏润庵杨仲佐王毓卿萧氏断发书此祝之》,《台湾日日新报》,1911-04-02(01)。

山，并金包里支厅管内均有响应，共计得会员97人。1911年4月3日，基隆剪辫会召开。黄玉阶在其祝词中，对基隆积极响应断发运动倍感欣慰，对其前景相当乐观："仆荷同志诸君赞成断发不改装会，得以成立，更喜全岛响应，各地断发者时有所闻，仆之光荣，固同志诸君所赐也。"①与此同时，澎湖岛妈宫区长郑馨秋在南部开会期间，受黄玉阶劝诱，回澎湖后得厅长奖励，邀同保正郭远、谢科、刘学海、林顺贵，商业家蔡联科、陈柱卿、郑子清，并保正刘玉卿子刘永禄、刘永耀等，皆于4月1日断发。此后澎湖厅雇员及公学校生徒等剪发甚多。② 6月，三角涌地区在该地公学校，邀集会员24名实行剪辫。1912年，在艋舺地区，断发不改装会于该地龙山寺举行集会仪式，参加者多为地方乡绅和名门望族，部分会员率先断发示范。赞助会员刘克明作诗云："粤东人士本文明，今日尤见多俊英；教责千钧知事重，毛发万缕视为轻。好看圆顶生光焰，那管方铜照雪茎；此去前程当远大，漫云身世等棋枰。"③

不过，总的来说，至1915年之前，看似轰轰烈烈的断发不改装运动，实际上仍属于小众型运动，参与者多是所谓的"先觉者"。虽然当时的报刊大肆鼓吹，不断宣扬成绩斐然，若以庞大的台湾人口和断发者相比，实在是少得可怜。即便是为社会所普遍关注的人物，其断发也有一个思想斗争的过程。以较多接受日本文化影响的学校为例，对于断发运动，学生中间存在争论，"反对者认为'发辫'是民族意识的表征，不能轻易舍弃；赞成者则认为留着发辫麻烦、不卫生，也不符合现代潮流"。近代台湾第一位医学博士杜聪明受此风气影响，也断发易服，以示与传统的决裂，在剪发前特地拍摄了一张照片留念，其女儿对这张照片的解读是："在这张照片中，爸爸样貌虽然仍青涩可爱，但反映在镜中的神色，似乎留存着一抹对相伴多年的辫发的淡淡哀怜。"④如板桥大家族林家："在剪辫子的前一天晚上，家人痛哭整个晚上，老妈子和丫头连同男仆也陪着东家哭到天亮。"⑤

1915年，恰逢日本殖民占领台湾20周年，总督府拟举行声势浩大的始政纪念日活动，废除缠足发辫陋习是重要内容之一。在总督府的强行命令

①　佚名：《基隆剪辫会开会》，《台湾日日新报》，1911-04-05(03)。
②　佚名：《各处剪辫热片片录》，《台湾日日新报》，1911-04-06(03)。
③　郑喜夫：《黄冀华先生年谱二稿》，《台湾文献》1990年第1期。
④　杜淑纯口述：《杜聪明与我：杜淑纯女生访谈录》，国史馆，2005年，第27、28页。
⑤　陈三井、许雪姬：《林衡道先生访问纪录》，"中研院"近代史所，1992年，第49页。

下,各厅、各支厅分别建立相应的机构,对辖区居民实行强制性断发,如鹿港秀才洪弃生,坚持不剪发,被日警在家里强行剪去。不出数月,全岛剪发者达到100多万人,解放缠足者达到几十万人。此后因大势所趋,缠足留发者基本慢慢绝迹。

## 第四节　黄玉阶的社会活动

### 一、黄玉阶的社会活动概况

日本据台之初,为分化笼络台湾知识分子和上层社会人士,于1896年以台湾总督府府令第50号颁布《台湾绅章条规》。根据该章程,可以获得绅章的对象有三:一为有学识者,一为有声望者,一为有资产者,黄玉阶可谓三者兼顾。次年5月,黄氏佩授绅章,逐步进入日本殖民统治的管理体系之中。

表 6-1　黄玉阶履历表

| 时　间 | 内　容 | 类　别 |
|---|---|---|
| 1898 | 大稻埕日新街起盖普愿社说教所,捐金三百圆,再倡说教每年捐金助费。 | 捐款 |
| 1898 | 职务格别勉励,受台北县慰劳金十圆。 | 受奖 |
| 1898 | 职务格别勉励,受台北县赏金十圆。 | 受奖 |
| 1899 | 全台维新公会为副干事长。 | 担任公职 |
| 1899 | 监狱教诲师嘱托。 | 担任公职 |
| 1899 | 大稻埕建筑公学校捐金十圆。 | 捐款 |
| 1900 | 大稻埕公学校建筑,寄附金二十圆,受赏木杯一个。 | 捐款受奖 |
| 1900 | 大稻埕警察支署建筑,寄附金二十圆,蒙赐木杯一个。 | 捐款受奖 |
| 1900 | 职务格别勉励,受台北监狱慰劳金二十五圆。 | 受奖 |
| 1901 | 任台湾协会支部评议员。 | 担任公职 |
| 1901 | 任旧惯调查会干事务嘱托。 | 担任公职 |
| 1901 | 受台北监狱慰劳金三十圆。 | 受奖 |

续表

| 时　间 | 内　　　容 | 类　　别 |
|---|---|---|
| 1902 | 台北厅命为日英同盟祝贺委员。 | 担任公职 |
| 1902 | 台北厅命为大稻埕学务委员。 | 担任公职 |
| 1902 | 武德会建筑,捐金五圆,兼特别会员。 | 担任公职 |
| 1902 | 受台北监狱慰劳金三十圆。 | 受奖 |
| 1903 | 救济澎湖岛穷民,捐银三百圆,蒙赐木杯三个。 | 捐款受奖 |
| 1903 | 日本第五回博览会台湾协赞会举为监查役,捐金二十圆。 | 担任公职 |
| 1903 | 台北厅命为农会评议员。 | 担任公职 |
| 1903 | 受台北监狱慰劳金三十圆。 | 受奖 |
| 1904 | 军资献纳金三百圆,蒙赐木杯一个。 | 捐款受奖 |
| 1904 | 军人优待会捐金二次五十圆。 | 捐款 |
| 1904 | 本岛为儿玉督师建造寿像捐金三十圆。 | 捐款 |
| 1904 | 妇人慈善音乐会捐金十圆。 | 捐款 |
| 1904 | 本愿寺别院举为军人优待会评议员。 | 担任公职 |
| 1904 | 受台北监狱慰劳金二十五圆。 | 受奖 |
| 1905 | 任日本帝国义勇舰队台湾支部建设委员,并寄附金三十圆,蒙赐徽章。 | 担任公职捐款受奖 |
| 1905 | 受台北监狱慰劳金二十圆。 | 受奖 |
| 1906 | 受台北监狱慰劳金二十圆。 | 受奖 |
| 1907 | 创设台北免囚保护一新舍,寄附金百圆。 | 捐款 |
| 1907 | 任台北监狱教诲师月俸二十五圆。 | 受奖 |
| 1907 | 受大稻埕公学校学务委员慰劳金十圆。 | 受奖 |
| 1907 | 嘉义震灾,捐金十圆,蒙赐木杯一个。 | 捐款受奖 |
| 1907 | 受台北监狱慰劳金二十五圆。 | 受奖 |
| 1908 | 故儿玉总督后藤民政长官营造纪念物建设,寄附金二十圆。 | 捐款 |

续表

| 时　间 | 内　　容 | 类　　别 |
|---|---|---|
| 1908 | 蒙台北厅特许阿片烟膏专卖营业。 | 其他 |
| 1908 | 武德会基本金,寄附二十圆。 | 捐款 |
| 1908 | 命为东洋协会台湾支部评议员。 | 担任公职 |
| 1908 | 台湾铁路纵贯全通式命为送迎挂委员。 | 担任公职 |
| 1908 | 受大稻埕公学校学务委员慰劳金十圆。 | 受奖 |
| 1908 | 受台北监狱慰劳金二十五圆。 | 受奖 |
| 1909 | 大稻埕区街长拜命。 | 担任公职 |
| 1909 | 台北厅农会命为大稻埕区地方委员嘱托。 | 担任公职 |
| 1909 | 台北厅农会选举为评议员。 | 担任公职 |
| 1909 | 台北厅农会选举为大稻埕区代表者。 | 担任公职 |
| 1909 | 台北厅农会选举为地方委员。 | 担任公职 |
| 1909 | 依圆山公园管理规则第四条,选定为评议员。 | 担任公职 |
| 1909 | 台北厅公共坤圳联合会为征收事务嘱托。 | 担任公职 |
| 1909 | 事务格别勉励,蒙台北厅赏金二十六圆。 | 受奖 |
| 1909 | 受大稻埕公学校学务委员慰劳金十圆。 | 受奖 |
| 1909 | 受台北监狱慰劳金三十圆。 | 受奖 |
| 1910 | 爱国妇人会台湾支部台北出张所委员嘱托,大稻埕区长。 | 担任公职 |
| 1910 | 大龙峒区长兼任拜命,大龙峒区地方委员兼任。 | 担任公职 |
| 1910 | 受大稻埕公学校学务委员慰劳金十圆。 | 受奖 |
| 1910 | 事务格别勉励,蒙台北厅赏金三十五圆。 | 受奖 |
| 1911 | 帝国在乡军人会台北支部特别会员推荐,帝国在乡军人会台湾支部寄附金二十圆。 | 捐款 |
| 1911 | 大龙峒区长兼任免。 | 担任公职 |
| 1911 | 大稻埕公学校建筑委员任命。 | 担任公职 |

续表

| 时　间 | 内　　容 | 类　别 |
|---|---|---|
| 1911 | 事务格别勉励,付金三十圆赏赐,台北监狱。 | 受奖 |
| 1911 | 大稻埕女子公学校学务委员,职务格别勉励,付金十圆赏赐,台北厅。 | 受奖 |
| 1916 | 大正二年北海道外六县凶作,及同三年鹿儿岛县樱岛爆炸之际,捐金百圆赈恤罹灾难民,以木杯赏赐,北海道厅长官。 | 受奖 |
| 1916 | 事务格别勉励,付金三十圆赏赐,台北监狱。 | 受奖 |
| 1916 | 大稻埕区地方委员,职务格别勉励,付慰劳金五圆,台北厅农会。 | 受奖 |
| 1916 | 大稻埕公学校学务委员,职务格别勉励,付金十圆赏赐,台北厅。 | 受奖 |
| 1916 | 大稻埕女子公学校学务委员,职务格别勉励,付金十圆赏赐,台北厅。 | 受奖 |
| 1917 | 台北厅土地整理组合以先生为委员长极勤勉,奖十元赏赐。 | 受奖 |
| 1917 | 先生以糖尿病请辞大稻埕区长等一系列职务。 | 其他 |
| 1917 | 请辞台北监狱嘱托并获准,因其工作勤勉,奖励五十元。 | 受奖 |
| 1918 | 台湾总督安东以先生于澎湖凶歉时捐款五十元赈济灾民,奖励木杯一个 | 受奖 |

　　保存至今的黄玉阶履历单,对黄氏 1895 年以后的社会活动有比较详细的介绍。通过对黄氏履历单的梳理,罗列其 1898 年至 1918 年间除医疗、宗教和改革习俗以外的主要社会活动。20 年间,他曾担任大稻埕区长,参与多项公共事务,热心发展学校教育事业,为台北监狱犯人的教导呕心沥血,为各种公益事业捐资。台湾殖民当局及各机构给予黄玉阶奖励的现金数量固然微不足道,但是,通过这一形式,体现了日方对黄氏的认可和当时台湾上层社会民众与日方的合作关系。

## 二、黄玉阶的监狱教诲师工作

　　1899 年,黄玉阶受聘担任台北监狱教诲师嘱托,至 1917 年因病请辞,前后近 20 年的时间。20 年间,黄氏以宗教信仰者慈悲之心怀,尽心尽责,谆谆教诲受刑人去恶从善,"受刑人受其感化,每为泣下,出狱后多有踵门跪谢,誓革新洗面为良民者"。在与监狱囚徒沟通过程中,他"善于诱掖,明晰理道,言至善恶报应之时,众囚徒皆唏嘘相顾,或低首羞愧,若妇人则号啕恸哭,殊其动听"。①《监狱月报》曾于1908年刊登过黄玉阶的一个传记,其中谈及他的监狱教诲师工作云:

> 君于囚徒之教诲,甚为尽瘁。每逢星期必躬赴狱里,引用古圣贤之格言,谆谆善诱,未尝倦色。君之片言只辞,直出诸肺腑,其诚心洋溢于颜面,虽凶恶之囚徒亦为之感动,因之改过迁善者,为数不尠。虽君之教诲,必偏倚一方,要皆撮孔老佛门之切要,易解囚人之心者,以悦彼等,故囚徒俱乐听之。凡对于囚人,必将其犯罪之种别,以及犯罪当时之境遇,尽推问之,囚人自然能悟其非、悔其罪,徐徐而反本然之善,得臻于善良之域。其有在土匪之狱者,君于教导训诲之外,更以我台湾领有之本意,及可服从之道理等说明之努力,以觉破彼土匪等之误解及迷梦。以是将处死刑之凶汉,听其演说,而流涕悔悟者,亦极多数。②

考虑到时间因素,这段记载基本可以视为黄玉阶平时监狱教诲工作的真实写照。他每周到监狱一次,以其深厚的宗教修养,摘引古代圣贤之格言,与囚徒们推心置腹交谈。"凶恶之囚徒"、"将处死刑之凶汉"以及所谓的"土匪",均为其感化。

黄氏用来教诲囚徒的主要材料多为一些民间广泛流传的善书,如《太上感应篇》《明圣经》《四圣真经》等,为满足众人的需要,他还派人到大陆购买《百岁修行经》《高王观音》等。利用这一机会,黄玉阶还积极向监狱囚徒宣传断发运动,一位在监狱服刑十余年的犯人谈道:"黄玉阶先生来监狱教诲的时,有与咱讲,讲咱台湾归帝国以来文明开化,现今不管什么事情都拢是进步发达,干干有一款无剪发的事情,这是做帝国的臣民的人,不止无体面的事。实在有影,玉阶先生的教诲是真正有道理的话。"③这是犯人和监狱管理人员的对话录,夹杂着台湾土语和口头语,比较拗口,由此可以看出黄玉阶的监狱教诲的确发挥了积极的作用。受他的影响,该囚犯请求断发易服,出狱后打算从事服装裁剪生意。黄氏卓有成效的工作引起监狱管理当局极大的兴趣,当时台北监狱署长筒井以为原本一周一次的教诲时间太少,囚徒颇感不足,便要求黄玉阶每周增加一次。这是对黄玉阶监狱教诲最大的认可。

---

① 佚名:《向化输诚》,《台湾日日新报》,1901-12-24。

② 佚名:《黄玉阶君小传》,《台湾日日新报》,1908-03-04(04)。

③ 鹫田敬太郎:《司狱用语(其二十六)》,《语苑》1911年第6期。

黄玉阶还积极参与当局的"免囚保护"工作,所谓"免囚保护",即如何确保刑满释放人员获得重生,重新成为社会有用之才。1907 年 4 月,台北监狱长小松典狱拟在古亭庄建筑免囚保护场,监狱教诲师小川考虑到黄玉阶的社会影响力,他力邀黄氏参加,嘱黄玉阶向有力者劝捐。玉阶商之台北巨商辜显荣,经费 3000 元由辜氏独力承担。根据规划,该免囚保护场命名为"一新舍",共分三期。第一期于 1907 年 6 月 30 日完工,至当年 9 月,共收容 30 人。

## 三、黄玉阶参与殖民当局的社会活动

　　参与殖民政府组织的各种官方纪念活动是日方维系和黄玉阶等社会贤达关系的重要手段。1906 年 6 月 17 日,总督府举行日本占领台湾 11 周年纪念日活动,这是台湾总督府非常重要的年度活动,也是佐久间左马太担任总督后第一次举行此类活动。他亲自出席,并发表任职感言,一番慷慨陈词后,佐久间特别对在座的台湾本地人一通鼓励,指出台湾的发展正是他们大展宏图的最佳时机:"惟对在住民间诸氏,特有一言以相告。夫殖产兴业之途,在总督府锐意努力,则诸氏之事业。亦必随之而起。务使台湾足□世界□作规模,而不可付诸等闲也。""宴将罢,总督发声,三唱天皇陛下万岁,众皆和之。"[①]在纪念大会上,时台湾社会名流如李春生、洪以南、翁林煌、林尔嘉、黄玉阶、辜显荣等共 42 人参与。11 月 3 日为日本的天长节,是日晚间在总督府官邸举行盛大的晚宴,规模相当宏伟。参与表演者,有鸣盛组演孔明得姜维及绒花记两剧,有日本新俳优演高山彦九郎一剧,又有日本艺妓表演。惟最惹人目注视者,为生蕃唱歌舞蹈,数十人亘相挟持手股,口歌足跳,整齐如一。"酒半酣,总督说式辞,高唱万岁三声,众皆和之。"[②]是日总督邀请台湾本岛人李春生、辜显荣、黄玉阶、洪以南、翁林煌等 16 人。在次年的天长节上,殖民当局则遍邀列国官绅、文武员弁和包括黄玉阶、李春生、辜显荣在内的台湾乡绅 44 名齐聚总督府官邸,举行盛大的庆祝活动,"酒半酣……三呼天皇万岁,众人和着,声振山岳"。[③] 上述三次纪念活动有一个共同的环节,即表达对日本天皇的效忠和祝福,这一环节,无论是对在座的台湾人还是殖民当局都具有非凡的意义。对于受邀参与的黄玉阶等人来说,能够参与这些

　　①　佚名:《总督官邸夜宴状况》,《台湾日日新报》,1906-06-19(02)。

　　②　佚名:《天长节夜宴》,《台湾日日新报》,1906-11-06(02)。

　　③　侮依:《天长节夜会状况》,《台湾日日新报》,1907-11-05(02)。

活动,本身即意味着总督府对他们的认可和接受,也奠定他们在台湾社会上流人士的身份;对于殖民当局来说,拉拢和利诱台湾上层社会人士为其殖民统治服务是总督府的既定方针,参与相关纪念活动,表达对天皇的忠心是其归顺和服从日本人治理的表现形式之一。

1907年6月7日,东洋协会台湾支部第九回总会召开,此次会议改选役员,其中支部长、干事长、干事均为日本人,在25名评议员中,仅陈洛、李春生、辜显荣、黄玉阶、洪以南等5人为台湾籍。东洋协会台湾支部原为台湾协会,其后由于日本陆续侵占中国东北和朝鲜半岛,协会改称东洋协会台湾支部。该协会成立的目的:"一面欲以本岛之真相,绍介于内地,因发行协会杂志;一面欲为新领土,养成有用人才而设协会学校,集有为之青年,施必要之教育。协会之直接间接贡献于本岛之统治开发者,实为不少。"可见,东洋协会台湾支部成为日本在台湾殖民统治的重要辅助机构。关于支部会员的募集,更需要台湾本土人的积极参与,"尤欲依赖于地方厅长者,为募集会员之事。……愿诸君大为尽力勿惮烦劳也"。① 根据规划,支部将大量招募会员,发行报刊、调查台湾风俗民情、撰写关于殖民行政之书籍,为日本殖民统治提供可资利用的资料。

1909年4月,黄玉阶出任大稻埕区街长,当地为他举行庆祝活动,台北厅长暨各课长等临席,与会者80余人。黄氏虽然为大稻埕人,但出任此职仍然具有代表性意义。大稻埕为当时台北最为繁华的区域之一,户口云屯,商业日盛,地方之事务甚繁,能在此地担任此职者,除了有相当出众的工作能力外,更需要良好的沟通和组织能力。当时日本政界要人古山政一、久间弃哉、三宅元德、堤善之助、平田庄作、小松楠弥、牛山董吉、樱井贞次郎、柳原雅一等,台湾要人辜显荣、许步蟾、李举元、李春生、黄玉阶等均居住此地。② 担当该区街长者,必须"声望素孚,足为民人表率","月前值街长改选之期,吾侪咸谓当选者,非先生其谁与归,果也。台北厅长阁下智珠在握成竹在胸,用能俯察民情,选举合格,四月四日先生躬谨拜命荣任街长"。③ 可以认为,黄氏当选有相当的民意基础,也显示他与台北殖民当局和当地民众都保持着较为密

① 佚名:《东洋协会台湾支部总会》,《台湾日日新报》,1907-07-04(02)。
② 佚名:《污屋拆毁》,《台湾日日新报》,1907-07-11(05)。
③ 佚名:《庆祝街长》,《台湾日日新报》,1909-05-04(05)。

切的联系。1910年1月14日,黄氏升任大稻埕区长。<sup>①</sup>"然区长与人民关系綦重,非可滥宇,当道自有权衡,当必择合资格,孚众望者以为也。"<sup>②</sup>由此观之,黄玉阶担任区长自然为"合资格,孚众望"。然而,究竟什么标准是"合资格,孚众望"?

大龙峒区长陈任逝后,当局曾遴选出两个候补者,一为李某,一为陈某。陈财产二万余金,李财产万余金。陈初识汉文,李则日语学校卒业,日语汉文皆有素养。陈经管商业,李经营殖产。陈时任保正,李为大龙峒广益会副会长,补助学校教育。陈以富名,李以才学品行称。大龙峒街除此二人之外,虽才学名望尚有其人,然多缺相当财产,有财产者而未必有名望才学。<sup>③</sup>当局一时不知如何从二人中抉择,其区长一职由黄玉阶暂理。一人担任二区区长在当时也是相当少见的。从上述情况看,担当区长一职者,需满足三个条件:资财、名望、才学,三者缺一不可。论资财,黄氏早年经营酱菜业,后从事药品、木材贸易,积累了相当的财富,从其屡次给各种项目捐款也可以看出他本人是相当富有的。论名望,常年为民众看病问诊,上自总督下至黎民百姓,都成为他服务的对象,对于贫困无力者,免收医疗费,俨然一慈善家面目。论才学,他医术超群,汉学功底深厚,文学素养精湛,中日文俱佳。黄氏完全符合上述三个条件,担任区长也是实至名归。

区长任内,黄玉阶忠实地履行了自己的职责。1910年2月5日,台北官绅商界为德国大使及其所带随员举行盛大的招待晚宴,日本方面总督府大员悉数参加,佐久间总督亲致祝词,台湾人应邀与会者为林熊征、辜显荣、李景盛、黄玉阶、王庆忠等5人。1911年6月,大稻埕太平街派出所落成,黄玉阶为当地民众总代表出席并致辞。7月,台湾举行第十五回警察官部并第十一回司狱官部甲科练习生毕业仪式,是日参与者,日人有内田藩宪、大津番务总长、高田殖产局长、新元技师、宫本参谋长、井村台北厅长、饭田台北厅警务课长、隈本视学官、尾田女学校长、志豆机典狱、岛田法官部长、加福警视、中山警视、新谷警视、御厨警视等,台湾本土仅黄玉阶一人。<sup>④</sup>1916年9月,台北在大稻埕公学校举行祭孔大典,台湾总督府总督、民政长官、台北厅长、祭典

① 佚名:《黄玉阶的履历单》。
② 佚名:《枫叶荻花》,《台湾日日新报》,1910-10-16(03)。
③ 佚名:《蝉琴蛙鼓》,《台湾日日新报》,1911-05-22(03)。
④ 佚名:《详纪练习所修了式》,《台湾日日新报》,1911-07-03(02)。

委员长依次上香,行九叩首大礼,此后各类人员陆续行上香、叩首等一系列仪式。祭孔是日本殖民当局拉拢和分化台湾人民重要的方式之一。此次祭祀大典日本人木村匡担任委员长、黄玉阶等三名台湾人担任副委员长。其他如主祭、陪祭、通赞、引赞、瘗毛血、读祝、各种礼生俱为台湾人。但担任"纠仪"者却出现一个日方人士巨鹿赫太郎,[①]所谓"纠仪",顾名思义,就是纠正在祭典过程中相关不符合规范的仪式和行为。这样,通过作为祭祀委员长的木村匡和作为纠仪的巨鹿赫太郎,祭孔便成为日本掌控和主导下的文化同化行为。1912年7月,日本明治天皇卒,大正继位,黄氏与辜显荣、蔡莲舫、许廷光作为台湾民众代表,前往日本东京,参与明治天皇的葬礼,并觐见了大正天皇。在明治天皇的葬礼上,黄玉阶作为台北代表做了长篇发言,历数在日本治理下台湾的巨大变化,并表达对日本当局的忠心。

## 四、黄玉阶的交游圈

在为当地人服务方面,1911年,大稻埕水灾严重,家屋倒坏无数,灾黎遍地,甚至有无家可归者。作为区长,黄玉阶随即准备联合富绅捐款救助,"黄氏又独力任鼓舞之责,日奔走各富绅家,为黎请命,求其捐助,而各绅皆慨然赞成"。[②] 至9月8日,捐款达2880元,对当地赈灾发挥了很大的作用。作为一个深受中国传统文化影响的人,黄玉阶的宗族观念是相当浓厚的。艋舺料馆口种德堂,乃全台黄姓祀其鼻祖之所,每年春冬二祭,俎豆馨香。该堂系故艋舺黄禄所献,历时久远,岁月侵蚀,渐就颓圮。数年前曾有建议重新修理者,后因宗族繁衍,南北分居,未能如愿。黄玉阶联合艋舺区长同族黄应麟倡议捐资重修,善款一以葺堂宇,一以置祀田,庶每年祭资有自,不用临时鸠收。[③] 在黄氏担任的各类公职中,其中很重要的一类是学校学务委员,他积极参与学校建设,对日据时期台湾教育发展贡献颇大。1911年3月底,大稻埕公学校举行生徒卒业及修业式,是日之来宾,自厅长代理以下及诸绅士计约百人。该校规模相当大,在籍生徒男786人,女244人,1010人;修业生男698人,女199人,计891人。当年毕业生黄千益经考核合格后进入总督府医

① 《祭孔典礼通引仪注》,1916年。
② 佚名:《稻江富绅义举》,《台湾日日新报》,1911-09-0(03)。
③ 佚名:《江夏冬祭》,《台湾日日新报》,1910-11-29(03)。

学校学习。① 本次毕业典礼，黄玉阶应邀参加，并致祝词。1912 年，林献堂、辜显荣、蔡莲舫、林熊征等，为使台胞子弟接受中等教育，在台中发起设立中学。台湾总督府对于台湾人接受中等教育非常歧视，一再以各种理由阻止，后经各发起人多方奔走募捐，遂经总督府同意设立一所公立中学收容台胞子弟。1914 年，该中学筹建委员会正式成立，多方募集捐款，共得善款 24.8 万余元，黄氏在台北积极响应，四处为之呼吁，并首先捐款以倡。② 1911 年，考虑到台湾人的实际需要，黄玉阶又联合部分日籍人士开设日文学习班，学习班实行中日文教学，同时教授台湾人日文和日本人中文。日文学习班的参与者起初多为一些商界人士，其后人员逐渐增加，"近日岩崎氏于大稻埕日新街黄玉阶区长处所设国语研究所，就学者凡百余人，其束修大抵每月每人一圆，然其中有名绅商亦不少，故闻风而至者尤多"。③

除为台湾民众服务外，黄玉阶还与大陆保持着一定的联系。1910 年 7 月，上海戏曲表演者钱阿桂等 14 名随天仙男女班渡台，在大稻埕淡水戏馆演唱。后经营不善，该戏班优伶多陆续归去，唯钱阿桂等系打杂牌色，所得无几。回归大陆川资全无，在台演戏无人承担，一时间典质一空，冻馁交迫，情实难堪。该街保正周永福获知后，据情以告大稻埕区长黄玉阶，乞为设法资助旋梓。黄玉阶召集有力者捐资并为之安排演出一场，共筹集善款 143 元。随后，黄氏又联系船只、帮忙办理护照，钱氏等人回乡之日，又派人前往护送。④ 1911 年 10 月，浙江省杭州府绅士雷震山及郑嘉原为视察农政来台，即居住在黄玉阶寓所，他本人并陪同雷氏二人到中南部视察。⑤

作为一个台湾人，黄玉阶深知维系中华传统文化的重要性。就任大稻埕区长后，他鉴于公学校所设汉文教课程时间甚短，很难系统学习中文知识，随即邀请公学校训导汉文塾师及部分新闻界人士，共议维持汉学之道，欲成立读书会，计划每星期日召集众人讲演一次，宣讲汉学。凡是有志于汉学者，不论何人均可以自愿入会。时人对此抱有极高的期望，"有此读书种子在，真可

① 佚名：《大稻埕公学卒业式》，《台湾日日新报》，1911-04-0(03)。
② 郑喜夫：《黄冀华先生年谱二稿》，《台湾文献》1990 年第 1 期。
③ 佚名：《枫叶荻花》，《台湾日日新报》，1911-10-25(03)。
④ 佚名：《赀遣回乡》，《台湾日日新报》，1910-11-02(03)。
⑤ 佚名：《清绅渡台视察》，《台湾日日新报》，1911-10-31(03)。

为稻江学界幸也"。<sup>①</sup> "汉文一线之延,其或赖以不坠也。"<sup>②</sup>1910 年 4 月 8 日,大稻埕汉文读书会在黄玉阶住宅召开成立大会。在《汉文之讲究亦不可缓》一文中,黄玉阶系统阐述了他设立汉文读书会的缘由和目的。黄氏认为,近代西方文化大举进入东方,崇尚科学、求新求变成为中国和日本社会的主流,维新成为最为时髦的流行语,在这种情况下,为维护民族文化的地位,中国依然注重传统文化教育,"良以圣经贤传为身心性命之学,关伦常风化之原,诚不容或失也"。在台湾,中华传统文化根深蒂固,"台湾素重汉学,文风颇盛,有海滨邹鲁之称"。日本占领台湾后,借口汉学四书五经意义深奥,难以掌握,逐渐废除汉文教育,刻意淡化汉文化的影响。其后虽准许设立义塾教授中文,然而在日本的打压下,"其汉学之耆宿,已多凋谢,即真儒正士亦寥若晨星"。黄氏指出,汉学对台湾不仅具有实用价值,更具有文化传承意义,"盖支那南洋与本岛接近,此后扩张贸易,交通频繁,惟汉文足以形容曲达之。而且汉学以孔孟为宗,孔孟之学,忠信、孝悌、仁义、道德也。是汉学有关于世道人心,非浅鲜也"。也正是基于这种考虑,黄玉阶联合台北同好倡设读书会,其要旨,"以维持汉学栽培后进为目的"。读书会聘请精通汉学之人,每月定期演讲,凡四书五经、先贤格言及世教之书,均可纳入讲演内容。

黄玉阶的医者身份为他赢得了巨大的声誉,同时也为他的社交活动提供了极大的便利。考察黄氏的交游可见,他的交往圈是非常广泛的,上至殖民当局总督、民政长官,下至普通宗教信徒、平民百姓,都可屡屡发现他们之间的唱酬往来。1906 年,后藤新平卸任民政长官,其新交故知汇聚一堂,为之举行盛大的欢送仪式,黄玉阶赋诗相赠:"岳降崧生命世雄,胸中气壮吐长虹;参天松树浓荫布,春在先生杖履中。盛世共游熙皞天,维新善政酌经权;鸟松阁比凌烟阁,图绘功名独卓然。"<sup>③</sup>1913 年,内田嘉吉担任台湾民政长官,次年 10 月,他巡视管辖各地,"征行旬余之间,乡绅耆豪,翕然迎接,争进词章,□然积成巨册"。在这些"乡绅耆豪"中,黄玉阶自然没有错过。他在给内田氏的颂词中云:"雍容坐镇寄封疆,何幸君明臣亦良。洞悉民情知好恶,振兴实业重工商。自新首要除缠足,同化预期寄热肠。末席叨陪聆训示,下怀感□咏诗章。"<sup>④</sup>1915 年 11 月 21 日,全台各地由地方厅长延请 80 岁以上者举行

①　佚名:《编辑日录》,《台湾日日新报》,1910-04-05(05)。

②　佚名:《蝉琴蛙鼓》,《台湾日日新报》,1910-07-03(07)。

③　木下新三郎等:《鸟松阁唱和集》,1906 年。

④　内田嘉吉:《南熏集》,1915 年。

长寿宴会,事后,由总督府文书课将有关诗文编写为《寿星集》一册,其中有黄氏诗文一首:"皇恩浩荡遍三台,养老典逢践祚开;南极寿星辉殿陛,东方旭日丽蓬莱。天厨惠赐先尝席,帝阙荣颁纪念杯;旷古隆仪传万世,须知教孝廑辰裁。"①1911年7月,新竹郑贞女卒。贞女系增贡生、旌表孝友郑如兰之孙女,自幼随其祖母居住,及祖母病,"入侍汤药,出祷神佛,经旬不解衣。及卒,哀恸欲绝,积毁成瘵,遂一病不起",后卒。海内外词人相与作歌为诗咏叹其事。黄氏赋诗褒扬云:"一部心经一瓣香,谁将福寿祝爷娘;尘缘未了归真去,徒诗使人论短长。贞魂今已出禅关,七级浮屠任往还;但使真灵能不昧,忍教二老泪痕斑。"②

黄玉阶与商业界巨头辜显荣、李春生保持良好的关系,在当时台北商业界有一定的知名度。他早期在台北即以经营酱菜业闻名,1911年,黄玉阶联合谷信敬、仇联青、叶炼金并三角涌简仔牛等合资5万圆,创设台湾实林合资会社,其主要业务有四:(1)输出台湾蕃界重要材木,于上海、天津各处发售。(2)采取台湾蕃界鸡血藤,制成汁胶丸丹散等类,输出上海、天津、汉口各埠发兑。(3)收买台湾土产、海产、蕃产各物,输出上海贩卖。(4)发明有效各药,请愿制造,登录商标,输出到大陆贩卖,并在台湾各处发售。该社在上海县泗泾路设立材木、药种、番产物总批发处,并在天津、汉口开设分店。台湾本社则承担上海各商物品贩卖及代办。③很显然,黄玉阶的生意与大陆息息相关,以上海和天津为中心,中国大陆成为黄氏商业的商品销售基地。

受宗教信仰影响,黄玉阶终身未娶,未留有子嗣,有养子一人,养女一人。在台湾医疗界,他是医术高超受人尊重的医生;在宗教界,他是宗教领袖,具有佛祖的慈悲心怀。但是,他更是一位社会活动家,日本殖民占领台湾以后,他周旋于日本殖民当局之间,为台湾社会的进步和民众的福祉做出杰出的贡献。1918年,黄因糖尿病去世,享年69岁。《台湾日日新报》特别刊出黄玉阶的照片、书法、生平事迹和各方政要名流祭文,《台湾时报》报道了他的治丧仪式,可谓盛极一时,台北厅长亲致悼词。此后的数年间,每逢黄氏祭日多有新闻刊布,这在台湾历史上是非常少见的。

① 郑喜夫:《黄蓂华先生年谱二稿》,《台湾文献》1990年第1期。
② 黄玉阶:《挽郑贞女慧修》,《台湾日日新报》,1911-11-06(01)。
③ 佚名:《创设宝林会社梗概》,《台湾日日新报》,1911-07-04(02)。

# 第七章

# 明清以来闽台医家及其学术思想

　　明清以来,随着社会经济的不断发展,闽台地区涌现出大量医家。他们或刊刻医书,或自撰医籍,为中国传统医学的发展和传播做出了相当大的贡献。从现存的台湾古医籍看,台湾中医受福建医家的影响非常大。1988 年,福建著名医家俞慎初教授编纂了《闽台医林人物志》,为研究闽台中医医家及其学术思想提供了一份非常完整的人物志。此后,蔡捷恩教授为弥补其缺失,根据自己搜集的材料,相继发表了《〈闽台医林人物志〉补遗》、《〈闽台医林人物志〉补遗(续一)》,补充闽台医家共计 61 人。2007 年,肖林榕、林端宜在此基础上,主持编写了《闽台历代中医医家志》,共收录 1950 年之前的闽台中医医家 1066 人。长期以来,闽台中医药文化文献的相关研究均受惠其中。不过上述论著仍有不少遗漏。

## 第一节　明清以来福建医家及其学术思想

### 一、熊宗立的医学贡献

　　明代对世界有影响的中医学家熊宗立,从明正统丁巳(1437 年)至成化甲午(1474 年),从事医学研究 37 年,编著、点校的中医著作达 20 多种,是福建历史上刊刻医书最多的人。一些医籍,图文并茂,通俗易懂,并有不少独特的见解。

　　(一)家学与师承

　　熊宗立(约 1409—1482),字道宗,号道轩,别署勿听子。建阳县崇化里(今书坊乡)人,其建阳始祖唐代兵部尚书熊秘曾建鳌峰书院,故自称"鳌峰后人"。据重修于清光绪元年的《潭阳熊氏宗谱》记载：熊宗立的曾祖熊天儒"学医于王中谷先生，传其秘妙，至今书林子孙以医名传世者自公始也"。熊宗立出生于医学世家，因自幼多病，喜读医书，且其祖父熊鉴精医，受宋元医家刘温舒、刘完素等的影响，熊宗立因从之学医，及长又随刘剡学习校书、刻书、阴阳、医卜之术，深得奥旨。熊宗立得家传师承，学术底蕴颇为厚实，他继承前人的医学遗产，深入社会行医，技术精湛，声名日噪，成为有名的医家。壮年后，结合自己的祖传医术，从事医书的著述、校注和刻印工作，前后出版 20 余种医学书籍，从而成为一位专刻医学书籍的刻书家。熊宗立在当时社会上的显赫地位和深厚的家学渊源，为他的著书立说、自编自刻医学书籍，打下了深厚的基础。

（二）编纂医学著作

明代是我国图书出版事业发展的鼎盛时期，从中央到地方，从官府到私坊，刻书蔚然成风。在坊刻系统中，福建建阳的雕版印书业尤为兴旺发达，正如清代学者朱彝尊所说："建阳版本书籍，上自六经，下及训传，行四方者无远不至。"在刻家蜂起坊肆林立，有"图书之府"美誉的建阳县中，熊宗立"种德堂"（或称"中和堂"）的刻书业占着十分重要的地位。早在宋元之时，熊宗立家族已经从事刊刻图书，于今尚可考见的医书有《新刊河间刘守真伤寒论方》《新编西方子明堂灸经》《类编南北经验医方大成》等。元代至正间建阳进德书堂的《类编南北经验医方大成》十卷，即是熊宗立祖父熊鉴所编撰刊印的。熊宗立顺应社会需求，有计划地把编辑刊刻医学图书作为重点，在正统至成化（1436—1477 年）的 40 多年中，种德堂自编自刻的医书或刊刻他人著述有几十种，成为书林之佼佼者。

熊宗立虚心求知，治学勤奋，博闻强记，博古通今，故在诊病之余曾将诸医家典籍加以整理进行编注印行。道光《建阳县志》卷十三云："熊宗立，别号道轩，从刘剡学阴阳、医卜之术，注《天元》《雪心》二赋，《金精鳌极》《难经》《脉经》《药性赋补遗》及集《妇人良方》等书行于世。"现存有关记载，熊宗立校勘整理的医书 11 种，注释及增补医书 7 种，自撰医书 6 种，共计至少刊刻医书 24 种，182 卷。内容涉及《内经》《难经》《伤寒论》等中医经典著作的释疑解惑，脉学、药性及妇儿临证医学的传播。难能可贵的是，他的很多医书文字浅近，通俗易解，如《勿听子俗解脉诀大全》《勿听子俗解八十一难经》《山居便宜方》等著作，对医学普及教育及穷乡僻地的疾病防治都产生过积极的作用。

他是明代普及医学的先驱,著述采用多种形式编注印行,如类证、俗解、注释、附遗、补遗等,以增加读者对学习的兴趣。熊宗立所刊刻的书籍大致可分为四种情况。

校注医籍,重视经典,并推运气。祖国医学历史悠久,源远流长,中医文献浩如烟海,是中华民族优秀文化遗产的重要组成部分。从中医学发展史来看,自汉以降,历代医家的学术主张和理论依据,几乎离不开《内经》《难经》《神农本草经》《伤寒论》《金匮要略》等中医经典著作,它们对后世中医学的发展有着极其深远的影响。传承中医、发展中医药,就要学习和研究这些经典著作,它是中医登堂入室的必读之书,迄今为止没有任何东西能够代替。根据熊宗立刊刻书目分析,医经类书籍有《灵枢经》《新刊补注释文黄帝内经素问》《黄帝内经素问遗篇》《黄帝内经素问灵枢运气音释补遗》,以及《素问入式运气论奥》《素问运气图括定局立成》《伤寒运气全书》和《医经小学》等。医方类书籍包括《新编名方类证医书大全》《山居便宜方》《备急海上方》《新刊袖珍方大全》《太平惠民和剂局方》,以及《妇人良方补遗大全》《类证注释钱氏小儿方诀》《类证陈氏小儿痘疹方论》等。其在重视经典的同时,主要侧重于校注医经,并推运气;汇印医方,更重妇儿。熊宗立主张"医善专心,药贵经验",复习《素问》《灵枢》《八十一难经》《伤寒杂病论》《王叔和脉诀》《神农本草经》等经典著作,博采众家,融古揉今,揣摩精熟,造诣颇深。

俗解医籍,芟繁择粹,从俗易解。熊宗立说:"古今方书,传于世者甚众,犹临海问津,焉能适从哉。"因此,他以浅近通俗的笔法进行编写,使初学者易于理解,便于学习,故有的书名以"俗解"或"歌诀",如《勿听子俗解八十一难经》《王叔和脉诀图要俗解》《增补本草歌诀》等,注重医学著作的通俗性和形式多样化。他认为《脉诀》这本书诸家注解,或泛或略,所遗而不解者亦多,由是《脉经》之义弗彰,乃取各家注释芟其繁,择其粹,意从俗解。他的《勿听子俗解脉诀大全》一书,就是在西晋王叔和所撰《脉经》一书的基础上,特别是根据南宋时期李駉(子野)的《脉诀集解》一书,进行删繁择粹,意从俗解的,"使初学之士,开卷披玩,便得见其意趣"。①

图解医籍,继承传统,图文并茂。我国的雕版印刷,在宋代就出现了经卷中插图的雕版印刷形式。明人私刻坊刻之书至多,建阳有多家坊刻质量尚

---

① 严世芸:《中国医籍通考》,上海中医学院出版社 1990 年版,第 807 页。

好,鳌峰熊宗立种德堂所刻之书属精刻者。熊宗立继承建本图书图文并茂的优良传统,在其刊刻的医籍中广泛地运用了图要、图括、指掌图等插图示意形式,为世人所重。插图是对文字的形象说明,能给读者以清晰的形象概念,从而加深理解。熊宗立继承了这一传统,其构图简洁,线条分明,结构严谨,使人一目了然。如《类编伤寒活人书括指掌图论》《素问运气图括定局立成》《王叔和脉诀图要俗解》的书名文字,就反映出该书有版画插图之类,翻开《王叔和脉诀图要俗解大全》的提要部分,便有版画插图达 16 幅之多,正如熊宗立所说,"纂图括例,俱以详明,有裨后学"。①

自编医籍,类证措方,便于临床。考虑到医书的临床实用性,熊宗立编撰方书多取"类证"方法。熊宗立认为元代孙允贤的《医方大成》和他祖父熊鉴的《类编南北经验医方大成》等书,"是皆经历效验,然方中证类混杂,分两欠明,俾我同志,无不憾焉"。因而,"芟证归类,措方入条,复选诸名方中有得奇效而孙氏未尝采者,与夫家世传授之秘,总汇成编",②名为《新编名方类证医书大全》。在其整理编辑下,此书使人展卷提其纲领而节目分明,治病之际审其证候而方药备具。其他如注释钱乙的《小儿药证直诀》、陈文中的《小儿痘疹方论》,也都采用"类证"方法,并直接冠为书名。诚如其自序所说:"窃以此书,疏其源流,类其证治,要之支分节解,脉络贯通。"③

（三）医德与民本

医德是一种职业行为规范,靠医者自身的信念来自觉施行。历代医家在医疗实践中,十分重视医德规范。而民本思想不仅是儒家思想的精粹,也是中医学的优良传统。传统民本思想发展史始终是围绕着重民、安民、仁民、富民、听民、用民、宁邦、巩固王权这个主题展开的。熊宗立撰于明正统六年（1441 年）的《山居便宜方》,就很好地体现了中医的医德与民本思想。《山居便宜方》是一部以民间单方、验方为主的实用方书,全书 16 卷。熊宗立的好友丘福在此书序言中说:"方书为医之指南,用药之筌蹄。行医而不本方书,正犹舍舟楫而渡江河,其能济者鲜矣。"道出了熊宗立编辑此方书的个中缘由。医家凭借方药以济人,若不得其要领,即使存心救人,亦无从下手,而枉

---

①　丹波元胤:《中国医籍考》,人民卫生出版社 1956 年版,第 431 页。

②　陈家生:《闽北今昔》,华东师范大学出版社 1997 年版,第 22～23 页。

③　马茹人:《熊宗立刻书概况与特点》,《上海中医药杂志》2000 年第 6 期。

误性命,是故方药乃医家之根本,不可不潜心精究。对患者而言,尤其地处远离市肆之僻壤者,求医问药则更为艰难。熊宗立"独虑穷方僻壤,人或有疾,卒无善药,多罹夭横,恻然忧悯",遂"搜辑诸方书易得之药,有经验者及其家传之秘,类成一卷,名曰《山居便宜方》。疾以门分,证以类别,立论允当,指诀精明。使人一览,了然心目,如指诸掌。缓急有用,不必造市肆以求药人"。①《山居便宜方》囊括内外妇儿科常见病证方药,尤其适宜于为众多的基层患者提供中医药服务。

《山居便宜方》反复强调山居寻医不便,故收录方药考虑就地取材,贵重稀少药物基本不予录用,功效竣猛而攻逐泻下、易伤元气之品也慎而少之。以葱、姜、蒜、茶、冬瓜、皂角等日常果蔬食品最为常用。为方便病家仓促之时自行采药,作者在有的药物药名之后注写当地之俗称,并告知采摘时节与地处。本书不仅帮助患者辨认药材,记录至今也是本草研究的宝贵资料。《山居便宜方》方剂药物制备、服用方法简便,功效专注,易用、易学、易传播。明以前方书这一类医籍甚少,从而更可见其学术价值之所在。

《山居便宜方》方药颇为简单,但同样以辨证施治原则为依据,是方药使用的规矩准绳。每篇病证前的论述,对该病证的辨证施治关键均予以强调,有些论述甚为精当。此外,书中提到疮之初期未结脓时,以针刺疮上及四边令血出,使药气可以入针孔中,有助于更多的药物吸收,其思路于后学者不无启发。而救冻死法强调先温其心,次暖身体,与现代恢复、保护心脏功能为先的科学原理亦不谋而合。

(四)促进中日医药文化交流

中日文化交流的渊源可追溯到很早。唐朝就有祖国医学输入日本的记载,崇尚宗教的日本僧人,把中医书籍一同带回日本加以流传。中日文化民间交流,在历史上相当活跃。日本最早开始翻刻中医典籍,是日本医家阿佐井野宗瑞于日本大永八年(明成化三年,即 1528 年)刊行《新编名方类证医书大全》,这部中医典籍的编撰者和原刊行者就是熊宗立。日本医师真长(号兰轩)曾慕名来建阳拜熊宗立为师学医。和气明亲等人也曾向熊宗立请教过医道。《新编名方类证医书大全》东传日本后深受欢迎,对日本汉医的发展产生

---

① 万芳、钟赣生:《国内失传中医善本古籍〈山居便宜方〉重出新解》,《北京中医药大学学报》2003 年第 5 期。

了重大影响。熊宗立刻印此书约 50 年后,由日本高僧月舟寿桂作跋,并由当时的日本富商兼医家阿佐井野宗瑞翻刻,成为日本历史上首次自行刻印出版的医学典籍。

　　1536 年,日本谷野一柏翻刻了《勿听子俗解八十一难经》。雕版印刷技术的广泛运用,为图书的对外交流和传播创造了条件,因此建本图书逐渐由海上交通传到海外。此书东传日本后,成为日本印刷出版的第二部中医典籍。日本内阁文库内收集有熊宗立刊本《新刊素问入式运气论奥》三卷和熊宗立《山居便宜方》日人抄本 16 卷。这些中医典籍对日本医学界开展汉方医学研究和应用都有十分重要的作用。

## 二、黄卓尔与《医鼎阶》

　　《医鼎阶》是清末民初福建客家医家黄元英所著。该书以章回体小说的形式,阐述了深奥的医学道理,融趣味性、科学性、通俗性于一体。对于《医鼎阶》的内容和国内馆藏情况,余瀛鳌等主编的《中医古籍珍本提要》、王瑞祥主编的《中国古医籍书目提要》、薛清录主编的《全国中医图书联合目录》以及《中国中医古籍总目》等目录学著作,均未著录。笔者对该书进行了深入研究,兹对其作者生平和学术特点予以简述。

### (一)黄卓尔生平

　　黄元英(1855—1919),清末民初福建客家医家。根据民国时期编纂的《长汀县志》记载,黄氏"长汀人,清文举,以儒通医,法宗仲景,善用经方,著《医鼎阶》一书"。

　　查阅《中国汀州客家名人录》可知,黄元英,字卓尔,又名泽麟,福建长汀童坊水头乡人,清末汀州名医。生于清咸丰五年(1855 年),卒于民国八年(1919 年),终年 65 岁。黄氏自幼即读四书五经等儒学经籍,同时亦致力于攻读《伤寒论》《金匮要略》等经典医籍。考中秀才后,仍笃志行医,悬壶于闽西、赣南等地,名闻一时。光绪二十年(1894 年)中举人,但他不为世俗所拘,不屑名利,仍以行医济世为务,慕名求医者,络绎不绝。他"医德高尚,医术精深,对患者认真负责,遇危重病人,必以厘戥秤过药量,亲自煎药,或留宿观察"。黄氏在光绪三十一年(1905 年)任江西省立医学堂教员,光绪三十四年(1908 年)任汀郡中学堂学监。晚年从事医学著述,曾对仲景《伤寒论》一书进行注释,整理成 6 卷,另将平生所诊疗的医案以章回体小说的形式进行记述,即为《医鼎阶》。

(二)《医鼎阶》的学术特点

《医鼎阶》现藏于上杭客家族谱博物馆,为石刻本,是该馆在收集福建客家书籍的过程中从民间觅得。版框 21 厘米×29.7 厘米;半页 10 行,每行 27 字;首页记有"闽汀黄元英卓尔甫著,学生黄同怀参校,男黄长焕校对,学生李培材检字"。书中未载刊刻者、刊刻年代,根据《中国汀州客家名人录》记载,《医鼎阶》共 2 卷,又名《医怪》,刊刻于 1911 年。[①]《医鼎阶》开宗明义阐明编撰动机,指出"各著医书烦扰,表里虚实阴阳,大都茫茫渺渺","仲景《伤寒论》《金匮要略》为群言所混乱,以致十全之书,举世畏而不用",因此著《医鼎阶》,以"圣法神方","斩除千方葛藤,救我中华亿万",而成为人们学习传统医学的阶梯也。《医鼎阶》分 16 回,记述了许多临床实际病例与学术思想,理法方药俱备,文情并茂。其学术特点可归纳为以下几个方面。

**1. 传承经典,倡导创新**

黄氏十分重视对张仲景著作的研究与传承,针对当时医界在学习、注释该经典过程中所存在的"十大怪现象",进行了强烈抨击。他认为《伤寒论》《金匮要略》所阐述的理、法、方、药,是圣人之言,而注者以他说强行附会仲景语,如运气、五行、标本、水火等,只会使后学者误入歧途,从而导致"求明而反晦,求通而反窒"。同时,对于一些医者不敢使用经方进行分析,认为是"只许守旧,不许创新"的缘故。故黄氏期待《医鼎阶》的撰写,能"除其弊,始得其利",以便于读者看此书后,达到"不知脉者晓得任用明医,不致为庸医所杀;知脉者晓得病家气习,如何能尽其所长,如何不能尽其所长"。

为了让学者能更深刻理解仲景之方,黄氏对《伤寒论》的部分内容进行了重新整理。他认为杂病有《金匮要略》一书,从药物使用到疾病治疗,后来之方无出其右,能融会贯通以应千变万化即可。而将《伤寒论》中有关发热辨证的条文 30 余条集于一起,这其中包含各方证、药症以及脉证,概括较全面,表里寒热虚实俱在,可为临床参考之依据。

此外,黄氏不仅对经方有相当的考究,且以亲身经历来说明经方的灵验。如针对前医"治钱侍郎第四子之方"中用黄芪建中汤而无效的状况,认为其原

---

① 张胜友、张憔:《中国汀州客家名人录》,作家出版社 1999 年版,第 466 页。

因在于"无煮法、服法,其轻重多少皆无法度,不知汉之秤轻十分之一","考古不精,不知汉之分两升斗,汉以十六两为一斛,二十四铢为一两……水一升可用五两之水,胶饴一升亦可为五两"。针对前医使用柏叶汤治疗吐血之病,只因剂量不同而致无效时,强调"仲景方法,差之毫厘,即无效验","若轻重不符,服之反转生他病,古圣之法度不可逾矩"。总结温经汤的功用,认为该方在"经水多时能止之,过期不来者能催之,血崩极危十余剂能救命,带淋虽久,十余剂可以根除,而且久不受胎数剂即效,坚块积聚能消",并在《医鼎阶》第7回中详尽地记载了许多有关温经汤证治的病案。

在阐述仲景之方功效的同时,黄氏亦倡导学术创新。他在《医鼎阶》第4回中借哑仙之言论,融合中西医知识论血脉兼明脏腑,图文并茂,一目了然,可为"医学之法成,扼要之秘诀",在当时实为创新之举,被人们赞作"医中之砥柱"。

**2. 辨证精准,善用经方**

黄氏认为临床辨证首先必须理清病症的异同,方能对证处方,否则易犯"虚虚实实"之戒。如辨别伤暑与少阴四逆,其"恶寒,四肢逆冷,吐泻不止,脉细"等症状可共有,但可用"阴不得有汗"之法鉴别二者,若本为伤暑而误投四逆汤,则更甚涸其津液。对于小儿惊风与痉症亦需辨别,黄氏认为其区别在于"惊风抽搐时发时止,痉症抽搐而停;惊风头摇口噤,口眼歪斜,痉症头摇口噤,眼不斜翻",总之,"时发时止是惊风,发而无已是痉病"。前者可采用天保采薇汤,后者用小续命汤。

黄氏认为辨证时应该抓住主要矛盾。如《医鼎阶》记载的病案:毛高家的大老婆胸痛发时,自觉心中气结,自胁下逆抢心,脉大而实;而六老婆胸痛发作时,两手束胸不得已,脉沉迟。二人虽同为胸痹,然病机并不一。黄氏认为前者为实证,用枳实薤白桂枝汤;后者为虚证,用理中汤加重人参,最终均一剂而愈。对于同样是吐泻兼发热似惊风者,虽着眼处均在于止泻,但具体情况用药则不同:"手足俱热,渴而小便少者用五苓散;小便白不渴者用理中丸,重者用理中汤;手足厥冷,尿白口渴者用四逆汤;暑天发热吐泻,烦躁不眠,口渴汗多,手足逆冷,小便赤黄者,用香薷饮。"

治法之先后运用亦是非常重要的。黄氏认为《伤寒论》中就有"先解表后攻里"、"先温里后解表"的准则。如《医鼎阶》记载一庸医的长子恶寒发热,无汗,心下坚硬,脉浮弦,黄氏认为"表邪陷在心下结硬微痛,今尤恶寒发热,表尚未解,不可攻里,宜先以人参败毒散加生姜水煮服,盖被发汗,表解后,再以小陷胸汤消其心下陷邪"。然而,庸医却自认为曾服解表之药,不可再服,于是直接用小陷胸汤,结果导致表邪陷于里,致其子腹部出现大满大痛,不可触近,最终烦躁而亡。

在临床实践中,黄氏精通经方的方证,且善于使用。他认为天保采薇汤"可治急惊,治麻痘不能透出,尤为神效,另外瘟疫胸颈有红点如麻疹之类者或颈腮肿大,发热亦可治"。《医鼎阶》记载治疗钱侍郎之子案:"面色青晦,或吐血一日,或咳时痰中带血,四肢酸痛,手足烦热,脉弦数。"结合前医所治,黄氏使用黄芪建中汤而获效。

**3. 精于四诊,尤重脉诊**

黄氏要求诊病时须认真观察病者面色、形态。如面色青晦、躁扰不宁、坐卧不安、身形骨瘦如柴等,为阴躁;如神色悲伤欲哭、如神灵所作、数欠伸,为脏躁;如状如痴呆、神魂外驰,为癫痫;如时神昏谵语、脉无异象、头身发热、颈部有斑疹白点,为痧证等。黄氏认为闻诊不可或缺。如视某妇斜跛起立,当掀起裤脚之时,见其膝下腿骨外廉毒水流出,疮口上露出骨尖,青黑色,臭气熏人,后采用推车散止痛,取出多骨,再服阳和汤生肌收口。

黄氏强调详细问诊,以深入了解。如治钱侍郎第五子案,通过书童了解到其夫妇性生活极不正常,从而出现皮肤甲错、腹满不消等症状,据而认为其内有干血,若干血不去,就没有生机,为五痨病,经服用大黄䗪虫丸而愈。黄氏临床尤重脉诊,认为"凡医师不读脉诀,不能辨二十余样之脉,即不可信"。在书中各病案中,对脉诊的描述十分详细,例如论弦脉,他分为寸、关、尺,再结合时令、病情而用药分治。又如某人年幼耳聋,系功能性的,其脉春夏秋冬皆弦,给予小柴胡汤而愈;再如治钱侍郎之子咯血病,脉弦数,用黄芪建中汤,令多服,弦变软,数变缓,血不吐,咳减轻,调养而愈。

对于小儿脉与大人脉之异同,黄氏认为:"人自十五六岁以前俱一息六至,自十五六岁以后一息四至,女自天癸至,男至精通后则与大人无异。"小儿的迟数脉象与大人有异,五至为数,四至为迟,"至于表里阴阳虚实与大人诊法相同"。

**4. 精于临床各科**

黄氏在临床实践中,对于外科、儿科、妇产科、骨伤科、针灸等,均有其独到的见解与技能。例如:应用元宵灯芯灸十五燋治愈发热急惊风、小儿颈部瘰疬、新生儿脐风、慢脾证等病证,认为小儿疳积"可在肚脐上下左右离五分处,各以艾灸二壮即消"。同时强调"微数之脉,慎不可灸"。对小儿发热惊风,开始用元宵灯芯灸缓其急,紧接着,手浸葱汁辅以推揉之法,最后服汤药退其热,病儿立即热退身安而愈。

对于外科阴疽,症见色白,不肿或漫肿,酸痛或不痛,苔白,脉沉细迟,黄氏用阳和汤配以陈年老酒,醉卧取汗,并认为此法亦可治瘰疬、贴骨疽。对于外伤所致的肩关节脱位,先拟八仙逍遥汤外洗止痛后,再采用复位手法将关节还原,接着拟黄芪桂枝五物汤内服以防血痹。

治钱侍郎之女因心理因素梦见与妖精交配一证,得知该女梦见妖精躲入珠宝箱中,并不让她告知他人,否则要加害于她。黄氏开始并未处方,而是先采取心理疗法,将珠宝箱焚烧,解除侍郎之女的心理负担,然后先后施以桂枝加龙骨牡蛎汤、理中丸治之而愈等。

总之,《医鼎阶》一书融会了黄元英的临床经验以及所思所悟,且寓医理于章回小说中,使后人在故事中获得中医药各方面的知识,这在医学著作中是一种创新。同时,黄氏亦是一位经方大家,注重脉诊,精于临床各科,展示了福建客家传统医药文化的丰富内容。

### 三、刘亚农的生平与医学著述

刘亚农(1884—?),字幼雪,福建侯官(今福州)人。清末帝师陈宝琛及门弟子,少年时期病中自学中医,后又跟福州名医邱肖川学习中医。年轻时边做官边行医,中年后弃政从医,悬壶济世于北京、福州等地。并积极推动中国中医事业的改革,著书立说,捐资办学,倡导建立中西医学会,主张中西医取长补短,以中为主,兼学西医之长,为民国时期一重要中医名家。然而对于这样一位当时的中医界泰斗,现有的文献仅零星记载其观点或著作,未见对其进行系统研究。今查阅文献,对刘亚农进行初步研究。

#### (一)刘亚农生平考

刘亚农出生于清末福州侯官县的一个较为富裕的家庭,这从其《肺病一席谈》书中自述少年生病期间所用名贵中药及耗费的财力可以看出。少年治儒学,师从末代帝师陈宝琛,深得恩师喜爱,其在《二十世纪伤寒论》序中说道:"及门刘幼雪,年少治经,有声里党。"18岁至23岁患病期间,潜心研读医理,由中而西历时五年,兼习静坐以自起沉疴。其后跟当时福州名医邱肖川学过中医。1907年病愈后宦游于安徽、北京等地。从政30年期间,不辍研究医学,学贯中西。从政之余常为同事亲属治病,1910年曾治愈兄嫂产后温病,1911 年半年内免费治愈血病 100 多人。从政期间积极推动中国医学的改革,累上书当事请设医校,召集人才厘订教科书,清末全国中西医学会之设,即其所倡导,曾任全国医药总会研究部长,并曾"任教于华北国医学院,乐育英才"。<sup>①</sup> 1937 年"弃仕从医,悬壶北京",亦曾在"榕垣等地悬壶济世,医名颇著"。<sup>②</sup>

刘亚农出生于清末,但现有资料对具体出生年份记载不同:

第一,《福州近代中医流派经验荟萃》没有记载生卒年;《中医人物词典》载,刘亚农大约生于 1884 年,但不确定,卒年不清楚。第二,《伤寒论研究大辞典》载,刘亚农(约 1887—1950)。第三,考《二十世纪伤寒论》书末刘亚农弟子刘煜整理其师推动改革国医经过的附录:"民元上书福建政府……(时年二十八)"、"民二与先进……(时年二十九)"、"民三全国医药联合会厦门分会成立……(时年三十)"。新中国成立前中国人都按照虚岁计算年龄,由此推算,刘亚农出生于 1885 年。但是附录中又出现"民二十二年游平……(时年五十)",由此推算,刘亚农出生于 1884 年,所以《中医人物词典》记载刘亚农出生年才写约 1884 年。这可能是刘煜记忆有误造成的,附录中刘亚农上书福建省政府的文章自述"某年十九卧病,颠倒床褥,中西医无能起之者,病中读中西医书数年,略有心得,能自愈病,寝馈斯学十年有奇……欣逢民国政府成立",由此计算,刘亚农 29 岁时是民国元年(1912 年),反推回去 1884 年是其出生年。通过对《二十世纪伤寒论》的相关分析,笔者认为刘亚农出生年应是 1884 年。

至于刘亚农卒年,《伤寒论研究大辞典》载为 1950 年,但是据笔者考证,1959 年《福建中医药》发表刘亚农的一篇医案,<sup>③</sup>按照出版周期推算,1958 年刘亚农还在世,当时已经 75 虚岁,故判定其卒年不应是 1950 年,最早也应是 1958 年以后。

(二)刘亚农著作考

刘亚农一生勤于笔耕,写过很多论文和著作,但现有资料记载其书目数

① 孙坦村、肖诏玮:《福州近代中医流派经验荟萃》,福建科学技术出版社 1994 年版,第 252 页。

② 孙坦村、肖诏玮:《福州近代中医流派经验荟萃》,第 252 页。

③ 刘亚农:《风水辨治一案》,《福建中医药》1959 年第 2 期。

据各不相同。《中国中医古籍总目》记载4条:"《二十世纪伤寒论》六卷附静坐疗病法1934年铅印本、《标病歌括五炎证治合编》1936年铅印本、《古今药物别名考》1936年铅印本、《静坐疗病法》见《二十世纪伤寒论》(附录)。"①《中国医籍大辞典》记载3条:"《二十世纪伤寒论》六卷,刘亚农(字幼雪)编撰,刊于1934年,卷一为导言……卷六为静坐疗病法,书末有附录……现有1934年北平聚珍阁印刷局铅印本;《标病歌括五炎证治合编》,刘亚农(字幼雪)撰著,刊于1936年……《标病歌括》《五炎证治》皆为歌诀体裁,为中医药常识性科普读物,现存1936年北京铅印本;《古今药物别名考》全一册,刘亚农(字幼雪)编,刊于1936年,现存1936年聚珍阁印刷局铅印本。"②《福建省志·医药志》《福州市志·第7册》各记载1条:"刘亚农的《古今医药别名录》。"《福建省卫生志》记载1条:"刘亚农著《二十世纪伤寒论》。"《中医人物词典》记载3条:"《廿世纪伤寒论》并附《静坐疗病法》(1933年),《古今药物别名考》(1936年)、《霍乱痢疾合编》(1934年)等。"《伤寒论研究大辞典》记载9条:"著有《二十世纪伤寒论》《古今药物别名考》《标本歌括、五炎证治合编》《霍乱痢疾合编》《湿温轨范》《肺病学》《胃病学》《亚农医案》《医师宝籍》等书。"③1937年《西北论衡》记载4条:"近著《肺病一席谈》……并著有《二十世纪伤寒论》《古今药物别名考》《医师宝笈》等书。"《肺病一席谈》中记载1条:"于病中著《血病浅说》一书。"《二十世纪伤寒论》附录中记载9条:"幼师近复编著《诊余录要》,条纪经治疑难病案,又续辑《二十世纪伤寒论后编》《二十世纪杂病论》《肺病》《胃病》《心病》《肾病》《妇科》《儿科》各病专书,将陆续梓行问世。"

综上所述,笔者认为刘亚农一生著作18部:《二十世纪伤寒论(廿世纪伤寒论)》《标病歌括五炎证治合编》《古今药物别名考》《静坐疗病法》《霍乱痢疾合编》《肺病一席谈》《血病浅说》《湿温轨范》《诊余录要》《医师宝籍(医师宝笈)》《二十世纪伤寒论后编》《二十世纪杂病论》《肺病学(肺病)》《胃病学(胃病)》《心病》《肾病》《妇科》《儿科》《亚农医案》。现存刘亚农著作6部,除了《中国中医古籍总目》所载《二十世纪伤寒论》《标病歌括五炎证治合编》《古今药物别名考》《静坐疗病法》4部书的版本及馆藏地外,中国中医科学院图书馆藏有《霍乱痢疾合编》1940年铅印本,中国国家图书馆文献缩微中心藏有

① 薛清录:《中国中医古籍总目》,上海辞书出版社2007年版。
② 裘沛然:《中国医籍大辞典》,上海科学技术出版社2002年版。
③ 傅延龄:《伤寒论研究大辞典》,山东科学技术出版社1994年版,第290～291页。

该书缩微版;南京中医药大学图书馆藏有《肺病一席谈》民国铅印本。其余各书如今何在有待进一步考证。

发表论文情况,刘亚农曾在 1937 年《医界春秋》上发表《与刘仲迈先生研究〈仲景伤寒论〉之商榷书》一文;①在 1958 年《福建中医药》连续发表了两篇《亚农医案》,此两篇医案与《伤寒论研究大辞典》中的《亚农医案》是否相同,尚待进一步考证。在 1959 年《福建中医药》还发表《风水辨治一案》。此外刘亚农在 1933 年《世界日报》9 月 3 日读者论坛发表《中西医术之我见》一文。刘氏对中国近代中医学术起到了一定的推动作用。

### (三)刘亚农对中医发展的贡献

上书政府为改进医学献计献策。刘亚农以切身之体会感慨清末中国社会由于医生误治或者传染病肆虐造成百姓大量死亡,深感痛心,"深思积虑,欲图改进医学非一日矣,欣逢民国政府成立,勃勃之中,难已于言,谨具条陈数则,恭呈查核"(《二十世纪伤寒论》),提出四条建议:建议政府设立名副其实的医药主管部门,组织、监管医药事业;建立中西医结合的医药学校,培养贯通中西的新型医药人才;设立医药学校附属医院,为医学生培养提供实践基地;资助医学社团机构办医学杂志,促进医学研究交流;建立医师分科考试准入制度,提高医疗从业人员的水平。100 年后的 21 世纪中国医疗卫生制度与其四点建议高度吻合,展现了刘先生的卓识远见。

创建了福建私立专门医科学校。在呼吁政府改革医疗建立医科学校的同时,刘亚农召集志同道合者筹办私人医科学校,累上书当事请设医校,召集人才厘订教科书,终于在民国二年(1913 年)召集同志,捐资创设福建私立专门学校(《二十世纪伤寒论》)。学校的组织方式以及课程设置多参照清代高等医校章程办理,经费和设施由爱心人士捐赠,办学相关人员纯属义务不取报酬,带头向当时福建省政府求经费支持。

倡议改组福建医学总会为全国医药联合会。刘亚农学习西方医学先进的技术以及组织管理模式,倡导建立中西医学会,推动中医的进步,清末全国中西学会之设,即其所倡导,是中国近代医药学会的先驱倡导者。刘亚农提出团结中国医师与药师共同拯救中医,"组织医药联合会,使医家药家相聚补

---

① 刘亚农:《与刘仲迈先生研究〈仲景伤寒论〉之商榷书》,《医界春秋》1937 年第 121 期。

救,以绝伪药而除流弊"(《二十世纪伤寒论》)。于1912年年底倡议改组"福建医学会"为"全国医药联合会","福建医学总会改为医药联合会,乃鄙人所提创,继而起者,则陈女医英如,组织中国医药救亡会,故中国医药联合会之基础,实开始于闽省"(《二十世纪伤寒论》)。

刘亚农先生的一生为民国时期的中医药事业继承做出了重要的贡献,特别是对福建的中医药事业建设做出了功不可没的贡献,诚如其门人刘煜所言:"吾师幼雪先生,医林泰斗也。睹我国医学之衰替,怒焉忧之,引复兴之责为己任,创设医校,培植后进,官事余暇,著书立说。"(《二十世纪伤寒论》)对于这样一位重要医家的学术思想和晚年活动轨迹,有必要进行进一步的考证研究,以更好地推动中医药事业的继承与发展工作。

### 四、俞慎初与中国医学史研究

俞慎初(1915—2002),国家级中医药专家,中国百年百名中医临床学家,福建中医药大学终身教授。以下以人文社科与医学相结合的视野,对俞老家学积淀、青年时期钻研中医的切入点及其学习生活的人文背景等进行研究,从一个侧面反映俞老的学术思想。

(一)家学渊源,文化积淀

俞慎初教授出身中医世家,其父俞介庵先生为当地名医,素有德名,医术精湛,擅治急性热性病证,且医风淳朴,医德高尚,深受当地民众和医界同行敬重。俞介庵前辈,"读书行医,积德行善",闻名于乡。他在辨证处方后,往往采用单方、土方辅佐治疗,足见其学验丰富,方能"信手拈来,皆成妙品",令人望其项背。俞老就是在这样的世医家庭中熏陶中成长的,而俞慎初教授幼从晚清秀才、举人习文,奠定了其深厚的传统文学基础,且在其父影响下,对中医有浓厚的兴趣,并将此作为自己的终身职业。俞慎初教授对药理的研究多由于其父亲作为一名民间中医的家族传承,众所周知,世代行医的医家都有自己的医方和常备药丸,而亲自制备药丸更是一名世医的基本本领。受介庵先生的影响,俞教授不仅十分重视民间医药的应用,民间草药和单方、验方的搜集整理,民间医药疗效确实,造福一方乡里,而且重视实地考察药物的性能和临床效用,认为良医自要有良药,自古用药如用兵,教授临证谨慎辨证,用药有针对性并且结合自己对药物的了解,对症下药,往往能起沉疴救痼疾。俞教授15岁时已经在其父介庵先生督导下研读大量的中医古籍,并跟随其父习诊,对乡里草药的生长环境、性味、功效及辨证处方积累了一定的知识。20世纪30年代,西学东进,西方医学在中国大行其道,而慎初教授的乡里,自古为"海滨邹鲁"、"理学名邦",又是当时的通商口岸,西医在此地也备受推崇。介庵先生有感于西医自有其精妙之处,且不愿慎初教授困于一家之言,于1930年春,俞慎初前往上海就读于上海中医专门学校。

(二)精英荟萃,中外交流

民国时期热爱祖国医学的中医界名老一辈,有感于中医的发展在于人才培养,在上海合资创建中医学校。而俞慎初教授当时即就读于上海中医专校,师从一代名医秦伯未,学校里更是齐集了陆渊雷、时逸人诸师长,并结交了一大批热爱中医的学子,如张赞臣、姜春华、钱今阳、茹十眉众学友,每日研读、讨论,跟师习诊,可谓日学益进。

在良师益友的帮助下,俞教授更是精研中医经典《内经》、《难经》、仲景学说,俞教授勤学苦读,精思钻研,先后写就了《黄疸病理之研究》《精神魂魄之研究》《虚痨浅说》《血证之研究》等文章,刊登于上海《中医指导录》杂志上。当时对中医的宣传主要靠报刊,俞慎初教授1933年毕业返乡后开始行医,同年5月主编《现代医药》杂志,坚持研究中医、宣传中医,弘扬祖国传统医学,争取让更多的人了解中医。同时兼任上海《中医指导录》《中医世界》《中医科学》,北平《文医半月刊》《国医砥柱》,南京《国医公报》,杭州《医药卫生月刊》,福州《医铎》等多家医刊杂志的特约编辑与撰稿人。俞老创办《福建中医药》杂志,为宣传中医药文化,给我省中医药学术提供交流、讨论的园地,对我省中医药学术的发展和中医药的宣传发展起到推动作用。

经年习医,俞教授有感于中医古籍博大精深、文义古奥,为溯本求源,1938年他进入上海诚明文学院深造,师从著名经学家蒋维乔专修国学文史专业。在沪期间,与时逸人等共同创办上海复兴中医专校,担任该校教务主任,并参与《复兴中医杂志》的编辑工作。从1933年至1941年的八年间,俞慎初教授发表了《饮症病理之研究与治疗》《鼠疫症治》《痧疹浅述》《癫狂病的研究》等诸多论文,并出版了《中国麻风病学》一书。[①] 俞慎初教授崇尚中医经典《内》《难》及仲景学说,指出经典医著是中医专业知识的基石,只有悉心

---

① 俞鼎芬等:《道经沧桑德劭医林》,福建省地质印刷厂,2005年,第11页。

钻研,打下扎实的理论基础,才能在学术上得以发展和提高。他常说,熟读医理在于溯本穷源,明达医理,洞晓病机,理明才能艺精。尤其在学医之始,应重在熟读明理,只有笃志躬行,积学既久,熟则生巧,自有左右逢源之妙。①同时,教授指出临证诊病,既要重视中医辨证论治,亦要结合西医临床先进诊疗手段,以明确病因指导治疗,多有验效。

### (三)历史人文,慎独考据

在中西学说交融碰撞的动荡时期,俞教授认识到中医的发展在于中西医结合的应用,以提高疗效,造福人民。在医史考据中,俞教授也发挥这一思想。他认为:"研究中国医学史,不仅仅是研究中国医学的发展过程和医学家的个人活动而已,更重要的是必须研究中国医学发展变化各个主要阶段与时代背景、社会制度、政治经济、科学文化之间的密切关系。"(《中国医学简史》)

俞老看到中国古代遗留了丰富的医学文献,自古以来外来文化和医学对中医的影响一直存在。俞老早年就注意到这一点,结合历史背景、文化交流文献、史料记载,深入探究了孙思邈与印度医学和敦煌医学的关系。他认为医学的发展与时代的背景关系密切,一个医家的成长、医学流派的形成,均与社会发展息息相关。中外医学交流,也不例外。俞老认为:"中国医学经过长期的实践,积累了丰富的经验,早已自成体系,成为独步于世的东方医学。"俞老对《内经》的书名、作者、成书年代、卷数、价值以至历代治《内经》各家及其著作,对《内经》理论的争议等,均有详尽的考证与论述,认为《内经》是西周以后、西汉之前众多医家集体撰写的一部以总结前人实践经验为主要内容的划时代的医学巨著","具有很高的历史意义和实用价值"。对西洋医学的传入,他尊重史实,认为利玛窦的《西洋记法》中有关神经学说的论述,是西洋医学传入我国的第一部有关医学的书籍。② 其《丝绸之路与中外医学交流》一文,更对陆、海丝绸之路引致的中外医学交流做了详尽的考证与叙述。俞老不辞劳苦奔赴陆上"丝绸之路"重镇历史名城——敦煌进行考察,通过对"丝路"的兴起、发展进行研究,从中外科学文化的交流这一切入点,探究中国传统医学对外来医学的吸收和对自身医学的发展。由此写出了《丝绸之路与中外医学交流》这一数以万字的考据论文,展示了丝绸之路对中外医学交流所

---

① 刘德荣:《俞慎初教授的学术思想和临证经验》,《中华中医药杂志》2006 年第 5 期。
② 陈俊孙:《俞慎初教授医史学术思想管窥》,《福建中医药》1996 年第 6 期。

起的巨大作用。这一论文的写成,充分说明了俞老在治学、治史方面严谨、刻苦、一丝不苟的精神。

注重发掘本省的医学史料,为完善中国医学史的发展轨迹收集各方资料,尤其重视运用地方志中的记载以考据医案,编修医话。福建自古地灵人杰,名医辈出,有许多散佚的医学资料,可惜无人整理。他多次深入苏颂、宋慈、杨士瀛、陈修园、吴瑞甫等医家故里,访求史迹,搜集史料,主持编写了《闽台医林人物志》《福建历代医著简介》《福建四大名医》等书及数十篇有关福建医史的文章。除此之外,俞老还主持校注陈修园的医学丛书《新校注陈修园医书》,他个人亲自校注了《长沙方歌括》;并担任陈修园学说研究会主委。将苏颂、宋慈、杨士瀛、陈修园 4 位医家的生平与学术成就撰写成《福建四大名医》一书,从此"福建四大名医"地位得以确立。对董奉、吴夲、苏颂等 19 位福建名医的学术思想与著述做了考证评述,在整理挖掘、研究福建医史中取得了累累硕果。① 俞老不辞劳苦多方收集资料,勤加考据,更加以文笔润色编写了如《董奉杏林留佳话》《宋慈洗冤泽万民》《杨士瀛独树一家》《陈修园桃李千秋》等诸多脍炙人口、丰富生动的名医生活和从医画卷,宣传福建籍医家的医学成就与事迹。

在中国这片广袤的土地上,生活着众多不同民族、不同生活习俗、不同信仰的人民,地域的不同及习俗的各异使得各民族之间出现了不同的医药文化。少数民族与汉族之间互相吸收、相互依存,共同创造了中华民族的历史。俞老注意到这一点,在论述少数民族医药成就时,对史料的搜集整理、提炼编次安排了较大的分量,探讨了藏、蒙、维、朝、傣等民族的医学体系与成就,填补了过去医史著作详于汉族医史、略于少数民族医史的缺如。对中外医学的交流,俞老指出:"我们在研究中国医学史时,也要研究世界医学史,研究中国医学与世界医学的关系。"(《中国医学简史》前言)

正印证了那句古话"修合无人见,存心有天知",俞老的个人修养正是遵循儒家的"慎独"之法,在民国动荡的社会大背景下,时时提醒自己君子要慎重承担自己具有的独立性的使命,就算旁人误会、陷害,也不改其志,默默学习中医、研究中医医史问题,始终坚守自己的责任——坚持中医。在"文革"的艰苦环境中仍不改学者本性,躬耕药圃,一边做学问一边劳作,并坚持搜集

---

① 陈俊孙:《杏林奇葩金针度人——读〈俞慎初论医集〉札记》,《光明中医杂志》1995 年第 4 期。

民间医药验方,积累和考据文史资料。真正做到了"不以物喜,不以己悲"、"淡泊明志"的境界,俞老秉持着这种甘于寂寞、埋头做学问的精神,厚积薄发,在"文革"结束后,相继发表了《中国医学简史》《中国药学史纲》《中草药作物学》等具有相当影响力的作品。除此之外,俞老的人格魅力体现在他的医风医德中,他和蔼可亲,待人诚恳,尤其对病人关怀备至,他常急病人所急,以精湛的医术、高尚的医德深受病人欢迎,许多接触过他的人至今深刻缅怀不已,俞老真正做到了老子所说的"死而不忘者,寿"。

在医史研究方面更是谨慎、专注,对每一个细节都详加考证方予以论断,做到有理有据。且俞教授考据医史并不局限于现有的中国医学古籍,他擅长从文史古籍、地方志中汲取资料,更考虑到民族、地域、中外之间的不同,注重从多角度、多层次进行考据史料,以期探究中国医学的发展轨迹,为弘扬中医做贡献。

## 第二节　明清以来台湾医家及其学术思想

### 一、《走街会心录》与清初闽台走街医学

福建南部漳州、泉州、厦门一带和台湾省是闽南话覆盖的地方,这里活动着一些没有固定医疗地点主动上门为人治病的医生,称为走街仔。走街仔医术之外尤仗口才,尽管难以得到人们的信任,还是往往以一望而知,一言中病,终于说服对方接受诊治。他们也是中医,因为讲的是脏腑经络寒热虚实,用的是中药饮片丹膏丸散。不过还是有别于一般中医——他们也熟读经典,甚至能背诵《难经》《伤寒论》,但通常不知其然,方治与理论脱节,病名多别有内涵。例如下消,中医学指善饮多尿,属消渴,他们则指小便混浊或有沉渣。

走街仔世代相传,广有徒众,而且能言善辩,主动宣传。人们对于疾病的认识,甚至每与他们的说法更吻合,其影响不容低估。走街仔源远流长,只是古代情况不尽相同。有一本书叫《走街会心录》,是清初走街仔的专著,反映了当时走街仔和走街医学的情况。

#### (一)《走街会心录》及其作者

我见到的《走街会心录》是手写本,颇多修改而笔迹一致,应该是手稿。曾否印刷不得而知。1986 年一位加拿大籍的台湾人来看病,他姓洪,闲谈时

说他有一部祖传的医书。次年再来即出示该书,红绸包裹,檀盒盛之,五卷约10万字。他托我查考作者的祖籍和生平,但书没留下,只让我翻阅一通,抄下序言。

该书共三篇,第一、二篇各一卷,第三篇三卷。其内容序言介绍道:"首篇曰《天》,'天',存天理是也,戒其弟子莫萌私欲,莫畏劳苦,须博施于民而济众;次篇曰《地》,'地',地土宜忌也,乃历述漳、泉、台湾地土风俗之差异,内山滨海闹市僻壤逐一比较,细而不赘;末篇曰《人》,书以言病,撄病者人,故分门别类,状其证候,举其方药,以医其人也,是为主文,述作精粹,详焉其说。"

序言还说:"是书凡五阅岁始成,摅平生所得,为承学者而作,俾有所遵循也。"可见该书近似教材。先戒以伦理道德,再示以地土宜忌,然后教以疾病方治,而用天地人作为篇名,如此编排内容教示弟子,别致而合理。

书的作者署洪少鹏,写序的是施迺许。

序言有这么几句:"余与幼共笔砚,长而别离,及邂逅鹿港,复作延津之合,幡然老矣。"序末题款则写:"康熙四十六年岁在丁亥泉州施迺许可诺撰。"由此可知,序言的作者是泉州人,康熙四十六年他和该书作者在台湾鹿港相遇的时候都是老年人了,他们生活的年代应在明清鼎革前后。

《泉州府志》没有相关的记载。从姓名推测,施迺许祖籍可能在泉州南门外晋江县龙湖乡,因为泉州施姓聚居于此。龙湖人施琅率军攻灭台湾郑氏政权后封靖海侯,一时显赫,曾使这里部分许姓居民改姓施。"迺"同"乃","施迺许"似有"施"原为"许"的意思。这么说,认定他是龙湖人更有把握。

书的作者没有写明籍贯,但是,既然与施迺许"幼共笔砚",孩提时代必定相距不远。龙湖乡多姓施,英林乡多姓洪,两地比邻,说他是英林人也许是对的。关于年老的归宿,则可能在台湾:其一,书成后"幡然老矣"而"邂逅鹿港";其二,书稿在台湾而祖传于洪姓人家,是为佐证。

## (二)明清鼎革与走街仔的涌现

1644年清兵入关,此后,民族战争延续近40年。农奴制生产方式的扩大,大规模的圈地、剃发、易服等民族压迫政策,更加深了汉满之间的矛盾。强烈的民族对抗意识,到了所谓"康乾盛世",也一直没有消失。福建与台湾,这些后期的抗清阵地更是如此。

然而朝代已改,轰轰烈烈的对抗行动只能代以消沉压抑的对抗情绪,于是血气士人宁可耕田做工,为医为卜为僧为丐,也不为所用。在民族意识的基础上,不求进取甘居下层,不但不为人所鄙薄,反而是一种荣誉,而这些人谋生而已,自然不妄图利。因此,在这个时期走街仔医生大量涌现而多数有崇高的道德。

对于上述情况,《走街会心录》的序言描述道:"其初,将校百吏不为所用而无颜子之田者,或算命卜卦,或引车卖浆,或诵经梵宇,或吹箫吴市,至于流为走街仔医者,亦不乏其人,皆贫而不穷,动心忍性。是以行医疗疾无不至意,好货不仁者鲜矣。"

《走街会心录》的作者就是诸多走街仔中的佼佼者,序言称赞不已,说道:"子曰:'饭疏食,饮水,曲肱而枕之,乐亦在其中矣;不义而富且贵,于我如浮云。'尔后,垂二千年而有少鹏洪君,亦笃践其言者也。洪君者学兼文武,豪情任侠,有过人之识,惊人之举。及鼎革以后,绝意进取,遂遁迹江湖,拜师为医,乃走街巷,顾乡里,踵门疗疾,诚心活人,而但求一饭之酬。鸡声茅店,栉风沐雨,册载于兹素位而行,如修竹萧疏,不以岁时改节也。"

显然,崇尚道德重义轻利是清初走街仔的一大特点。他们的道德标准在《天》一篇中有详尽的解说,总的是儒家的仁与江湖的义相结合,就如序言中说的,"糅孔孟之学于医事,注岐黄之术于江湖",其间自然也渗透着民族意识。这是他们所处的时代和地位所决定的。

(三)清初的闽台走街医学

走街仔所掌握的医学是很有特色的,它是中医学的一条鲜为人知的支流,这里权称为走街医学。从《走街会心录》和它的序言看清代初年的走街医学,有如下印象:

1. 根植于闽南和台湾,有地域的局限性。走街仔活动于闽南话覆盖的地方,他们的医学世代相传,近于土生土长的俗文化。对于所根植的地方它是深刻的,易地而处就大为逊色了。从《走街会心录》可以看到,清初的走街医学显然已具有这种地域的局限性。首先是语言的局限,该书以方言为文随处可见,病证药物强半用地方俗名。例如"老鼠兰核治灰龟"一句,中原人怎能看懂是老鼠睾丸治哮喘呢? 书中论及的疾病只限于闽南和台湾的常见病,这是不待言的,就是用药也有偏,闽南与台湾气候温和,热病偏多,书中附子、干姜、肉桂等峻热药物就未之见了。

2. 强调整体观念。中医以整体观念为根基,认为人与天地相应,内外表里相应,从《走街会心录》看来,清初的走街医学也强调这一点,可谓源流相续。大篇论述地土宜忌,便足资证明这种看法。不过作者以儒入医,其整体观念还参合程朱理学,讲医论病动辄申明"一物之理即万物之理",每以人情物理论治,视天地人为一物。也许这只是他自己的观点。

3. 民间疗法的集大成。闽南与台湾的民间疗法种类繁多,《走街会心录》可谓集大成,现在沿用的书中都有记载,此外还有好些闻所未闻的内容。清初走街医学的兼收并蓄,于此可见。例如"漏吐"一症,即腹泻呕吐,该书就有"银饼刮胸腹"、"香头灸百会"、"姜母熨肚脐"等外治法,还有"火炭黄连散"、"石榴陈皮散"、"到手香汤"、"猪母菜汤"等方剂,具有方法简便就地取材等民间疗法的特点。

4. 经验师徒继承,积累丰富。在《走街会心录》一书中,每种疗法每个方剂,都注明是某师父、某师叔或某师兄弟所传。不忘传授之恩,该是那时走街仔的规矩,但客观上能使传授者更加负责任,而受传者施之临床也会着意观察,以便有更切实的疗法留给后来人,于是好的留下,不好的放弃,经验的积累就愈来愈丰富了。《走街会心录》论病简略,但每一病证治疗方药有数种、十数种乃至数十种之多,当时积累之丰富,于此可一见端倪。

5. 临床与理论脱节。《走街会心录》再三叮嘱必须背熟《难经》《伤寒论》《金匮要略》等经典,阴阳五行脏象经络则贯串始终,时而谈及,可是写到治疗,通常有法无理,有理也理法不相及,与中医临床专书理法方药一条龙的辨证论治迥然不同。它一般是在一个病名或症名下面讲一通道理,写到治疗却逐一罗列,不言寒热,无论虚实,有典型的民间疗法的盲目性。这是清初的情况,看来也是走街医学一向的情况。

清初的走街医学,基于历史条件,看来是处在一个最鼎盛的时期。了解现在的走街医学而对照《走街会心录》,可以知道当时走街医学的模式至今仍大致保留,其深远影响于此可见。

不过随着时间推移情势的变化,走街仔能保留当时的医学模式却没能保持当时的医学道德,信任危机必然导致事业的式微,在医学长足进步的今日,他们更难免有江河日下之势了。然而,对于疾病他们与基层群众毕竟还有较多的共同认识,他们的医术也时能取效,走街医学并没有完全失去存在的条件。因此,无论历史还是现实,走街医学都是值得研究的,尽管在传统医学中它谈不上有一席之地。

## 二、台湾名医杜聪明

"照余之管见,深信真理惟有一个而已,中西医学当然须要一元化之。"(杜聪明《中西医学史略》序),这既是台湾名医杜聪明教授对真理追求的坚定信念,也是他一生不断实践的重要内容。

### (一)厚重的人文积淀,造就他治学创新的文化渊源

积极倡导"中西医一元化",并不断实践之,不仅需要精湛且丰富的医学知识,而且应具备开拓创新、兼容并蓄的科学精神。故在杜教授的生涯中,其家族环境及生长经历,为他具备坚实的人文与医学基础,造就治学严谨、开拓创新、兼容并蓄的学术态度和做事风格,奠定了扎实且厚重的中外人文积淀。

杜聪明(1893—1986),1893 年出生于今日台北县淡水镇百力戛脚的一个普通的百姓家庭。其祖辈杜文博(1721—1777)从福建泉州府同安县迁移台湾,辗转淡水、台北等地,至杜聪明已是迁台的第五代了。勤俭耐劳、打拼兼容、个性严格的闽南文化基因,早已融入他的血脉,奠定其秉承先辈人文特质的血缘。9 岁时(1901 年),他便开始跟师学习《三字经》《四书》等国学知识,在进入公立学校学习之前,已打下了坚实的汉语基础。而且,当时台湾名中医黄玉阶先生给他心灵与未来理想塑造产生极大影响。杜聪明父辈与黄玉阶之间的深交,使得他从小得以跟随父母到大稻埕黄玉阶住处拜访,这成了其童年难忘的回忆。正如他撰写的《回忆录》所言:"我小时候,最快乐的记忆,就是被母亲带着,由淡水坐着小轮船,到大稻埕去访黄玉阶先生,且在其家住两三天的事。……但是给我最强烈刺激的,就是黄玉阶先生。黄先生每向我幼小的心灵,灌注了宏大的志望。"[1]可以说,在黄玉阶先生处的耳闻目染,以及少年跟师学习中国传统文化的阅历,对他日后一生的作为,尤其是大力提倡中医药研究的思想和行为,应有不少的启示和影响,造就了他一生的做事风格。

1909 年 3 月,杜聪明自沪尾公学校毕业,同年 4 月以第一名的入学成绩考进台湾总督府医学校预科。五年的医学专业学习以及其后自费留学日本的经历,使得杜聪明有更多的机会接触到西方文化与西洋医学。1915 年 4

---

① 杜聪明:《回忆录:台湾首位医学博士杜聪明(上)》,龙文出版社 2001 年版,第 19 页。

月 15 日到日本京都帝大留学,入学医科大学选科。在内科教授贺屋隆吉的指导下,进行内科医学研究。后看到其医学校前辈廖焕章正在京都帝大进行台湾产药材"倒吊金精"研究,从而激发了他对中药的极大兴趣,便改学药理学,并使之成为日后他的三大研究重心之一。[①] 1922 年他学成毕业,成为史上第一位获得医学博士学位的台湾人。自 1925 年起,他去欧美做访问学者 28 个月,遍访德、英、法、美、加等国著名学者和实验室。这些学习与访问的经历,极大拓展了他对西洋医学认识的视野,奠定了他对西医学的卓越造诣与对西方人文的感悟。

如果说杜聪明所掌握的中医药学,源于深远的传统文化积淀及自学钻研的话,那么他对西医学的涉猎和造诣则通过多年的艰辛学习和名师传教而获得的。由于中外人文的积淀,以及其时代背景、临床疗效,杜聪明对中西医学关系有了全新的认识,从而产生"中西医一元化"的理念,并在实践中不断地去探索和推动。

(二)站在民族的高度来认识"中西医一元化"

实现"中西医一元化"的远大目标,应以西医学与中医学的发达为基础的,缺一不可。日本殖民当局占据台湾期间,对中医药发展采取限制和扼杀政策,其殖民当局除在光绪二十七年(1901 年),曾对台湾的中医进行过一次考试外,即停止中医的考选,且强力取缔所谓"非法中医",从而造成台湾地区合法中医逐年减少,到了日据末期台湾执业中医仅有 97 人。[②]

面对日本殖民当局对台湾中医药发展的严重摧残,杜聪明于 1922 年 11 月获得博士学位之后,便受邀返台担任台北医专药理学助理教授,兼任中央研究所技师之职,后升任教授职位。他的任职,不但打破了当时台湾地区医学研究由日本学者垄断的局面,成为台湾人任职殖民地医学研究机构的首例,且开创了他对中医药学的重要传承。

作为日本占领台湾期间的见证人,面对台湾中医药发展的艰难,杜聪明不仅以其精湛的专业知识积极应对,而且站在中华民族的高度,认为"汉医

① 杜淑纯口述,曾秋美、尤美琪访问整理:《杜聪明与我:杜淑纯女士访谈录》,国史馆,2005 年,第 15~31 页。

② 陈永兴:《台湾医疗发展史》,月旦出版社 1997 年版,第 80~81 页。

的研究,不但是学术上的问题,也是国家社会上重要之问题”。① 中医药作为中国传统文化的重要组成部分,对于中医药的扼杀实际上就是对中国传统文化的摧残。为此,杜聪明一刻也没停止过对中医药的关注,并从以下几方面来传承与发展中医药:

1. 多年蒐集有关文献研究中医学之医学史、药理学及治疗学。他曾亲往华南、华中、华北、东北、韩国及日本之药材市场调查生药及中药之品质、产地、产量、药商之组织,及交易之机构,视察许多中医学校及中医医院,提倡现代西洋医学及中医药学需要一元化。

2. 积极撰写有关中医药研究的论文与著作。1928 年杜聪明在《台湾民报》上发表了《关于中医学研究方法的考察》的长篇论文,此文连载 31 天。台湾光复后,他在台大医学院,亲自讲授“中医药学史”、“中医药物学”及“伤寒论”等课程,编写《中医药学评论》讲义。在高雄医学院,开设“中西医学史”课程,撰写课程讲义《中国医学史略》(1959 年出版),并在该书的序言中明确提出“中西医一元化”的思想。

3. 以其在药理学领域的造诣,将中药研究视为自己毕生追求的事业,来弘扬与发展中医药。杜聪明自 1921 年 10 月从日本京都返台,在台湾总督府医学校工作期间,便开展了番木瓜碱的提纯及其临床疗效、药理作用的研究,以及苦参碱、苦参酸的药理研究,发现从木瓜叶提取的番木瓜碱,治疗赤痢有特效等。1922—1935 年担任台北医专教授,创建药物学教研室,明确将中药、台湾蛇毒及鸦片研究作为其毕生研究的主要内容,并以现代药理学方法对中药进行广泛研究,从而形成自己的研究特色。他与其合作者先后测定了八角莲、人参、鸦胆子、鱼藤、刺桐、使君子、除虫菊、蕃花树皮、茖叶、木瓜叶、淮山、槟榔等的药理作用。

4. 言传身教,带动其学生投入到中药研究领域。杜先生不仅将中药研究作为自己终身追求的事业,而且要求跟随他的研究生在做研究过程中,首先需做一篇有关中药的研究,作为“副题”,然后再从鸦片或蛇毒研究两者择一作为主题。这不仅实践了他弘扬与发展中医药之意,也借此培养了一批优秀的台湾医学人才,创立了台湾本土医学研究的重要传统。

<hr />

①　庄永明:《台湾医疗史》,远流出版事业有限公司 1998 年版,第 388 页。

（三）构建"中西医一元化"的实践与探索

杜聪明在弘扬与发展中医药，及不断提高其在药理学领域的卓越造诣基础上，始终思考着如何实现"中西医一元化"这一远大目标，并在当时的科学水平与现实环境中，不断地去探索与推动。

1. 既应以现代方法研究中医药，又要将中医药应用于现代医疗体系中。中医药学是我国发达的传统医学，在药物学方面，可使用现代药化学方法，先易后难地进行研究。同时，应将良好的中医疗效与针灸疗效应用于现代医学的治疗方法中，故他认为"研究中医学者须要受过系统的现代医学教育的医师及药剂师来研究始有意义"。

2. 多方努力筹建中西医医疗体系并存的医疗机构。推动"中西医一元化"研究与探索，需要有一个实践平台，即应有相关的医疗机构。故杜聪明在早年即有创设一所"一面以中药治疗患者，一面又以现代科学方法，将中医学由病理至临床、处方，均做有系统的实地研究"的中医医院愿望，并为此而四处奔波。1928年杜先生返台后，于7月1日接受《台湾民报》记者采访，发表了"中医医院设立计划"，希望通过"西医与中医同时诊疗，考察记录正确的服药经过，药则全部使用中药，综合做其药学上的研究，借此以观察住院病人服用中药之后的效果，进而对中药的实验治疗学研究"。杜先生曾征得当时台湾著名中医叶炼金、余成渠、尤子樵等人的赞同，且获得台北某富豪承诺予以经费上的赞助，决定商借"稻江病院"的部分作为临床诊疗所；但后因该富豪自食其言，致"中医病院"计划未成。此外，杜聪明还曾多次向台北帝国大学提出建议书，说明设立一所附有病床的中医学研究机构的必要性，但均未获校方采纳。

台湾光复后，杜聪明担任台湾大学医学院及附属医院院长等要职，依然推动着中医医疗机构的创设。1946年他向台大校方提案，要求在附属医院设立"中医治疗科"，并聘请邱贤添任主任教授，杨克明任副教授。但在"二二八事件"后遭到撤销。1954年他南下高雄创办高雄医学院，1957年高医开办附设医院，他仍聘邱贤添为"汉医治疗科"主任，但仅一年后该科就停办了。

而后，杜先生仍然呼吁设立"国立中国医药研究中心"，希望使用现代研究设备，研究中药的化学分析及化学结构和药理学作用。在台湾大学附设医院设立"国立中医学研究所"，集中中西医专家，研究以伤寒论为中心的治疗方法、疗效、针灸学研究，以及应用现代医学检验方法来解明中医治疗学的机理。

3. 开展"中西医一元化"的学术研究

杜聪明以中药药理研究专家、医学史及药学史优秀研究者、教育家的角度，从历史发展的脉络，站在多元文化的层面，进行"中西医一元化"的学术研究与探索。其学术思想在他所编写的《中西医学史略》《中医药学评论》等著作中得到充分体现，主要体现在以下三个方面。

从纵向梳理出中医药发展的历史脉络，并将中医药的研究与中国传统文化的发展紧密地结合起来，从而体现了中医药是中国传统文化的重要组成部分。《中西医学史略》与《中医药评论》两书均在叙述不同历史时期中国传统文化发展的基础上，从先秦、秦汉、后汉、隋唐、宋代、金元、明代、清代逐一阐述中医药学的发展历程；并将中医本草、诊法、治疗学、针灸学、伤寒论分别立章论述，其间不断融入日本医家及西洋医学的研究成果，使中西医学理相融合。

将中医药的发展置于世界各国医学的发展之中，进行横向相互比较而加以研究，使学者从中看到中外医学的共性和差异。《中西医学史略》一书以历史发展的脉络，分古代医学史、中世医学史、近世医学史、中国医学史等篇章，将不同历史时期各国医学的发展状况，融为一书，从而让人们对人类医学的发展轨迹有一个更加清晰的了解，并从中寻找人类医学发展的内在规律。

从中西医学的不同角度，尝试阐述"中西医一元化"的学理。杜聪明在研究中西医学发展史的过程中，深刻地认识到：以张仲景伤寒论为中心的临床治疗学，在内科方面是可称优秀的治疗方法，同时针灸学亦对一定疾病很有效力，可以研究可以应用于现代医学之治疗方法。并指出："中医因为不重视解剖，因此生理、病理都离开人体思索。外科也未采用现代手术，妇产科仅为药物疗法，不用手术与器械，眼科虽有极少手术，亦未有追求现代医学的迹象。"[①] 故在其著作中，不但勤求古训，且运用了大量近代西洋医学的研究成果，阐述中医药的治疗机理，推陈出新，尝试"中西医一元化"学理的叙述，从而受到近代医学界的推崇。

总之，杜聪明先生学验俱丰，以其厚重的中国传统文化积淀及精湛的西洋医学造诣，站在人类医学发展史的视野下，坚定倡导"中西医一元化"的远

---

① 何兆雄：《台湾名医杜聪明》，《中华医史杂志》1999 年第 3 期。

大目标,并在研究中亲身践行,不断探索其学理,毕生为台湾本土医药的发展及"中西医一元化"而努力。

## 三、陈太羲与大同医学研究

### (一)陈太羲简介

在台湾中医界,人们都知道一位知名的老中医陈太羲先生。他在长期的行医生涯中,深究岐黄之道,谙熟经典,屡起大证、沉疴及痼疾。为了台湾地区的中医药发展,他与同道们一起,不断地努力。

陈太羲先生,汉族,1917 年 6 月 6 日出生于江苏省兴化县城。幼时读儒书三字经、千字文、四书五经等,因其母为北安丰镇名医龚二先生(讳贤,字小白)的第三女儿,受家庭环境的影响,故陈氏又复读医书药性赋、汤头歌、伤寒、金匮及内经与难经。及年十六,便师承淮海北派兴化的魏氏医学,学习时方,受业于乐生先生、私淑于荫塘先生。而后接受高等教育,毕业于香港中文大学联合书院。

第二次世界大战之际,陈太羲自师门出道。初起行医乡村,及至日军进逼,便只身避难于敌后,浪迹大江南北,以医术济世。迨抗战结束,受当时"首都中医院"时逸人院长之邀,陈太羲到南京,为该院主治医师兼"中央国医馆"秘书及下设诊所之主任。那时与施今墨、谢汇东、章启民、时逸人等医家常聚一堂,谈艺、论病,共谋弘扬中国医学之道。

1950 年年底,陈先生移居香港,在港悬壶,并从事中医教学活动。起初,受丁济万先生等之邀,讲授内经与针灸学,而后自办了"中华医学院"、"东方医学研究所",出版《东方中医杂志》等。在港期间,南洋、北美等地的中医院校,每以重任为托,但均被陈太羲婉言辞退。而受台湾省台中市的私立中国医药学院前后任董事长覃醒群、王润生两先生,尤其是陈立夫先生嘱马光亚教授、陈紬艺教授一再见召,故于 1975 年应邀东渡海峡,执教于台中,任客座教授,兼"中国医学研究所"所长。8 年后,到该学院附设医院任副院长。

### (二)陈太羲的学术思想

陈太羲是中国医药学院教授,兼台中附设医院副院长,此外还身兼多职。在长期的医疗临床与深入研究中医学理论的过程中,他治学严谨,博贯中西,学博识邃,不但深窥经典奥旨,善撷各家精华,而且富有创见,论著颇多独到之处。以下就陈太羲有关中医解剖学、中西医学结合、中医科学研究的方法等一些学术观点,举述点滴。

**1. 中医解剖学**

人体解剖是医学科学的基础。由于历史的原因,使得中医解剖学有其独到的特点,从一个侧面反映了机体的形态。陈太羲认为,我国医学的解剖学,偏重于群体观,而中医学理论及临床,则是建立在这种群体观解剖学基础之上。我国医学对人体解剖的认识,基本上继承了内经的观点,流传了两千多年,未修订过。此种解剖学的内涵,陈太羲认为大致包括五大部分:八脉、脏腑、经脉、经筋骨空皮部、腧穴。它们之间有着不可分割的关系,共同构成人体的整体结构。此外,陈太羲还通过对中医解剖学五大部分的分析探讨,向人们展示了中医解剖学的发展过程。现简要介绍如下:

八脉:八脉学说是分别描述人体动脉、静脉及神经的一些例说。例如主动脉下行至足,上延至头的部分,称为"冲脉";髂腹股沟神经的行程,称之"带脉"等。根据现代解剖所见,八脉可视为血管或神经系统中一些重大的子目系统。由此可见,古人不仅称血管为脉,亦称神经为脉。今存有关八脉的最古文献,只散见于内经之中。八脉的发现,当属远古时代,追求个体知识的作业,那时尚无整体概念、群体概念存在于其间。八脏虽与经脉一部分结构有所重叠,但不宜混为一谈。

脏腑:脏腑学说是中国整体论、群论的解剖学,它由内而外,分为两个层次。第一层次是将机体内各内脏及其附属器官,看作五个集合,称为"五脏"。如肾包括了肾上腺,及其分泌的激素等内容,将它们整合一起进行描述;第二层次是扩充五脏五集合,将第一层次的各脏集,分别与居于腹膜中(如胃、大肠、小肠)、腹膜前的浅在器官,相互结合,构成脏和腑结合起来的集合。这种结合是以一定的自然结构作为依据的,无武断的人为成分。关于脏腑之分,古人是以隔膜、腹膜等为自然间隔,建立起器官与器官之间的界说,层次分明,这是中医人形解剖学特点之一。

经脉:经脉学说是中医论人体形态的第三层次。在这层次中,建立了十二对经脉系统,而此二十四组系统,发挥了提挈脏腑、躯体、四肢等器官的统一体系作用。经脉学说的产生,是继脏腑集合论之后,又获得一个新突破,它使中医学到了宏观、整体论、群论的成熟境界。

关于经脉实质的研究探讨,今人提出许多报告,如"血管神经束"、"有名无形"、"良导络"等学说。而陈太羲肯定了"血管神经束"学说。他认为,经脉的实质包括了人体的动脉、静脉,及神经等组织。中医解剖学将人体的动脉、经脉及神经等组合起来(较大的淋巴结,也常存于组中),作为联系全身各器官的统一性束状体系,是客观存在的自然体系。由此可见,经脉是适应整体、群体观的中医学要求的。经脉学说不仅是人体形态的解剖,也是为整体论、针灸疗法而解剖的。

经筋、骨空、皮部:十二对经脉在统一维系机体各器官的结构中,其联结方式,是多种多样的。在肌肉方面,经脉束,或其分支,称为"经筋",它分别穿入各肌群之中,将躯体、四肢的筋肉,贯串无遗。在骨骼方面,称为"骨空",经脉通过骨空可穿入或渗透入骨组织或骨髓腔之中。在皮肤方面,每组经脉束的部分分束,向外伸展至真皮,称"皮部"。皮部存在的经脉分束,便形成了腧穴的中心结构——穴树,对一般物理疗法选择刺激部位,具有相应的作用。

腧穴:腧穴是各经脉分束分散到皮部的终点站,其外形为表皮大小不等的凹窝。这些表皮的凹窝正是针灸的靶子。皮表凹窝,加上皮下组织中输送流体的"穴树",正是腧穴的实质结构。

另外,对于人体测量学的研究,陈太羲认为在古人描述的基础上,须根据今日我国的实际状况,做三方面工作:汉制折合今制;内经中描述的比例是否与今人一致;在"种族解剖学"上,我国各民族间,是否有差异,与世界各民族之间,是否有所歧异。

总之,陈太羲认为中国人形解剖学观点、要求和治学境界,与西医大异其趣。在同一客观解剖观察之下,做出破整为群、挈群论整的伟大业绩。它不仅经得起宏观、微观的考验,而且必然是推进中西医整体观医学的根本。

**2. 力倡"大同医学"**

中医与西医相结合,进而产生新医学体系大同医学,这是陈太羲极力倡导的。同时,他亦亲身致力于这方面研究,以中医学现代化为出发点,沟通、整合中西医学。其主要研究有以下几点:

积极培养懂得中西医学,并致力于中西医结合的人才。为使中西医结合,溶与一炉的可能性变成现实,首先需有一批兼通中西医的人才。因此,陈太羲自香港到中国医药学院服务期间,倡导推行整合医学教育,以"发扬传统医学潜力,迈向中西一元化的大同医学"为其中医教育的原则。他执行学院的兴学宗旨,具体做法有:(1)接受在校的七年制医学系(西)、中医学系的学生,倡设学士后四年制中医学系的学生,均受授中西医学并重的教育。这其中医学系(西)修23个中医学分;学士后中医学系修41个西医学分;七年制中医学系几乎兼修中、西医学的全部课程。同时在融合中西医药的研究所里,积极培养兼通中西医学的人才。陈太羲到台中,主持中国医学研究所八年,所开创的中医学硕士班,与那琦教授主持的中国药学研究所开创的中药学硕士班等,共同打开台湾造就高级中医药科技人才的局面。(2)培养中西医兼通的医师。中医学系等的毕业生,除在校学习外,还需到医院见习,进一步从事专业训练,才能为中西医学结合作实际之临床研究与发展。故陈太羲等主持制定"住院医师临床交织训练制度"、"中西合作专科诊疗制度"等,其中规定了住院医师最初一年在本科受训,其后四年间,每六个月接受西医相关科室代训,参与诊疗,以及与西医相关科室合作进行临床实验研究。并将学有专长的中西医临床医师,组成中西合作的医疗中心,以互相学习、自我训练的方式,由中西医医师对同一病患,分别进行中、西诊断,写病历,及临床统计。使学有专长的医师成为兼擅中西的专科医师。

不断吸取科技发展的新成就,与中医学相印证。将中西医学及现代科技成就,深入地结合起来,是中医现代化的重点。陈太羲认为:知道比洛果夫的血管神经束学说,才方便体会中过经脉解剖的集合观结构,和经脉结构是机体的自然体系;知道 Atexandr 所提心身医学特殊冲击的假设,与近来发展互相关联的非直线模式,才不难体会中医强调精神、情志的医学成就;知道 Asthury 提出分子生物学,与目前发展了大分子、小分子动态观的优越业绩,才能发觉内经脏象学说及其所述脏气(包括内分泌在内)宏观的生理、病理现象之可贵;知道韩思·塞里的应激学说,才能发觉张仲景推展内经热论的六经分证,对后世医者掌握病传周期的伟大贡献。这种将现代科技发展的新成果、新方法论,与中医学相互参照,从方法论角度,进行中西医结合,是陈先生及其同仁多年努力的方向之一。

如何进行中西医学结合研究?陈太羲认为,中西医学的结合,应先察其同,后察其异,先融其可合之理,再比较其可用之术。这样不论基础研究、临床实验,还是史学探讨等是否突破,即已走向"大同医学"。故陈太羲及其同事在融合中西医药的实践中,以中西医治学的方法为出发点,然后分论各科医术,比较中西医学的异同,而以中西免疫学观点做总结。

当然,目前距中西医结合,从而达到"大同医学"之目的,还有相当长的路程,但充分借鉴科技成果,将中医学逐一导入微观研究,使得中西医学的结合,现正被国际许多中、西医学家,科学家及数学家努力研究当中。

**3. 中医科研方法**

中医学是从宏观观察、检证、推理的作业，是通过集合观具体整合的作业，是运用数性模式无所不套的作业。故陈太羲认为中医的研究，若只着重于点滴性之研究，恐流于片面，而有分崩离析之弊。更不可将中医点滴之题材，强为附庸于西医有关问题之下。现阶段研究之先决问题，须对中医学有通盘的概念，并深切了解，方能掌握所有要领，以做深入研究，并能阐明其优点，而不会有挂一漏万，或削足遭履之弊。

陈太羲在临床、教学、科研之余，因其在中医界的声望，还从事了大量的学术活动，并担任许多学术团体的职务，如自然疗法学会常务理事、厦门国际培训中心客座教授、国际亚洲传统医学会理事兼分会会长、香港中医师公会名誉会长等。陈太羲平素以"三人行，必有我师"为念，一面勤求古训，博采众方，同时又不断地学习现代科学知识，融会贯通。

# 第三节　闽台医林人物志补遗

## 一、福建医林人物志补遗

1. 义中禅师，唐代僧人，俗姓杨，祖籍陕西高陵。14 岁在泉州落发为僧。勤奋好学，尤喜读医书。45 岁至福建漳州紫芝山建"三平真院"弘法利生。研究整理中医验方，并采药行医济世。唐会昌五年（845 年）武宗灭佛毁寺，义中被迫率僧尼于平和县九层岩大柏山避居，并建立三坪寺传教、行医。因当地缺医少药，义中以其精湛医术活人无数，深得当地居民信仰。唐大中三年（849 年）朝廷降旨恢复佛教，义中受漳州刺史郑薰迎请住持漳州开元寺并重建一新。义中弘法之余，仍行医济世。刺史将其事迹上奏朝廷，唐宣宗敕封义中为广济大师。咸通七年（866 年）义中重返九层岩修建三坪寺，后即常住三坪寺，直至圆寂于三坪寺，终年 88 岁。

2. 王居士，唐代人，佚其名。长乐人，在家持珠诵佛，耄年鹤发。精内科，常施药里巷。

3. 泉州僧，宋代泉州僧人，佚其姓名、贯履。据《西溪丛语》记载，其时泉州有一僧能治金蚕毒，云："才觉中毒，先吮白矾，味甘而不涩，黑豆不腥者是也。但取石榴根皮煎汁饮之,即吐出蚕,无不立愈。"①

4. 林琦,字宗韩,福宁州人,明代著名医家林思齐子。性纯孝,母病,侍汤药,不解衣履逾月,趾因以腐,缘母病而谙医。成化庚子,督学者重其行,试居首,携至省。八郡入试者,命谒琦听讲。举乡试,知高淳县。平易近民,民有病,与药辄痊。初家食时,以医济人,乡人德之。②

5. 冯顺德,建宁县东隅人。早丧父,奉母王氏至孝,一饮一食必亲供。时遭离乱,负母逃山谷间,孝敬不怠。母多病,顺德终夜不寝,励志学医,亲调药物以进,母病遂愈。他老益康健,寿八十四卒。

6. 吴孟祯,建宁县在城人。天资警敏,博览史籍,尤邃于医,切脉预卜死生,鲜不效。每慕宋清为人,请治疗必往,虽寒暑疾疫弗懈。起濒殆不可胜计,而馈谢漠如也。③

7. 叶弘,字毅夫,福宁州在坊人。精医术,按病和剂随试辄效。不问贫富,不责其报。郑基妻产,病危甚,一剂而愈。林灿者患劳瘵,疗以丸药而愈。尹伦中风不语,针而加药即解。并致厚酬,却之。其不受人报类此。④

8. 林泓,字澹若,建阳人。轻财任侠,凡诗赋书画、六壬遁甲之学,罔不究心。崇祯癸酉举武闱,甲申入都,遇李自成起义,上请缨疏,时论壮之。部议格不行,未逾月明亡。归浮沉诗酒,研穷岐黄术以济人。⑤

9. 薛子勉,长乐人。万历辛亥九月,长乐人谢肇淛家中侍儿忽病,气逆不可卧。一僧善方者曰:"此气不归元耳,六味丸可立愈也。"投之久而如故,且吐出原药。僧怖曰:"胃有寒痰,不受药矣,非附子不能下也。"时有良医薛子勉者,家芋江,距城二十里,病且亟,乃飞骑迎之至,诊视,笑曰:"易与耳。"投以苏子、萝卜子、栀子、香附等少许,饮之贴然,且告之故。薛大惊曰:"凡气逆者,皆火也。附之入口,必死无疑。"僧亦愧服。至今闽中国手推薛生也。⑥

10. 李世英,处己谦和,与人乐易。精医理,直见隔垣,施药剂不图酬报。

① 义中禅师、王居士、泉州僧分别见傅芳、倪青:《中国佛医人物小传》,鹭江出版社 1996 年版,第 33、30、68 页。

② 殷之辂:《万历福宁州志》,书目文献出版社 1990 年版,第 269 页。

③ 冯顺德、吴孟祯分别见何孟伦:《嘉靖建宁县志》,上海书店 1990 年版,第 705、709 页。

④ 谢廷举:《嘉靖福宁州志》,上海书店 1990 年版,第 478 页。

⑤ 徐景熹:《乾隆福州府志》,上海书店 2000 年版,第 238 页。

⑥ 谢肇淛:《五杂俎》,辽宁教育出版社 2001 年版,第 108 页。

事继母而无遽色疾言,处二弟能曲成抚育。嘉靖三十四年,邑令李邦光旌其门曰"孝友"。①

11. 郭景龙,仙游县人,正德三年(1508年)任该县医学训科,嘉靖元年主持修复该县医学机构。正德十六年(1521年)秋,卢陵萧弘鲁任仙游知县,慨然锐意修复。时观风者适谋处淫祠,训科君遂状移申请。侯叹曰:是可以已乎哉。材于某可徙石于某可凿,费度或缩,吾任尔。乃命训科君督厥成。于是相地立基、舆材辇石,中构公厅凡几楹,扁曰宣惠。东廊畔构药室惠民楹杀之,扁曰杏春。西廊畔有井盖亭,上覆刻曰种泉亭,后为燕居所,中题曰有恒。左右房凡四,基址方正计为亩者一又得十之三。廨宇为间凡十有二,犹有未备者。训科君戚曰:此可犹烦侯虑乎,吾当图之。是以瓦砾余墟焕然易厥观。虽椅桌类亦完具。工兴于嘉靖元年壬午正月戊午,落成于秋八月癸巳。②

12. 李荣,邵武人,嘉靖时期协助邵武知府邢址刊刻《心印绀珠经》和《二难宝鉴》。邢址《心印绀珠经序》云:予在内台时,有遗以是书者……真医家之指南也。予历仕途,每携以从。虽燕粤殊方、寒燠异气,凡有感冒,按剂治之,辄效。去秋入闽,邵武万山丛郁,风气蕴毒,未几病疸,诊视者云:此脾客积热感湿而成,因命医生李荣检剂服之,遂而获痊。荣踉而请曰:尽刻之以济惠下民,亦仁政之一也。予曰:诺。其《二难宝鉴序》云:一日京兆西淙洪公过邵武,出所刻《心鉴撮要》一编,曰:在桂林时诸儿女患痘,按图验症,依方治之辄效,俱赖以全。予请而传之,公善本见赠,方谋登梓,医生李荣复出《闺门宝鉴》一编,请曰:盍合刻之。济阴保幼,皆闺门一事也。内如回生丹者,荣百试百效,此书并行,济物之功溥矣。尝读《夷坚志》载治痘疹倒靥法,不知其神也。一日,孙女犯此症,殆甚急,如法治之,少顷郎红润如常,遂以获全。并附于后,命工同梓,合为一书,名曰《二难宝鉴》云。③

13. 郑鼎,罗源县西隅人,永乐年间任罗源县医学训科。于永乐七年(1409年)署县事七个月,其间他奏裁佐贰,只设一知一典,并得到批准。④

14. 庄以敬,字君翼,福清诸生。顺治丙申寇乱,岁大饥,以敬有仓屋,在凤冈招乡人,避乱者往依之。亲为饘粥以食,寇退乃已。尝得秘方,制药施

① 周宪章:《万历重修归化县志》,福建人民出版社2009年版,第121页。

② 胡启植:《乾隆仙游县志》,上海书店2000年版,第153页。

③ 邢址:《嘉靖邵武府志》,齐鲁书社1997年版,第596页。

④ 王楠:《康熙罗源县志》,上海书店2000年版,第283页。

棺。晚年肆力于诗,与南湖郑磊相唱和,著有《藤山草堂集》,年八十余无疾卒。①

15. 孟传德,字惠卿,闽侯县人。尝晨出见遗金于道,待其人至还之。性好书,节缩衣食辄购书,凡所读者,必手录之。好医,录方书亦积数十卷。②

16. 吴偕源,字愙庵,连江通济铺人,援例授州同。习制银业,所制人物惟肖。又善刀圭,应手奏效,为云居寺僧维受所授。惜抱忽诸其业无传,惟膏药一种,门徒得其余技,亦足医癣疥等毒。生平善卫生,无他嗜,年逾八十,眼耳还童之象,寿九十八,旌建百龄坊表,已卜地而艰于赀,遂中止。③

17. 余良骏,字肖翼,古田县人,清季特科优贡。充上杭县科长,代理知事,任修志局总纂,稿将成,适粤军过境,志局失火,毁十之七八,致不能藏事。精医学,凡亲友遇有疑难病症,一经诊治,无不立效。

18. 陆家璧,古田县漈头村人。性慈惠,好施与,精通内外医科,常购备上等药品,监制丸散,以济贫病。先世家颇裕,有负欠租谷债票之户,若令璧索取辄效。冯骧焚券以债赐诸人,嗣家人知悉,不敢令索。但乡里知璧性慷慨,遇窘急求,璧立票贷借,无不允许。十数年间代人赔偿,将抽长田产悉数估变,毫不吝惜,人咸义之。

19. 陈昌寮,字步朝,古田县坵地村人。武举,历官兴化万安守府。善医学,尤精地理。林文忠公葬其亲,曾延聘择地,名噪一时。

20. 陈职,字述堂,古田县人,邑增生。性严正,善医,工草书,邑令某深叹赏之。④

21. 陈为研,字克光,长乐县人,邑诸生。精医理,制丸药济人,全活甚众。总督刘世明扁曰"湖海风高"。⑤

22. 林珣,晋江人,御史春之裔。九岁丧母,号泣尽哀,感动路人,事继母杨氏如母。十二岁值大疫,父及伯叔兄弟六人相继殁,珣拮据经理其丧,悲切难名。日惟负贩以供继母,菽水尽欢。既娶妻生子,孝养益挚。继母多病,率妻子侍膝下,汤药必尝,夜睫不交。继母惧雷,每遇雷发,辄叩天祷息。日出

① 徐景熹:《乾隆福州府志》,上海书店 2000 年版,第 241 页。
② 欧阳英:《民国闽侯县志》,上海书店 2000 年版,第 823 页。
③ 曹刚:《民国连江县志》,上海书店 2000 年版,第 239 页。
④ 余良骏、陆家璧、陈昌寮、陈职分别见黄澄渊:《民国古田县志》,上海书店 2000 年版,第 641、648、652、666 页。
⑤ 孟昭涵:《民国长乐县志》,上海书店 2000 年版,第 527 页。

负佣,虽冲风冒雨必驰归。甘毳之供,随力致之。及继母殁,哀戚逾常,水浆不入口者数日,殡葬尽礼,祭祀必庄。晚以医术济贫人,全活无数。顺治间,里老族邻赴郡邑呈请,转申督学旌奖,荣以冠服,邑绅士各赋诗赠之。

23. 陈普赐,晋江人。性资敏达开豁,跌宕不羁。书过目成诵,通大旨。既冠为郡诸生,不受检束,弗克卒业。自适意于花草禽鱼,杯酒闲座上客常满,皆必取醉尽欢。气概似汉人,趣况似晋人。赴亲友急虽不顾其身,恤人饥寒疾苦不顾其家,而先业日以坠落。条畅世务语音高朗,片言可以排难解纷,而一无所取。通方脉,能取奇效,活人甚多。谈星命于富贵贫贱、成败荣枯,多奇中。老益贫困,尝自言:吾生平过失不免,而立心公平廉直,洁修自爱,人不及知,而吾独自知,吾后必大。一意课子孙读书,子让,嘉靖壬辰进士,为御史,赠父如其官。[①]

24. 王进观,同安东沙人。精脉理,死生寿夭经手能决。有商人无病者,卧诸暗室,欲试其术。进观沉吟良久,惊曰:"不过五日矣。"人以为诞,既而果死。或问之,曰:"彼小水已灌入大肠,岂能生乎?"盖按脉时,此人急欲小便而强闭之故。[②]

25. 方斌池,字簪凤,武生,德化雷峰人。祖鹏奋,乾隆丁卯与修县志,又尝助修贡院,立义学,筑桥路,凡公益无不乐为。至池尤好施与,嘉庆间岁饥,池出粟赈活甚众。且精医学,遇有急病,虽昏夜必往,风雨弗辞,人咸重之。

26. 陈应球,字震玉,德化登瀛人。抚孤侄如己子,教养备至,众论翕然。有质成者,一以直处之,无左右袒。医学尤极心得,就医者悉为诊治,贫者兼济以药,人称善士。

27. 陈行素,字道侯,德化登瀛人,国学生。淳厚宽冲,习岐黄术,尤精小儿科。有病求疗者,舍药治之,不受酬。乡中桥路倾圮,辄输资修葺。卒年七十五。

28. 郑吹笙,字簧亭,德化硕杰人。嘉庆庚午举武闱,精岐黄术,远近丐医者咸往治之。咸丰癸丑,林俊陷县城,笙率乡兵克复。后建县署,修城垣学宫,笙俱与有力。同治庚午重宴鹰扬,寿八十四。

29. 林景明,字杏斋,德化东缨溪人,庠生。性重厚,言动不苟。事父尽孝,父多病,因习医,遂精岐黄术。悬壶四十余载,施医济药,全活甚众。历任

① 林珣、陈普赐分别见怀荫布:《乾隆泉州府志》,上海书店 2000 年版,第 269、291 页。
② 万友正:《乾隆马巷厅志》,上海书店 2000 年版,第 514 页。

邑令咸扁奖之。年七十二不染疾病,一夕梦有持柬者请赴永福城隍任,预知死期,遍告亲戚诀别。谦叙十余日,届时正襟端坐而逝。

30. 郑玉堂,字光御,德化城南魁庭人。性友爱仁慈,开口劝人行善,自制妙方膏药济人。丐药者,至虽繁冗,必先取与之,且告以治法,历久不倦。夏则邀乐善者制药茶痧药,雇人在五里亭高步岭煮茶施送。董修通嵩大路数十里,行人利赖。光绪甲辰水灾,尸积溪岸,堂亟募巨资买棺掩埋,余款分给灾重穷民,人益服其义。①

31. 林业,字亨创,永春逢壶人。世习医,至业益以技鸣,诸子皆传其学。尝有延之远诊者,业有事,遣少子代行。病家以其稚也,待之不如礼,书一剂与之归。其人至家取药,业见,方责少子何不下党参而下洋参,少子曰:留此以等老父也。易党参与之,病若失。②

32. 王维星,原籍惠安,历世行医。先生秉承家教,益以聪明颖悟,认真研讨,弱冠而青出于蓝矣。其于内科、妇科,莫不精湛。行医廿余载,拯危殆、恤贫寒,有口交颂,活人无数。1936 年,获福建省民政厅民字第 0824 号执照。

33. 方织云,籍隶福建云霄,父叔均为业医。先生秉承家教,才学均优,少知医,兼研精神学,擅内科,尤精咯血症。1921 年,创设闽南精神医学会并精神治疗所于漳厦两地。1925 年,即以所学问世行医,举凡一切疑难之症,无不手到春回。起沉疴,肉白骨,济世之功伟且大矣。先生慈悲为怀,好行方便,赀仪多寡非所计也。其编著有《催眠术》上下两篇,及《修养奥义》一编。曾任厦市国医研究会执委及国医研究所教授。

34. 朱世创,祖籍安溪,世代业医,俱擅内科。同治年间,高祖云亭公开设朱养心堂药铺于安溪湖头街。道光年间,乃祖义芳公秉承遗业,殆至咸丰年间,乃父希案公承接朱养心堂,即以家传秘奥尽授先生。先生以颖悟之资承父祖之业,不忘济世美德。遂于宣统年间继续父志,在安溪行医凡二十载。至 1929 年,乃移徙来厦,卜居禾山江头街,仍以朱养心堂为号。获福建省民政厅中医士证书。

35. 李在宽,龙溪籍,自幼精通岐奥,尤擅内科。举凡男妇老幼疑难等

---

① 方斌池、陈应球、陈行素、郑吹笙、林景明、郑玉堂分别见方清芳:《民国德化县志》,上海书店 2000 年版,第 332、332、333、333、334、334 页。

② 郑翘松:《民国永春县志》,上海书店 2000 年版,第 713 页。

症,一经施治,无不药到春回。1921 年,在漳州东门开业行医。1929 年,避乱迁厦,设诊所于厦禾路竹树脚边健民医药局。1936 年,经中央国医馆厦门支馆考试及格,聘为厦门国医专门学校教授,获中央卫生署中医士行医执照。

36. 杜竹岩,原籍惠安。经验丰富,精治胸肠等痛及妇科、儿科等症。1912 年 2 月开业,历在台湾、厦门、泉州等地行医。领有政府行医许可证。

37. 吴秉璋,别字圭达,原籍福建金门。幼长文学兼擅岐奥,为同安集美学校首届毕业生。1925 年,任金门岐山学校校长。1928 年,任南洋英属波罗乃华侨公立中华学校校长,利用课余时间设施诊所于孟嘉达律。1932 年,加入上海少年中医社,担任《现代名医验案》义务编辑,并汇考古今著作参以自己经验编著《本草歌诀》一书。是书于 1933 年 2 月在上海中医书局出版社问世,为七言韵文,为医校课本之用,再版数次,后著有《衷中参西录方症要诀》一书。1936 年,获福建省政厅民政厅中医士证书。吴君行道于南洋数年,深得波罗乃全埠之侨胞之信仰。1934 年 7 月,因治愈谢任贵君之头充血重症,于是名益大噪,咸谓以西人断谓不治之症而吴君竟能治愈,由是远近闻风就诊者络绎不绝。后返回厦门悬壶济世。

38. 李家麟,祖居闽侯,擅岐黄、精内科,悬壶寿世垂五十载。1920 年,给有厦门警察厅行医执照。为厦鼓医学公会会员、第一届传习所毕业。先生为人和蔼可亲,乐行方便,益以多年经验岐奥,精通疑难诸症,无不应手霍然,寿人寿世厥功伟且大矣。

39. 宋寿岩,原籍闽侯,曾先后为福建神州医学会会员、东洋医道会教员、东洋皇汉脉学研究所会员。历在东洋、台湾行医二十余年,颇得当地人士称颂,精治内科、小儿科及血症专科。

40. 林大国,号大鹏,原籍漳州,五世业医。先生幼承庭训,五载窗下,尽传秘奥,学成复实习三年。1926 年,东渡悬壶台湾,受聘为台北市汉医研究会顾问,至 1932 年返国,在厦开业,设大鹏痔疮医院。先生精内科,尤擅痔疮,发明有大鹏痔疮膏,功效神速,久年痔疾一经诊治无不霍然。

41. 林妙彦,籍贯安溪,世代传授,学有渊源,富有经验,德术兼优,盛名早著于安溪。1930 年,先生因其家乡匪乱,避居来厦,在厦悬壶,数载于兹。凡有聘诊,尽皆药到病除。以故活人特多,经叠见于报载。著有《医学心传》,条分缕晰,堪称医界泰斗。

42. 林治游,晋江县人,世医。自幼秉习医理,家学渊源,医术精湛,精治内科及妇科、儿科等症。1935 年,领有福建省民政厅中医士证书。

43. 林冠玉，福鼎人，擅精岐奥，行医三十余载。清光绪三十年（1904年），在福鼎南镇行医九载，又在福鼎沙埕埠行医。1927年6月，来厦门行医。同年领有厦门公安局行医执照。1934年，复领福建省民政厅中医士证书。1936年，内政部卫生暑发给中医士证书。先生历任古屏宁建政清乡处医官、思明国医研究会主席、福建高等分院医师、神州医学会编辑，医学兼伏，术德俱全。行医以来，活人无算，识与不识，莫不交口称颂焉。

44. 林德星，字义恩，原籍永春县，精治内科。1926年开业，1927年领有公安局行医执照，1934年领有福建省民政厅中医执照，曾任厦门国医研究所所长。林氏对男女老幼一切时令病难症、疟痢、霍乱、咳嗽、肺痨、虚损、中风、吐血、妇人经带、胎产、小儿惊风疹痘等均有精深研究。

45. 林霁土，原籍惠安，世代业医，至先生而仁风益扬。先生开业于清光绪二十八年（1902年），1912年12月17日，毕业于全闽医药学会研究所。历任清分省试用县知事、福建福强军统领部军医、福建缉私总教练官处军医、惠安县董事会会董、惠安县议会议员、惠安商会会长，领有厦门市公安局行医执照。悬壶以来，垂三十余载，举凡内科一切疑难杂症，一经诊治，无不霍然。寿人寿世，厥功伟且大矣。

46. 纪寿龄，原籍同安，弱冠知医，毕业于广州民国函授学校中西医科，得丙字第213号毕业。清光绪二十年（1894年）五月初七日开业，曾任神州医药会厦门分会副会长、思明县第五区区公所医官，领有厦门市公安局行医执照。先生精擅内科诸证，性和善，好方便，问津病家莫不应手生春。三十余年来，活人何可胜计，术以德彰，无口不碑矣。

47. 高世荣，籍贯晋江。精通岐奥，尤擅内科，举凡一切疑难等症，一经诊治无不药到春回。1912年在厦门开业，1927年毕业于中医传习所。应手活人，口碑载道，声誉因以日隆焉。

48. 徐亮钦，原籍永定。毕业于中药专门学校，专攻内科，为纪寿龄先生之入室弟子，医术精良。1925年1月开业，1928年领有厦门市公安局行医执照。

49. 连逢时，龙溪人，幼承父教，精岐黄之术，尤擅内科，以其秉性聪颖，遂至青出于蓝。1921年挟所学以问世开业于汕头，1926年返龙溪故乡行医，1931年来厦，所至之处，活人无数。

50. 孙崧樵，字秀岩，祖籍惠安。出身学界，改习岐黄，苦心研讨，益通秘奥。内科及妇科等症咸饶经验，就诊病家莫不应手回春。1928年，在厦门禾山行医,深得当地人士欢迎。先生主张中医科学化,著有《中医病理浅说》《妇科易知录》,皆中西医合参,为医林所重。历任岐西保国医义务诊疗所所长,厦门市国医研究会执委及秘书,国医研究所副所长及妇科学病理学主任教师,主编《鹭声医药杂志》及《醒亚医报》,于国医学术颇有贡献。

51. 孙禄铭,厦门人。抱岐黄之术,具济世之怀。曾先后毕业于慈航官医院厦门市国医传习所,上海中西医院东亚医科大学函授部,举凡中西医内科诸症,无不精擅异常。经厦门市公安局及福建省民政厅考试合格发给行医执照。

52. 唐嘉善,闽侯人。精治内科各症。1915 年开业行医,1923 年,任流传郭祯祥医局医员两个月,1928 年毕业于厦门医学传习所,同年领有厦门市公安局行医执照。

53. 许人俊,安溪县人。六世行医,自幼秉承遗教,精擅内科及男妇老幼各症。先生济世为怀,贫病不计赀仪。

54. 陈小园,祖居永定,世代业医。先生幼承庭训,尽得秘奥,益以勤于研究,技乃益精。1912 年,悬壶于龙岩县,恩泽广被,遐迩交颂。1930 年迁厦设诊疗所。经福建省民政厅考试合格成绩优越,发给中医证书。

55. 陈天成,南安县人,精擅内科、针灸,宣统年间,即行医于厦门禾山江头街,活人无算。先生风雅慈祥,有长者之风。其于贫寒病家体恤备至,民蒙其利者,莫不交口称颂。获福建省民政厅中医士执照。

56. 张文峰,原籍东山县,自幼研究医学,其于内科独有心得,经公安局面考,三次发给本县医学执照。1926—1927 年间,经厦门市烟业公会、落卡公会相继敦聘常年会医。

57. 陈文诚,福建闽侯县人,医术精湛,尤擅内科,行医达三十余年之久,1928 年领有厦门公安局行医执照。

58. 陈玉寅,安溪县人,弱冠南渡习医于新加坡峇株同仁医院,五年学成,以其秉性聪颖,成就遂冠侪辈。1920 年旅台行医,备受当地人士欢迎。1928 年回国在厦门行医务,领有厦门市公安局行医执照,举凡男妇儿科诸症,一经诊治莫不奏效如神。

59. 陈仲香,籍隶龙溪,弱冠习医,精擅内科,悬壶寿世垂四十余年。清末叶曾任漳州府官医局局长,政声大著,遐迩钦崇。民国以还,行医于福厦间。1921 年领有厦门警察厅行医执照,1930 年领有福州公安局行医执照。先生医术精湛,秉性慈祥,行医以来活人无算,识于不识,莫不交口颂称。

60.陈汭意,籍隶福建南安,擅岐黄术,内科、男、妇、儿科及花柳奇难杂症,咸饶有经验。凡所诊后无不应手生春。对人接物融和无钦慢气,对贫寒病家尤主方便,遐迩交颂之。1915年二月之望,悬壶于龙溪县石尾镇,领有该县第154号证书,旋任厦门市公安局局医、厦门国医研究会常务委员。

61.陈忠,祖籍台北,世代行医,先生家学渊源,精擅岐奥,行医历四十余寒暑,凡经诊治无不应手生春,誉满鹭门,遐迩交颂。曾任回春庐广益及博德医局职务,先后经厦门警察厅及公安局给照两次。

62.许秉钧,金门县人,累世业医,至先生而仁风益扬矣。先生开业于1926年,为厦门市中医公会会员,1928年领有公安局行医执照。以其用药谨慎,奏效神速,且体恤贫寒,利人方便,故其医德医风莫不与日俱进,宣扬众口。

63.陈偕石,字如泉,福建同安县人,厦门市国医公会会员。少聪敏好学,潜心岐黄之术,弱冠东渡学医台湾,研究妇科凡十余载。1932年返国行医,其于妇科胎前产后之症,特具奇效。惟先生素性好奇,医所难医,其如痨伤、七情、下消、便浊以及奇难久病之怪症,辄见奇效。他如小儿急慢惊风及童子消阴热、慢脾、泄泻、五疳、食积等症,其针灸用药速效非常。其尤著者,厥为六世秘传之眼科七十二症经验方药,加以先生苦心精研,奏效尤神,就医病者,莫不重睹天日。先生方便为怀,就医者亦无收费,以先生之医术医德,诚不愧国手之称。

64.陈聘祥,福建安海人。世代行医,皆精内科。先生家学渊源,抱济世之心,曾南走百粤,拜名师苏至慧先生座前,未几悟医法,深妙变通无穷之理,师曰可出而济世矣。先生遂返闽悬壶于鼓浪屿笔架山行医。

65.黄少传,原籍晋江,幼负笈来厦。1914年学医于厦门塔仔街名医陈少荣先生门下,先后四年尽得秘奥,乃于1918年至长泰县挟所学以问世,举凡内科及一切疑难杂症,莫不应手回春,声誉因以日隆。

66.杨忠信,同安县人,精治疯瘰蛊膈、男妇老幼杂症,及补齿口腔一切治疗。1935年领有福建省民政厅行医执照,先生济世为怀,体恤贫病,赘仪多寡从不计及。

67.黄思藻,祖居南安二十九都,自幼学医,精通岐奥,举凡男妇老幼疑难杂症,一经施治,莫不应手回春。1920年给有厦门警察厅行医执照,历任鼓浪屿区商会执行委员,华人议事会议员,厦埠医学公会会员。①

## 二、台湾医林人物志补遗

1. 陈思敬,字泰初,出生于台南城镇北坊,祖籍福建同安。成年后回到祖籍,补庠生,乾隆十八年(1753年)科副贡生。及后曾任福建连江司训,频往于台湾。思敬为人乐善好施,平素知医学,自己设有药津,每每亲手采药炮制,以疗病人,且乐施舍,故贫家咸借以救活,一乡称之为善士,远近皆知思敬。其著有《鹤山遗稿》一书。②

2. 徐麟书,原籍广东蕉岭。生于乾隆四十六年(1781年)十月,卒于道光二十九年(1849年),寿69岁。其世家六代经营药物生意,同时钻研医术。及麟书时,他继承祖业,对医学刻苦钻研,有很深之造诣,而且独具匠心,发明了不少妙剂良方,博得世人的好评。曾被清宣宗征用为御医,后因清朝政治腐败,麟书不愿立身于危朝,遂离京渡台。初居于台南,继辗转播迁,最后于新屋乡后湖村悬壶行医,自此医名逐渐传开。他替人察脉辨色,深澈腠理;处方用药,必中肯綮,一时有"和缓再世"之誉。他在行医临诊之暇,著有《秘传医书》一册,专门论述其在行医中所得的经验与心得,并论述了症状记录在临证中的重要性。③

3. 陈震曜,字焕东,号星舟,台湾嘉义人,原籍福建,后渡台居于台南。震曜少时聪敏,博通经传。嘉庆十五年(1810年)以优行贡大学召试。二十年(1815年)回福建,在建安、闽清、平和等地任教谕。道光十二年(1832年)返台。十五年(1835年)选授陕西宁羌州州同,三十年(1850年)因病归家。陈氏好宋儒学,习医,至晚年其医术日益罩深,并采辑古今名方及论医之法,成书若干卷。咸丰二年(1852年)卒于家,时年七十有四。鉴于陈氏的事迹,光绪八年(1882年),台湾人士请求祀乡贤祠,得到许可。④

4. 何世德,为嘉庆年间台湾地区的名医之一,精于医学,活人无算。嘉庆十八年(1813年)地方官兵备道兼提督学政糜奇瑜为之立匾,题为"妙手回

① 32～67条节录自《厦门中医名录》,劝业促进出版社1936年版。
② 卢嘉兴:《明郑时来台开拓的陈登昌与其后裔》,《台南文化》(新刊),1980年第1期。
③ 郭薫风:《《桃园县志·卷六人物志立德篇》,成文出版社1969年版,第17页。
④ 洪波浪:《《台南县志·卷八人物志》,成文出版社1983年版,第94页。

春"。①

5. 李存科,西屿澳小池角社人,原籍福建同安。为人质直好义,解忿息争,舍药施茶,利人方便。以医术而游澎湖。道光元年(1821 年)澎湖厅丁嘉植为其立匾,曰"乡间表式"。②

6. 刘仁寿,官名耀藜,号星楼。台郡桃园县杨梅镇人。出生于道光十八年(1838 年)九月初五日。台北初开科时,考取府学第一名秀才,后转福建省补廪,选取第四名廪生。仁寿擅长岐黄之术,观形察色,断人之生死,无一不中。且对症发药,亦无一不验,深受民众之好评。光绪十一年(1885 年)元月卒,年仅 47 岁。③

7. 梁呈宝,号献南,原籍广东梅县,生于咸丰三年(1853 年)五月,行三。自幼聪颖,勤学好问。同治年间,赴台南应试,初获冠军,但复试却未第。于是,他便改习医学。久之,乃精于岐黄之术,因病发药,随时处方,颇有"国手"之美誉。1919 年 11 月 25 日卒。享年 67 岁。④

8. 李朝勋,字建功,讳烈子,性孝友。原籍福建长乐。朝勋平生好读书,尤精医术,凡有请视病者,即刻起行,无稍缓。不计较谢金,深受贫病之家的好评。年八十七而终。⑤

9. 陈逢星,字仰成,家名拱星。原籍福建南安。生于咸丰五年(1855 年)七月。陈氏自幼聪颖,好学,曾在进士陈登元门下深造。光绪二十年(1894年),蒙录为修生。日本侵占台湾后,他便于桃园县芦竹乡悬壶问世。逢星精通医术,自是之后,因病施诊,对症发药,活人甚多。乡民怀惠,德誉弥尊,寿臻 77 岁。1931 年 12 月 1 日卒。⑥

10. 郑联玑,别号芎秋。原籍福建龙溪。咸丰六年(1856 年)一月初七日生于桃园。幼时跟从当地贡生谢鹏搏先生读书。后来,他又钻研医理,遂擅长医术,故为人诊治病痛,奏效如神。而且治病舍药,施惠于人,却不受酬。于 1933 年 4 月 8 日卒。享年 78 岁。⑦

① 吴树:《清代台郡名医事录》,《台南文化》(新刊)1976 年第 1 期。
② 蒋镛:《澎湖续编·人物纪》,成文出版社 1983 年版,第 29 页。
③ 郭薰风:《桃园县志·卷六人物志立德篇》,第 39 页。
④ 郭薰风:《桃园县志·卷六人物志立德篇》,第 18 页。
⑤ 黄纯青:《台湾省通志稿·卷七人物志》,成文出版社 1983 年版,第 151 页。
⑥ 郭薰风:《桃园县志·卷六人物志立德篇》,第 8 页。
⑦ 郭薰风:《桃园县志·卷六人物志立德篇》,第 52 页。

11. 柯振辉,讳田赤,艋舺新起街人。出生于清代后期。是日本侵占台湾之初中期的名医。他擅长医术,领悟方脉,悉心研究刘完素、叶天士之书,深得瘟病、脓肿诊疗之理。他为人心地仁慈忠厚,给人家看病,从不收取诊金,对于贫苦病家,不仅义诊,而且药物均代购赠送,故备受病人的感戴。振辉对于那些一知半解的庸医草菅人命的行为,最为痛恨,常慨叹说:"非儒莫学医。"其家中不时备有北京同仁堂的救急便药,遇有急症,便施与之。他诊病时均如西医,书写病历。处方开药且多秘方,如"脚头脓症"一方,几乎是药到病除,活人无算。年53岁卒。[①]

12. 尤子樵,本居大稻埕,后迁艋舺欢慈市街。初学儒,后跟从黄玉阶学习岐黄术,在台北是首屈一指的中医,对于疑难病症几著手回春。如有一妇女,患"子宫炎症",延请不少中西医诊治,但皆无效。后经他诊治,便开处方,教她即刻煎服,疼痛即止,果如其言。又一得"伤寒症"之患者,虽经多方治疗罔效,病情日渐沉重,濒临危境。经他治疗之后,病人得以转危为安。尤氏于民国初年卒。[②]

13. 黄守乾,通称鹿港乾。后居艋舺顶新街。其天赋聪颖,跟从塾师学医,悉心钻研,及悬壶问世。是当时中医界之翘楚,兼习针灸。他诊治疾病,无不妙手回春,每日其寓所,待诊病人成队。处方用药与众不同,只是聊聊几味药,且都附有药论,然经他医治的,莫不手到病除。日本侵占台湾不久,台湾地区发生鼠疫,死亡枕藉。守乾应当局之聘,任传染病院中医部主治医,救活病人不可胜计。疫情平息,乃回寓处行医。民国初年卒,时年未及六十。[③]

14. 叶炼金,板桥港仔嘴人,移居稻江永乐街市场边。为黄玉阶医师之高徒,台北名中医之一。炼金医术特异,参以中西。日本据台初期,台北鼠疫流行,稻江避病院经常延请他到医院诊病,活人颇多。民国初年卒。[④]

15. 范元成,字瑞嘉,原籍福建泉州府同安县。道光二十四年(1844年)生。幼随父由泉州渡台,居住于基隆。及长,乃潜心于医术,精外科,尤称三折肱焉。清光绪十年(1884年),法国军舰侵犯台湾,炮伤枕藉。元成自出救治,获愈者众多,一时医名大扬。后基隆海防分府同知林源荣聘他为官医。

① 吴逸生:《人物琐谈》,《台北文物》1959年第2期。
② 王诗琅:《台北市志·卷九人物志》,成文出版社1983年版,第58页。
③ 王诗琅:《台湾人物志》,德馨室出版社1979年版,第157页。
④ 王诗琅:《台湾人物志》,第157页。

有一舰长,颈部患奇疾,气息奄奄,群医束手无策,元成则药到病瘳。舰长叹为华佗再世,酬以重金,他却之曰:"乘危取财,甚于盗贼。吾平日引以为戒,予救君岂为是哉。"由于他医术高明,时有人请其传授,他慨然曰:"谋生多术,奚必岐黄,非有德者不可为医,吾所以不轻授人者,恐乘危取财也"。由此可见,元成医师不仅其医术可传,而且其医德亦称高尚。1922年卒,年78岁。①

16. 纪隆岳,为道光年间之名医,以儿科为见长,著有《回生良诀》一书(二卷)。卷上内科杂症,验色主病,辨症法,治验,附方。卷下急慢惊风症,辨急惊症,保婴推拿妙诀,穴位图,惊风二十四症图,急惊风症治法、治验、附方,辨慢惊风症,辨症法十四条,慢惊风症治法、治验、附方。该书着重诊病实验,附脉诀、良方,故人人阅之,皆可领略,在台颇为流传。②

17. 邱世睿,字筱园,原籍福建诏安。生于光绪四年(1878年)。邱氏禀赋颖异,擅长岐黄之术,对小儿麻疹等科最精。他诊治病家,俱不论贫富,一律施以义诊,全活无算。1942年4月卒,年64岁。③

18. 吴象贤,字熊生,广东嘉应州人。幼习儒,体弱多病。后跟同里一位医者习医,遂深通医理。20岁至台,以医术名世。尤精于痘疹科。他诊治病人,闻有礼请者,无远近贫富,不俟与辄往。性好施舍,年86岁卒。④

19. 蔡光任,字仲乡,澎湖双头跨社人。素习儒兼学医术,尤善痘科,病家招之即应,不索谢。遇孤苦或助药资,一时以"好行方便"而著称,享年80岁。⑤

20. 李明寿,字如山,通称阿寿仙。善化镇十新营人。清末,曾拜一位唐山先生学眼科,并精其技,名震台南,遗著有手抄本6册,享年58岁。⑥

———————

①　朱仲西:《基隆市志·文物篇》,成文出版社1983年版,第41页。

②　吴树:《清代台郡名医事录》,《台南文化》(新刊)1976年第1期。

③　郭薰风:《桃园县志·卷六人物志立德篇》,第56页。

④　黄纯青:《台湾省通志稿·卷七人物志》,成文出版社1983年版,第147页。

⑤　吴子光:《台湾纪事·附录四》,成文出版社1973年版,第99页。

⑥　洪调水:《清季南县眼科名医》,《南瀛文献》,1958年下卷。

# 结　论

　　福建传统医药文化作为中华传统文化的组成部分,为闽台区域民众所推崇,是维系中华民族健康、凝聚民族情感的纽带。在长期的历史演变进程中,作为中华民族健康文化的一种地方形态,它形成了以中医药为主、具有鲜明区域特色的文化体系。该体系不仅在核心要素上体现了以人的健康价值观念为主要指标,而且形成以疾病诊疗、民间风俗、宗教信仰、饮食习惯和语言等形态出现的行为模式,亦是当前海峡两岸文化交流的重要内容之一。因此,应更好地发挥福建传统医药文化在两岸交流中的作用。

　　在闽台文化交流过程中,福建传统医药文化的作用得到了充分展现,但由于受诸多因素的影响,制约了其作用的进一步发挥。第一,对福建传统医药文化的研究整理十分薄弱,未能形成系统性、完整性。福建传统医药文化依地域之分,由闽南传统医药文化、福建客家医药文化、畲族医药文化、武夷传统医药文化等组成,这些传统医药文化历经数千年的积淀,在当地民众的健康养生、防病治病中发挥了重要作用,并随着福建移民的迁徙传播到台湾地区,成为当今台湾民众健康保障的重要体系之一。然而,目前对福建各地具有特色的传统医药文化的研究仍处于零散状态。第二,对福建传统医药文化的发掘与发展,缺乏总体性的规划与组织,从而使得在各种涉台文化交流中,福建传统医药文化交流或缺失或所占比例极少。第三,对与福建传统医药文化相关的文化遗产及"非物质文化"的保护,未能引起足够重视。随着时间的推移,这些珍贵的文化遗产和非物质文化,正逐渐消失在人们的视野中。第四,福建地处东南沿海,盛产许多道地药材及大宗中药材。这些具有福建特色的中药材在福建传统医药文化的发展、传播中发挥着重要作用,是福建各种节日庆典、民间习俗等传统文化活动中充分体现传统医药文化的重要载体之一。但是,人们对于如何发掘、培植福建道地药材及大宗中药材,未能予以持续性关注,尚未形成产业化。

　　为适应当前闽台文化交流快速发展的形势,应设立专题研究项目,组织相关力量,进行系统、全面的研究整理。可以福建高校为龙头,联合各方面的研究力量,按闽南传统医药文化、福建客家医药文化、畲族医药文化与武夷传统医药文化四大部分,分别进行深入系统的研究,并探讨其与台湾地区存在的血缘、文缘、医缘、药缘,进而形成具有福建特色的传统医药文化研究成果。

鉴于民众对福建传统医药文化的认知较为模糊,可采用多种宣传手段,如设立相关节日,开展大型公益科普活动,普及福建传统医药文化知识,帮助人们加深对福建传统医药文化的认识,为福建传统医药文化在促进两岸文化交流中发挥更好作用打下扎实的人文基础。节日的设立,可选择福建历代知名医家如董奉、陈修园、苏颂等人的诞辰,亦可选择与我省对台交流的重要平台相对接。

福建传统医药文化的产生、发展、传播具有悠久的历史,上至三国,下至清代,福建涌现出大批名医,以及治病的单方验方、药材炮制工艺。百姓在生活、生产过程中,亦创造了许多具有福建特色的医药文化,如保生大帝文化、时令进补、养生药膳等。随着时代的发展,这些珍贵的医药文化遗产正逐渐离我们远去。我们应抓紧对现存的福建传统医药文化遗产进行普查、整理,以保护、抢救与福建传统医药文化相关的文化遗产。

# 后　记

作为中医人，宣传和弘扬中医药文化是我们义不容辞的责任；作为福建人，开展闽台中医药文化研究既能彰显我们的优势，也是我们应尽的义务。我们认为，中医药文化研究一定要抛弃纯粹从医学出发的定势思维，以更为广阔的视野审视医学与社会、医学与人文、医学与文化等诸多关系。唯有如此，才能从更高层次分析探究医学的文化性特征，才能更好地对中医药和中医药文化加以解读。正是基于这一考虑，我们在组织编写本书时，有意识地邀请不同学科的学者、特别是外单位专家参与其中。

本书的撰写分工如下：第一章第一节由彭榕华、崔闽鲁、陈毅菁撰写，第一章第二节、第三节由罗宝珍撰写。第二章第一节由肖诏玮、彭榕华、陈盛桦撰写，第二节由黄颖、邱登茂撰写，第三节由苏文军、李颖撰写。第三章第一节、第二节由陈韵、黄金宏、李颖撰写，第三节由林端宜、朱旭、叶海涛、郭双燕撰写。第四章第一节由张孙彪、黄颖撰写，第二节由叶海涛、林端宜、郑兰英撰写，第三节陈银秀、张三庆撰写。第五章第一节由颜纯淳、李颖撰写，第二节由许永璋、郑志峰撰写，第三节由陈全忠、柯联才、华碧春撰写。第六章第一节、第三节、第四节由王尊旺、李颖撰写，第二节由李世伟撰写。第七章第一节由彭榕华、肖林榕、李灵辉撰写，第二节由李文旭、肖林榕撰写，第三节由王尊旺、蔡鸿新整理。导言、结语由黄有霖、肖林榕、王尊旺撰写。

本书的出版，得到台湾中国文化大学李世伟教授、郑州大学许永璋教授、闽江学院李颖教授、福州市中医院肖诏玮主任的大力支持，他们惠赐佳作，不仅使本书大为增色，也再次凸显了中医药文化的无穷魅力。本书系在学界相关研究成果的基础上编写而成，考虑到全书总体格局，笔者对部分宏作进行了必要的修订，增删了部分参考文献，不当之处，尚祈教正。

遗憾的是，由于时间紧迫，沟通不畅，我们虽然想尽种种办法，仍未能与部分作者取得联系。好在大家共同耕耘在中医药文化研究的广阔天地中，我们坚信"同在蓝天下，总有相逢时"。这是我们的企盼，也是我们的荣光。

黄有霖

2016 年 1 月